개정판

중경서 독법 강해 (하)

仲景書 讀法 講解 (下)

黃砂落日　　　황사 부는 날에

黃雲曀曀西風至　서풍이 불어오니 음산한 황사 눈앞을 가리고

白雪紛紛花舞地　흰 눈 같은 꽃들은 어지러이 땅에서 춤추네!

寂寞書齋沈吟聲　적막한 서재에서 나직이 글 읽으니

慇懃鼓動胸襟志　괜시리 평생의 뜻이 고무되건만

遙望長沙日欲暮　장사(중경의 고향)는 아득히 멀기만 한데 날은 저물어 가고

千古絕筆傳簡易　전해 내려온 천고의 글 담백한 것을!

時流好怪企妙曲　세상은 본시 기괴함을 좋아해 묘곡을 바라니

後世那知大音稀　대음의 성긴 가락을 후세에 누가 알 것인가?

2006年 4月

(개정판) 중경서 독법 강해 (하)

This Edition was published by Jipmoondang in 2021, Seoul, Korea.

개정판

중경서 독법 강해 (하)

改訂版 仲景書 讀法 講解 (下)

이한영(李漢榮) 지음
서광진(徐光震) 감수
방철호(方喆浩) 교정

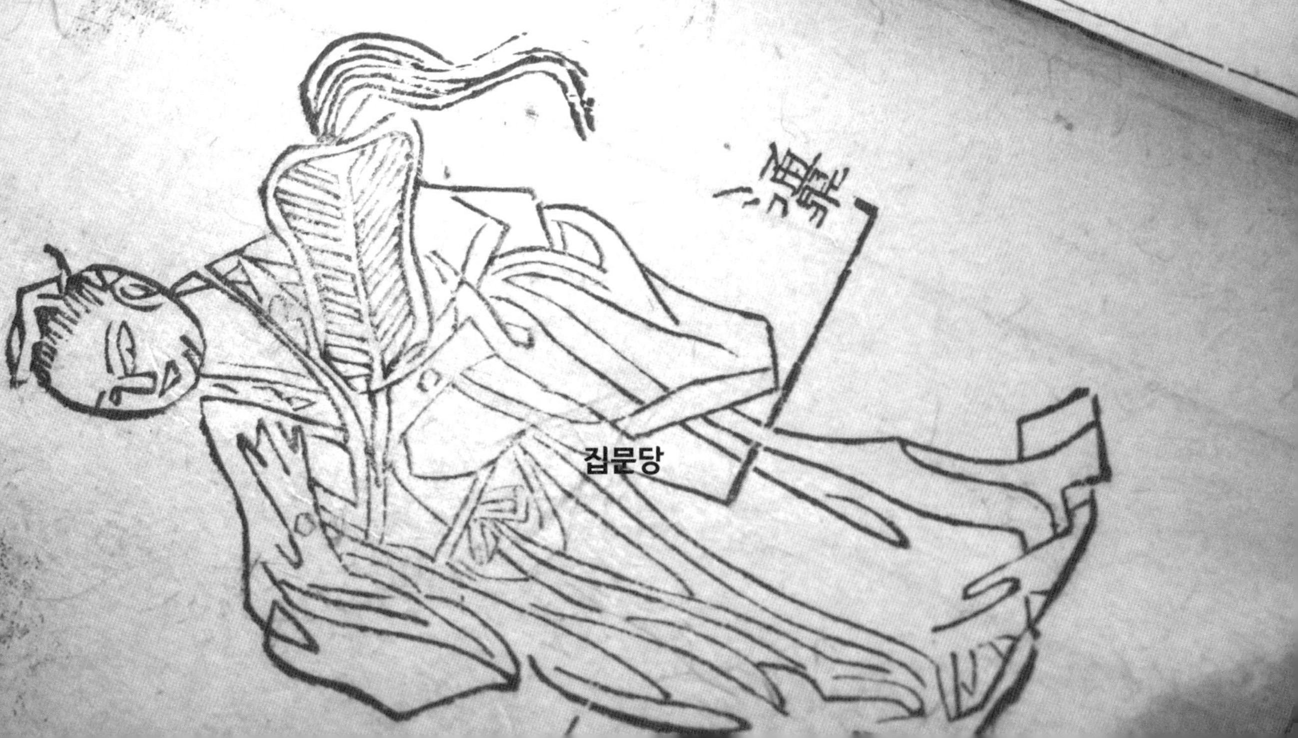

집문당

저자 소개

이한영(李漢榮)

1978~1984. 경희대학교 한의과대학 졸업

1978~1984. 전남 화순 소재 道南齋에서 晩翠 魏啓道 선생님 문하에서 漢學 수학

현 속초시민한의원 원장

개정판

중경서 독법 강해 (하) 仲景書 讀法 講解 (下)

2021년 12월 30일 1판 1쇄

저자 | 이한영(李漢榮)
발행인 | 임동규
발행처 | **(주)집문당**
등록 | 1971. 3. 23. 제2012-000069호
주소 | 03134 서울시 종로구 돈화문로 82, 5층
전화 | +82-1811-7567
이메일 | sale@jipmoon.com
홈페이지 | www.jipmoon.com

ISBN 978-89-303-1922-5 94510
ISBN 978-89-303-1923-2(세트)

가격 50,000원

(주)집문당 이순신돋움체B (저작권자 아산시, 무료글꼴)

추천사

2020년 대한민국 학술원 우수학술도서로 이 책이 선정되었다는 소식을 듣고, 수십 년 노력한 친구의 학문이 인정받아 무척 기뻤다. 여러 동료들에게 이 책을 추천했던 내 판단도 맞았다는 것을 느꼈다. 책을 처음 쓸 때 구상했었던 편제와 문단 배열을 초판 출판 과정에서 포기하면서, 다시 쓰게 된다면 어떻게 써야겠다는 저자의 회한을 들었을 때, 실현되기 힘들지도 모르겠다고 생각했지만, 뜻이 있는 곳에 길이 있다고, 이 개정판은 저자가 진정 원했던 의도대로 쓰게 될 것이다. 저자에게도 독자에게도 축복받을 일이다. 이에 추천사도 약간 손보게 되었다.

40여 년 전 한의대 입학 당시 괴짜 친구들이 많았다. 특이한 취미 활동, 톡톡 튀는 공부 스타일 등 고교 시절과는 많이 다른 분위기였다. 하지만 한 번도 경험하지 못했던 한의학 서적들은 난해했고 개념이 모호한 용어들은 학생들을 힘들게 했다. 나름대로 열심히 하면 무엇이든 깨우칠 것 같았던 젊은 시절에 접했던 한의학 서적은 해독하기 힘든 암호를 대하는 것과 같았다.

많은 학생들이 그렇게 했듯이 좌절을 하고, 포기도 경험했다. 그때 친구의 조언이 있었다. 먼저 그 시대의 책을 읽어 보라는 조언이었다. 힘들면 가르쳐 주겠다는 제안도 있었다.

수천 년 전 책을 읽는다는 것은 글자를 해독하는 것이 아닌 그 당시의 문화를 읽는 것이다. 의료는 문화의 한 분야이며, 고대의 의료를 이해하려면, 그 시대의 문화를 알아야 한다. 수천 년 전의 황제내경과 상한론을 원점으로 변화되어 온 한의학을 이해하려면 그 시대의 사상을 이해해야 한다.

그 친구는 한의학 원전을 포함한 동양의 고전에 매몰되듯이 공부했다. 학점을 잘 따려는 공부가 아닌 스스로 신나서 하는 공부였고, 인생과 가치관을 몰입시키는 공부를 하였다. 대학을 다니면서도 동기생, 후배들의 동양 고전 탐구를 이끌어 주었다.

졸업하고 십 수년이 지났을 때 여러 여건이 되어, 친구와 같은 공간에서 진료할 기회가 생겼고, 중경의 처방을 자유롭게 응용하는 것을 보고 가르침을 청하기도 했다. 이제까지 경험했던 강의와는 차원이 다른 식견과 정확한 이론전개를 보면서 나 혼자 듣고 그칠 내용이 아니고 동료 모두에게 알리지 못함이 안타까웠다.

그 친구가 책을 쓰겠다고 했을 때, 이제 후배들에게 자신 있게 추천할 만한 책이 나오겠다는 안도감이 생겼다. 중경 전후의 역사와 문화를 이해하고 그 당시의 고전을 통달한 사람이 중경서를 잘 읽는 방법에 대해 글을 쓰고 해설을 한다면 현대 한의사들에게 좋은 지도서가 될 것이라고 확신했다.

음양오행설에 대해 한번이라도 의심해본 사람이나, 태양 양명 등 육경병증이 부자연스럽다고 느낀 사람들, 한의학 서적의 온갖 수사들이 너무 현학적이거나 공허하다고 느낀 사람들에게는 이 책은 많은 위안과 해결방법을 제시할 것이다.

또한 한의대 학위 논문에서 줄기차게 인용되는 소위 한의학 고전과 한의학 이론을 과감하게 배제하였으며, 자가당착적이고 혹세무민하는 몰지각한 문제점들을 과감하게 질타하고 있다. 이러한 과감함은 저자의 폭넓은 지식과 연구가 없이는 불가능할 것이다.

집필과 아울러 온라인 강의도 하는 왕성한 활동에 언제나 변함없는 성원을 보내며, 이 책의 추천사를 쓰는 영광을 준 친구에게 다시 한번 더 고마움을 표한다.

2021년 7월

서광진

개정판 머리글

단순한 表徵(표징)은
단순하게 이루어진 것이 아니다.
다만 단순하게 보일 뿐이다.
山을 형상한 pyramid(피라미드)는
인간이 만든 구조물 가운데 가장 단순하고 안전하다.
이 단순함에
수학, 기하학, 건축학, 천문학, 철학뿐 아니라 미학이 담겨있다.
지상에서 영원을 구현하려 했던 이 기념비는
누군가에겐 관심 밖의 희미한 존재였었고
누군가에겐 자신의 인식만큼 존재하였지만
이젠 단순한 구조물을 넘어 하나의 세계로서 존재한다.

한의학 역사에서 가장 단순한 의서는
중경의 이름으로 남긴 임상서다!
과학 지식이 부족한 연유라고 생각할 수 있겠지만
실증을 근거로 본질을 추구하여 쉽고 단순한 것이다.
실증을 떠나 쉬운 것은 존재하지 않으며
본질을 떠나 단순한 것도 존재하지 않는다.
단순함이란 雜賾(잡색-복잡하고 난해함)한 현상을
통찰한 다른 이름이다.
그러므로 단순한 이유를 배제하고

그 단순한 표징만 배우면 迷惑(미혹)된 행위가 된다.

중경서를 공부한다는 것은
중경이 제시한 현상을 보는 것이다.
만약 그 현상을 일찍이 제시하지 않았다면
그 현상이 있어도 보지 못한다.
왜냐하면 현상은 인식에 의한 반영이므로
그 인식이 없다면 그 현상은 보이지 않기 때문이다.
중경이 제시한 그 현상은 중경이 홀로 인식한 것이다.
하여 그 현상이 어떤 이유로
중경에게 포착된 것인지 먼저 이해해야 한다.

중경을 이해하는 것도 이해하지 못하는 것도
그 인식의 차이를 얼마나 좁히는가에 달려있다.
물론 현재의 관점에서 중경의 의안을
전적으로 옳다고 할 수 없으며
중경서 또한 古書(고서)들이 전수되는 과정 중에
후인들의 編制(편제)와 增益(증익)을 거치면서
본의가 왜곡되는 일반적인 사례를 피할 수 없었다.
그러나 그 가운데 면면히 흐르고 있는 實事求是(실사구시)는
한의학의 원형으로 여전히 유효한 가치이다.

'病症(병증)이라는 실재적 현상을 근거하여
추론적 개념인 病源(병원)을 모색하라'라는
自序(자서)의 見病知源(견병지원)은 초기의 가설이다.

논리의 비약이 심하다고 할 수 있지만
당시 상황에서 할 수 있었던 매우 합리적인 의안으로
복잡한 가설보다 단순한 가설이 오류에 빠질 확률이 그만큼 낮다.
다만 그 병원이 구체적으로 무엇을 말하는 것인지
규명해야 하는 문제가 남아있다.

모든 학문은 가설에서 출발한다.
가설은 입증하기 위한 과정이므로 비판의 대상이 아니다.
오늘의 관점에서 어제의 관점이 모두 그르다고 하면
내일의 관점에서 오늘의 관점도 모두 그른 것이 된다.
오늘의 관점이 모두 그른 것이 아니듯이
어제의 관점 또한 모두가 그른 것은 아니다.

金元(금원)시대 이후로
性理學(성리학)과 黃帝內經(황제내경)을 연계한
玄學(현학)적인 가설들이 확대 재생산되면서
실증주의는 상실되기 시작했다.
실증이 상실된 것이 아니라
실증을 表記(표기)하는 방법을 상실한 것이다.
표기의 오류는 사실을 왜곡시킬 뿐 아니라 망상을 초래한다.
필연적으로 의식의 顚倒(전도)를 일으키는
저 모호한 표기의 개념들을
때론 고전이라는 이름으로,
때론 전통이라는 명분으로 심오한 학술로 포장하여
우리의 눈과 귀를 가린 것이 비단 어제오늘만의 일이 아니다.

반복적인 세뇌를 통해 암묵적인 동조와
의식을 지배한 행위는 또 다른 하나의 우상숭배이다.
더러는 부인하고 싶겠지만
학술이라는 이름으로 자행된 폭력에 노출되어온 우리는
한때는 누군가의 제자였었고
한때는 누군가의 선생이었지만
자신이 무엇을 듣고 있는지,
무엇을 말하고 있는지 잘 모른다는 사실이다.
虛辭(허사)로 빚어진 虛構(허구)의 세계를 안다는 것은
학습효과에 의해 만들어진 상상 속의 image(이미지)에 불과하다.
안다는 것은 정말로 무엇을 안다는 것이며
모른다는 것은 정말로 무엇을 모른다는 것인가?
안다는 것이 어쩌면 모르는 것일 수 있고
모른다는 것이 어쩌면 아는 것일 수 있다.

황제내경이 옳고, 중경서가 옳고,
동의보감이 옳고, 사상의학이 옳다고 주장하는 것은
표면적으로 황제와 중경을 위하고
허준과 이제마를 위하는 것처럼 보이지만
그것으로 형성된 자신의 신념과 정체성을
정당화하려는 의지의 표현이며
그 이면에 내재한 두려움을 가리기 위한 행위이기도 하다.
하여 절대 善(선)이라는 명분이 훼손되는 것은
바로 자신의 신념과 정체성이 훼손되는 것이며
나아가 우리 집단의 정당성 모두 훼손되는 것을 의미한다.

하여 저 명분의 실체는 더는 중요하지 않다.
명분에 대한 믿음만이 중요할 뿐이다.
개인의 의식화와 학술의 카르텔 앞에 의혹을 품고
반론을 제기한다는 것은 곧 고립을 자초한다.
그러나 현대는 신비주의와 모호함으로
자신을 가리고 남도 가릴 수 있는 시대가 아니다.
시간이 문제일 뿐
숨겨진 것은 결국 드러나기 마련이다.
우리 스스로 문제점들을 개선하지 않으면
타인에 의해서 우리의 정체성이 규정되는 날이 올 것이다.

30대 이후로 고전에 대한 회의가 깊어지면서
자괴감이 곧바로 엄습해왔다.
그렇게 열망하던 글이 내게 더는 글이 아니었다.
책들을 내려놓았다.
돌이키기엔 너무나 먼 길을 왔다.
그때는 몰랐다. 더 많은 세월이 기다리고 있다는 것을!

오랫동안 생각 속에 맴돌던 글들이
어떤 계기로 분출하기 시작했다.
이 글들이 그토록 찾아 헤매던 글인지 아닌지 잘 모르지만
여기까지 끌고 왔다.
세상의 한 귀퉁이에 남겨 두려던 처음 생각과 달리
대한민국 학술원 우수도서로 선정되었다는 소식을 듣고
누군가에게 인정을 받았다는 기쁨보다

초판이 의도한 것과 달리 한문의 특성을
전혀 살리지 못한 아쉬움이 더 컸다.
다행히 2쇄를 찍는 기회에 새롭게 개편하고
조문해석도 漢譯(한역)에 懸吐(현토)하여 읽기 편하게 개선했다.

해석은 시대의 산물이다.
시대가 해석을 낳고 해석이 또 시대를 낳는다.
그 사회가 어떤 해석을 취하는가에 따라
역사는 발전하기도 하고, 퇴보하기도 한다.
'중경서독법강해' 또한 과거의 해석에서 벗어나지 못했다.
고전과 자연과학을 아우른 새로운 해석이 출현할 것을 기대한다.

2021년 11월
저자 이한영

초판 머리글

'仲景書'가 한의학 역사에서 차지하는 문헌의 가치와 임상에 끼친 영향은 말로 다 할 수 없다.

이 글은 임상에 관한 글이 아니라 문헌 해석에 관한 글이나, 문헌 해석서도 관점에 따라 발상의 전환이 가능하기 때문에 임상서가 될 수도 있다.

하나의 중경서가 한 시점을 계기로 해석이 극명하게 달라진다. 그 시점은 바로 '왕숙화'의 撰次로서 찬차 이후의 관점에서 보면 현재 우리가 알고 있는 중경서와 유사하지만, 찬차 이전의 관점에서 보면 다른 차원의 중경서가 존재할 수 있다.

저자는 이 글을 통해 찬차 이전의 시각에서 중경서를 재조명하고, 한의학 전반에 걸친 표기의 오류가 어디에서 왔으며, 그 오류로 인한 왜곡된 虛象이 우리의 인식에 어떻게 각인되어 왔는가를 살펴보았다.

대개의 학문이 가설에서 시작하여 그것을 증명하면서 발전하는 것이라면, 한의학의 학술체계는 이와는 달리 음양오행이라는 하나의 가설을 통하여 또 다른 가설을 만들고 확대 재생산한 무수한 가설들을 정론으로 규정하여 자신도 가리고 남도 가리는 문제점을 가지고 있다. 무서운 사실은 그것이 전통과 고전이라는 이름으로 수천 년간 우상으로 군림해왔고 누구 할 것 없이 그 세계에 매몰되고 중독되어 무엇이 잘못된 것이며 어디서부터 잘못된 것인지를 잘 모르고 있다는 것이다. 학문적 인식이 그러하니 그러한 오류를 규명하려는 노력조차도 미미한 것이 현실이다.

학문은 公器이다. 한의학이 한의사의 전유물이라 해도 한의사만이 이해 가능한 학문이라면 한의학은 더 이상 公器가 될 수 없다.

기본적인 자연과학이 통용되는 현대사회에서 한의학이 존재하고 존속하기 위해서는 중경서를 근거로 발전시켜야 한다. 그 이유는 중경서가 한의학의 원류이기도 하지만 음양오행의 관념적인 논리에 기반을 두지 않고 실증과 본질을 추구한 정신은 시간과 공간을 넘어 이해 가능한 영역이기 때문이다.

오늘의 관점에서 어제의 관점이 모두 틀렸다고 하면 내일의 관점에서 오늘의 관점도 모두 틀린 것이 된다. 오늘의 관점 모두가 그른 것이 아니듯이 어제의 관점 모두가 그른 것이 아니다.

중경서 표기와 처방이 모두 옳다고 할 수 없어도 당시의 상황에서 할 수 있는 최선의 합리적인 표기 방식이며 치료방법이었을 것이다. 중경 이후 역사적 변천 과정을 고려하면 이 실증주의 표기가 살아남은 것은 거의 기적이라는 사실을 알 수 있다.

古書를 공부하는 사람들이 제일 두려워하는 것은 古墳에서 발굴되는 竹簡이라고 한다. 한 개인이나 집단이 신봉하는 이데올로기와 상반된 내용이 죽간에서 발견되면 정체성의 혼란은 피할 수 없게 된다. 옳고 그름과 관계없이 그 당시에 실재했던 사실로 인하여 자신의 정체성을 부정해야 하는 현실을 두려워하여 그 사실과 자신을 기존의 왜곡된 세계에 가두어 놓고 그것을 고전의 명분으로 절대 진리화 하면서 강요하고 안주하면 더욱 내재적 모순에 빠지는 것은 물론 결국 시대의 흐름에서 이탈되거나 해체되고 만다.

저자는 중경 전후의 시대 상황, 표기 방식, 古書通例 등을 근거로 나름대로 객관성을 견지하려고 했지만, 문헌 부족에서 오는 고증의 오류나 판단의 오류를 지적하면 겸허히 수용하겠다.

중경서는 본래 단순한 책이다. 단순함이란 무엇일까? 그 단순함은 어디에서 온 것일까? 왜 단순함을 추구한 것일까? 단순한 이유를 모르고 단순함을 배우려는 것을 가리켜 옛사람은 疑惑됨이라고 했다. 단순함은 복잡함의 상대적 개념이지만 복잡함 밖에서나 안에서나 별도로 존재하지 않는다. 만약 별도로 존재한다면 어떻게 그것이 단순한 것인지 알겠는가? 현상은 복잡해 보이지만 그 원리는 단순하다. 그러므로 복잡한 현상을 떠나 단순성은 존재하지 않기 때문에 간단하고 쉽다는 것을 이해하고 얻기 위해서는 반드시 이 복잡하고 난해해 보이는 현상을 거쳐야 한다. 단순함이 복잡함을 통제한다는 발상은 고대사회(전국 시대)가 추구하던 이념으로 이 정신을 계승한 의서가 바로 중경서이다. 중경서가 비록 원시 의학을 대변하고 있지만 그 원시성에는 본질에 대한 추구가 깃들여 있다. 그 시대의 인간과 현대 인간의 생명현상이 다른 것이라면 당연히 중경의 의술을 버려야 하지만, 인간이 존재하고 그 본질이 변하지 않는 한 그 가치관은 여전히 유효하다고 본다.

책의 앞부분에 실은 「중경서 독법 해설」은 저자가 상한론을 강의하면서 중요하다고 생각한 부분을 14개의 큰 제목으로 분류하고 그 아래에 또 3개씩 작은 제목으로 구성하였다. 하나의 큰 제목에 굳이 작은 3개의 제목으로 분류한 것은 나름의 이유가 있다. 자연현상에서 가장 단순하고 안전한 구조물은 산이다. 중경서의 단순성은 본질에 대한 집중력에서 나온 것으로 한의학 역사에서 이보다 더 큰 산은 없다. 그러나 이 단순해 보이는 큰 산을 넘기 위해서는 14개의 산을 지나야 한다. 漢字에서 '山' 자의 형상은 상형문자로서 3개의 봉우리가 모여야 하나의 山이 된다는 취지를 따라 14개의 주제를 이해하는 네 정면, 측면, 후면에서 조망하는 마음가짐으로 편성했다.

책의 뒷부분에 실은 「중경서 조문 해설」을 접하기 전에 먼저 밝혀 둘 것이 있다. 육경변증 체제로 구성된 조문을 공부해온 학생이나 한의사라면 감히 대놓고 이의를 제기하지 않았을 뿐이지 상당한 문제점이 있음을 느꼈을 것이다. 육경에 의한 변증 방식은 누군가의 임의적인 견해로서 엄밀하게 말하면 하나의 가설이지 불변의 진리가 아니라는 것을 분명히 인식해야 한다.

저자는 조문을 해설하면서 모든 상한론 서적이 육경변증의 순서를 따른 만큼 부득이 그 명칭은 유지하되 조문 중에 표리, 음양, 허실의 의안들을 과감하게 후의들의 주해문자로 규정하고, 正文의 관점에서 그 이유를 설명했다. 또한 해석을 위한 해석으로 내경설을 끌어다 과장하던 기존의 방법을 배격하고, 현대 의학의 관점도 지양하는 대신 증상과 처방을 근거로 병위, 병성, 병독, 병세의 病源 개념으로 접근하려고 노력했다. 이 의안이 비록 중경 사후에 고안된 것일지라도 우연히 일시적으로 아무런 근거 없이 입안된 것이 아니라 오랜 세월 경험에서 도출된 초기 방법으로 중경의 遺書를 이해하고 접근하는 데 필요한 유일한 단서이며, 현대의 관점에서 보더라도 비교적 합리적이기에 원형을 손상하지 않는 범위에서 해석의 근거로 삼았다.

마지막으로 해설서를 굳이 한문으로 표기한 이유는 우리 세대가 한문 실력이 부족해서 고전을 이해하지 못한다는 지적이 지극히 잘못된 편견임을 밝히기도 하고, 수많은 고전이 한문 뒤에 숨어 수천 년 동안 우상으로 군림해왔기에 적어도 같은 표기 방식으로 그 우상들을 타파하지 않으면 글의 신뢰를 얻기 어려운 현실적인 문제 때문임을 헤아려 주길 바란다.

2019년 1월 25일

이한영 삼가 씀

목 차

중경서 독법 강해 (상)

仲景書 讀法 解說 目次

중경서 독법 강해 (하)

仲景書 條文 解說 目次

仲景書 條文 解說

읽기 전에

『傷寒論』의 판본으로 알려진 '康平本'과 '宋本'의 내용을 비교해 보면 정도의 차이만 있을 뿐 모두 六經辨證에 의한 편제방식을 취한 점은 같다. 康平本은 宋代 林億 등에 의해 교정된 宋本(1065년)보다 다소 앞선 康平(日本 平安 1056~1068년)시대의 筆寫로 추정하여 康平本이라고 부르는데, 어떤 경로를 거쳐 전수되었고, 누구에 의해서 校正되었는지는 알 수 없다. 康平本이 비록 宋本보다 상대적으로 僞書의 흔적이 적다고 하지만 그렇다고 僞書의 혐의가 없는 것은 아니다.

그러나 「自序」의 '撰用素問'과 六經論을 근거로 중경 학술이 모두 『素問』에 근간을 두었다고 주장하며 『傷寒論』을 오직 『內經』의 학술로 이해한 기존의 宋・元・明・淸의 傷寒家 입장과는 달리 撰用素問~并平脈辨證을 註解로 처리한 康平本을 底本으로 한 日本 古方家들은 그만큼 다양한 해석을 토대로 중경학술이 중국보다 일본에서 더 滿開한 사실을 보면 板本에 따라 미치는 영향력을 간과할 수 없다.

현존하는 宋本 또한 明의 趙開美가 宋板을 얻어서 校刻한 것을 底本한 것으로 원래 林億에 의해 교정된 宋本은 사라졌다고 한다.

어찌 되었든 王叔和 撰次 이후 康平本과 宋本에 이르기까지 傷寒書는 六經辨證의 편제를 따르지만 그 차례와 조문이 일치하지 않는데, 그것은 古書들이 대개 先後의 次第가 없던 것을 전수하는 과정 중에 후인들이 억지로 합쳐놓고 분량을 늘린 결과로 판본에 따라 내용과 순서에 차이가 발생한 것이다. 이와 같은 일은 비단 仲景書만 그런 것이 아니다. 余嘉錫(1884~1995년)이 『古書通例』에서, "漢代 이전 古書들 대부분에서 나타났던 현상"이라고 고증을 통해 밝힌 것을 참고하면 仲景遺書를 六

經病으로 분류하고 책명을 『傷寒論』이라고 명명한 것은 후인의 의해 정착된 것으로 보아야 한다. 그러므로 중경서를 기존의 六經辨證論과 傷寒論이라는 구조의 틀에서 이해하다 보면 중경의 처방은 명분에 의해 제한될 수밖에 없다.

宋本 前篇에 「辨脈法」, 「平脈法」, 「傷寒例」가 있는 반면 康平本에는 「傷寒例」만 있고, 「辨霍亂病」篇, 「辨陰陽易差後勞復病」篇은 宋本, 康平本에 모두 전해지나 이와 같은 글들은 後人들의 附錄과 別紙와 같은 것으로 후인들의 手筆로 보는 것이 타당하다.

또한 病症을 六經으로 분류한 것은 王叔和가 仲景의 遺書들을 수집하여 撰次할 당시 大題 즉 六經으로 條文을 편성하지 않으면 장차 오랫동안 전수하는 과정 중에 簡策들이 散亂될 것을 염려하여 六經에 의한 辨證으로 條理를 갖추어 질서정연하게 입안한 것은 古書들의 通例로 叔和의 撰次도 이런 경우라고 추측할 수 있지만 정작 누구의 손에 의해서 육경변증론이 입안된 것인지 지금까지 확인되지 않는다. 이 문제점을 극복하고 중경서 본의에 충실할 하나의 방안을 일찍이 「六經論·類聚之案」에서 언급했다.

"중경 이전 古醫들의 글이 중경에 이르러 한 번 변했고, 중경의 遺書가 숙화에 이르러 또 변했고, 숙화가 편집한 글이 임억에 이르러 교정하면서 세 번 변했으며, 東洞에 이르러 그 편제가 크게 변했다. 비록 한 번 변하고 재차 변하고 크게 변한 가운데 변하지 않은 것은 症과 方이다. 그러므로 症狀과 處方의 관점에서 보면 중경의 글은 하나라고 볼 수 있다."

중경서의 大義는 實證主義이다. 중경이라도 실증을 위반했다면 중경서의 法으로 중경의 罪를 논할 수 있다는 입지를 굳혀야 조문에 산재한 '竄入, 僞托, 闕文, 僭補, 顚倒, 剗削' 등에 미혹되지 않는다.

물론 중경서의 症狀과 處方만이 전적으로 옳고 후인이 입안한 변증방법을 무조건 그르다고 주장할 것은 아니나, 중경 전후의 당시상황을 먼저 이해하고 현대의 관점에서 올바른 것은 계승하고 의심되는 조문은 비교적 이해 가능한 방법으로 보완하여 새로운 길을 모색하는 것이 시대적 요구라고 본다.

凡 例

1. 「辨脈法」, 「平脈法」과 「傷寒例」 등의 글은 후인들이 增益한 것으로 판단하여 이 글에서는 취하지 않았지만, 본의를 이해하는데 도움이 되는 文句는 취했다.

1. 육경변증에 의한 편제를 따랐지만 오직 조문의 증상과 처방을 근거로 하면서 병세의 흐름을 통해 중경서를 이해하는 관점을 세우려 했다.

1. 방약의 복용법은 널리 통용되고 있기 때문에 생략했다.

1. 본초는 東洞의 『藥徵』을 주치와 방치의 근거로 하면서 淺田宗伯의 『古方藥義』를 참고했다.

1. 약제의 용량은 상평본에 따라 기술했는데, 현재 사용하는 용량과 차이가 있을 수 있다.

1. 인용된 玉函, 宋本, 成本, 坊本의 내용은 강평본을 근거로 하였을 뿐 별도로 확인하지 않았으며 강평본의 순서와 같지 않은 부분이 있으며 강평본 주부분은 음영처리했다.

1. 조문의 症狀이 미비한 경우 『類聚方』과 『皇漢醫學』을 참고하여 方意에 대비되는 병증을 보완했다.

1. 조문 중에 표리의안, 병리, 생리, 약리기전들은 후인의 주해문자로 추정하여 해설에서는 인용했지만 校에서는 삭제했다.

1. 해석은 조문을 근거로 『傷寒全生集』, 『傷寒來蘇集』, 『皇漢醫學』, 『傷寒論解說』, 『傷寒論譯詮』, 『醫門贅言』을 참고하였지만 중경서의 문체를 따라 간결한 표기를

원칙으로 삼았다.

1. 증상과 방의를 근거로 病位, 病性, 病毒(氣血水便)을 病源(病因)의 개념으로 삼았다.

1. 조문 중에 간혹 언급된 陰陽虛實의 문자는 부득이한 경우에만 취하고 榮衛개념과 太陽主表 陽明主實과 같은 『內經』의 설은 취하지 않았을 뿐 아니라 六經의 명칭과 연계하여 經絡과 臟腑論의 개념 또한 일체 취하지 않았다.

1. 조문이 미비하거나 闕落되어 해석이 어려운 경우와 이해되지 않는 경우에 牽强附會하지 않고 오직 주어진 조건에 따랐다.

1. 隨證治之가 후인을 위한 치법이라면 隨證述之는 중경의 필법이므로 조문이 미비한 경우 症을 근거로 方을 고려하거나, 方을 근거로 症을 고려했다.

1. 중경의 실존 여부를 알 수 없지만, 실존인물로 보고 仲景書, 仲景 本意, 仲景 筆法이라는 명칭을 사용했다.

1. 해석에 證과 症을 혼용해 사용했다. 證이 다소 포괄적이라면, 症은 구체적 증상을 의미하지만 구별하지 않아도 무방하다.

1. 증후의 관점에서 증상을 病位, 病性, 病毒, 病勢, 病情, 病機의 관점에서 해석하는 것을 원칙으로 한다.

1-病位는 병증의 所在로 表, 半表半裏, 裏 三位를 말한다.

2-病性은 병증의 寒熱, 또는 虛實을 말한다.

3-病毒은 氣血水(便) 變調의 상태를 말한다.

4-病勢는 병증의 進退와 방향을 말한다.

5-病情은 병증에 의한 신체적 정황을 말한다.

6-病機는 大小便의 利不利와 汗出不出, 欲飮水 不欲飮水와 같은 것을 말한다.

1. 病位, 病性, 病毒, 病勢, 病情, 病機는 개별적인 개념이 아니라 상호 보완적이며 의존적인 관계로, 즉 병세의 증상이면서 동시에 병위, 병성이나 병독의 증상도 될 수 있다.

1. 역사적 사실은 시비의 대상 이전에 존재한 것이다. 당시의 한계적 상황에서 현상을 어떻게 보고 어떻게 판단했는지 그들의 입장에서 먼저 이해하는 것이 필요하다.

1. 모든 학문은 가설에서 출발한다. 그러나 가설은 입증하기 위해 필요한 것이지 가설을 위해 존재하는 것은 아니다.

1. 중경서 의안에도 많은 가설이 있지만 그 대의는 病勢에 의해 발생하는 증상을 근거하면서 본질을 꿰뚫는 단순성이다. 한의학을 공부하는 사람은 반드시 이 과정을 지나가야 한다.

辨太陽病脈證幷治

1-太陽之爲病은 脈浮하고 頭項强痛호대 而惡寒이라.

解 : 太陽病也者는 脈浮 頭項强痛 而惡寒也니

即太陽病은 直指提綱症狀이라

無有內傷外感히 遂作脈浮頭項强痛而惡寒이어든 始可以謂之太陽病이라

自古로 以太陽病으로 爲太陽經絡之病,太陽膀胱之病者가 不少하니

其無乃迷於假托之名하야 以借其內經之案乎잇가

是非提綱之意니 六經提綱도 倣此라

柯琴傷寒論翼에 云曰 "六經之爲病은 不是六經之傷寒이오

乃是 六經分司諸病之提綱이니 非專爲傷寒一症立法也"라하고

又云曰 "不于病名上分解오 病根上講求"라하니

此實發前人未發하야 而進一步하니 柯琴之解 出類拔萃나

然其橫說竪說의 擇之文字가 非內經假說이면 則玄妙空理일세

論仲景書호대 歪曲本意하고 貽誤後人이 不爲不多하니 何獨柯琴가

讀古典者는 其若入於虎窟者也라

諺曰 "虎狼之齧이라도 精神不迷라야 可以生矣"라하니

非先立乎仲景本意하고 而透徹乎實事求是하면

則欲不泥於假說空理나 莫之能脫일세 念玆在玆라야 百度不亂이라

譯：太陽이라는 病은 脈이 浮하고, 머리와 목이 뻣뻣하고 아프면서 惡寒하는 것을 가리킨다.

解：太陽病이라는 것은 脈浮, 頭項强痛, 而惡寒을 말하는 것으로, 즉 太陽病은 바로 提綱의 증상을 가리킨다. 內傷이나 外感에 관계없이 마침내 脈浮, 頭項强痛, 而惡寒이 나타나면 비로소 太陽病이라고 부른다. 예로부터 太陽病을 太陽經絡의 병이나 太陽膀胱의 병으로 인식하는 사람이 적지 않았으니 가탁한 명칭에 미혹되어 『內經』의 의안을 차용한 것이 아닌가? 이것은 제강의 뜻이 아니다. 아래 六經提綱도 이 예를 따른다. 柯琴이 『傷寒論翼』에서 말하기를, "六經의 병이라는 것은 六經의 傷寒이 아니다. 六經은 모든 병증을 分司한 제강이므로 오직 상한 하나의 증상만을 위해서 세운 법이 아니다"라고 하였다. 또 말하기를, "病名에서 구분하여 이해하지 말고 病根에서 강구해야 한다"고 하였다. 이것은 실로 앞사람이 미처 깨닫지 못한 것을 계발하여 진일보한 것으로 柯琴의 해석은 같은 무리 가운데서 특별히 뛰어났지만, 그의 이런저런 학술에서 선택한 문자들은 『內經』의 가설이 아니면 현묘한 空理들이니 仲景書를 논하는데 본의를 왜곡하고 후인들에게 인식의 오류를 남긴 것이 적지 않으니 어찌 柯琴뿐이겠는가? 고전을 공부하는 것은 마치 호랑이굴에 들어가는 것과 같다. 속담에 이르기를, "호랑이에 물려 가도 정신을 차리면 살 수 있다"고 하였다. 먼저

2-太陽病에 發熱 汗出호대 惡風하고 脈緩者를 名爲中風이오.

解 : 夫汗出하면 則脈緩하고 汗不出하면 則脈緊하니 何則고 非他라

表邪가 或外越하고 或不得外越하야 其病勢之向背가 於是乎 判焉하니

脈緩하면 則病勢도 緩하고 脈緊하면 則病勢도 緊이라

大凡發熱은 皆出於三位나 然發熱호대 而惡風惡寒하면

則病在表位니 不可下之일세 故其病情之惡風을 特書之라

然則 下條의 發熱하고 體痛嘔逆이라도 若不惡寒하면

則非太陽病傷寒者를 可知也니 讀者는 須着焉하라

夫中風, 傷寒, 溫病之症이 豈止于條文之症이오마는

仲景이 不取彼하고 而取此者는

未有不由此症하고 而能知病源而立方意者也니

學仲景書에 是第一義라

仲景의 본의를 확립하고 實事求是의 정신에 투철하지 않으면 가설이나 空理에 빠지지 않으려 해도 벗어나기 어려우므로 중경서를 생각할 때 항시 실증주의를 생각해야만 모든 상황에서 혼란을 겪지 않는다.

譯：太陽病에 熱이 나고 땀이 나지만 바람을 싫어하고 脈이 緩慢한 것을 中風이라 말한다.

解：汗出하면 脈緩하고, 汗不出하면 脈緊한 것은 어떤 이유일까? 다른 이유가 아니다. 表邪가 외부로 발산하기도 하고 혹 발산하지 못하여 그 病勢의 向背가 여기서 나누어지니, 脈緩하면 病勢도 완만하고 脈緊하면 病勢도 긴박한 것이다. 대체로 發熱은 三位(표·리·반표반리)에서 나타나지만 發熱하면서 惡風이나 惡寒하면 病이 表位에 있다는 것을 의미하므로 下하면 안 되는 의도가 담겨 있기 때문에 病情에 해당하는 惡風을 특별히 표기한 것이다. 그러므로 다음 조문의 發熱하고 體痛嘔逆하더라도 不惡寒하면 太陽病의 傷寒이 아님을 알 수 있으니 독자는 반드시 이점을 착안해야 한다.

중풍 상한 온병의 증상이 어찌 조문의 증상뿐이겠는가마는 중경이 다른 증상을 취하지 않고 이 증상을 취한 이유는 이 증상을 근거하지 않고 病源을 이해하고 처방의 기준을 세울 수 없으니 중경서를 공부하는데 이것이 가장 중요한 뜻이다.

3-太陽病에 **或已發熱**이어나 **或未發熱**이어도 **必惡寒**하고 **體痛嘔逆**하며 **脈陰陽俱緊者**를 **名曰傷寒**이라.

解 : 陰陽者는 是後人僭補로 依違兩間하야 莫知所指라

脈緊者는 可也나 脈陰陽俱緊者는 未可也라

自古로 以脈浮,緊으로 辨中風,傷寒하고 以症輕重으로 分太陽病虛,實하야

其傷寒陽實者는 麻黃湯主之하고 其中風陰虛者는 桂枝湯主之하니

多見其不知量也라 於是 柯琴이 傷寒論翼曰

"傷寒中風에 各有重輕하니 不在命名이오 而在見症"이라하니

以此考之컨대 治病者는 在其見症이오 不在其命名이라

然則所謂中風,傷寒,溫病之命名者는 不足以資徵者也니

何則고 非他라 夫命名者가 雖出仲景이라도 未免私案이나

然見症者는 百世以俟後人이라도 可徵하니 公案也라

風寒客形에 正氣鬱結하야 皮下成汗이로대 或汗不出하면

表邪가 不得外越하야 而皮下의 鬱結之熱이 反迫於內하야

發熱惡寒 體痛嘔逆 脈浮緊이 見焉이라

譯：太陽病에 이미 發熱했거나 아직 發熱하지 않았어도 반드시 惡寒하고 몸이 아프고 嘔逆하며, 脈은 가볍게 누르거나 깊게 누르거나 긴장감이 있는 것을 傷寒이라고 한다.

解：陰陽이라는 말은 後人이 僭補(사실보다 과장된 표현으로 보충함)한 것으로 이것인 듯 저것인 듯하여 무엇을 가리키는지 알 수 없으니 脈緊이라는 표현은 옳지만 脈陰陽俱緊이라는 표현은 옳지 않다. 예로부터 脈의 浮·緊으로 中風과 傷寒을 구별하고 症의 경중으로 太陽病의 虛·實을 나누어 傷寒의 陽實(양병이며 실증)은 麻黃湯으로 치료하고, 中風의 陰虛(음병이며 허증)는 桂枝湯으로 치료한다고 하였는데, 모두 자신의 짧은 소견을 드러낸 것이다. 이 문제에 대해 柯琴은 『傷寒論翼』에서 말하기를, “傷寒과 中風에는 각각 중증과 경증이 있으니 命名에 있는 것이 아니라 見症(실제로 나타난 증상)에 있다”고 하였다. 이 견해를 따르면 治病은 見症에 있는 것이지 그 命名에 있는 것이 아니다. 그러므로 소위 中風, 傷寒, 溫病과 같은 命名은 증거에 도움이 되지 않는 것들이니, 왜냐하면 다른 이유가 아니다. 命名이 비록 중경에 의해 나왔다 하더라도 私案임을 면할 수 없는 것이나, 나타난 증상은 수백 년 뒤 후세 사람도 경험되는 증거가 되니 公案인 것이다. 風寒이 인체에 침범하면 正氣가 鬱結하여 皮下에 땀을 형성하지만 혹 汗不出하면 이로 해서 表邪가 배출하지 못하여 皮下의 鬱結된 熱이 도리어 내부로 압박하여 發熱惡寒하고 體痛嘔逆하면서 脈浮緊이 나타난다.

4-太陽病에 **發熱而渴**하고 **不惡寒者**는 **爲溫病**이라.

解 : 冒頭에 已太陽病云云하면 則可發汗하고 而不可下意가 未嘗不在焉하니

夫發熱惡寒者는 病在表位니 可發汗之症이나

然發熱而渴하고 不惡寒者는 表邪 轉入裏位니

故不可發汗 而可下也라 何以知其然가하면

大凡渴者는 潮熱之兆오 脫津之狀也니

其不可發汗이오 而宜下之를 不待論辯而自知라

但條文所謂下之는 或淸裏熱而生津液하고 或下燥屎而解潮熱이어늘

必以爲瀉下者는 一偏之見也라

其發熱而渴에 特書不惡寒者는 必有以也니

夫條文之症者는 無非汗吐下適否之緖者也일세

於是乎 病位,病性,病因을 可知焉하니 即此之謂見病知源也라

然則 發熱而渴 不惡寒者는 與其太陽病이온 寧陽明病이라

其名之與症이 相負牴牾하니 命名上不求오 病症上講求라

譯：太陽病에 熱이 나면서 渴症이 있고 惡寒하지 않는 것은 溫病이 된다.

解：冒頭에 이미 太陽病이라고 운운하면 發汗하고 不可下의 의미가 이 명분에 게재된 것이니 發熱惡寒은 病이 表位에 있다는 의미로 發汗해야 하는 증상이나 發熱하면서 渴하고 不惡寒하면 表邪가 裏位로 전입한 것이기 때문에 發汗해서는 안 되고 下해야 한다. 어떻게 그런지 아는가 하면 대체로 渴은 潮熱의 조짐이며 脫津의 증상이므로 發汗해서는 안 되고 마땅히 下해야 하는 것은 변론을 하지 않아도 알 수 있는 사실이다. 다만 조문에서 말하는 下하라는 뜻은 혹 淸裏熱하면서 生津液하거나 혹 下燥屎하면서 解潮熱하는 의미가 담겨 있는데 반드시 瀉下하는 것으로 인식하는 것은 一偏의 견해이다. 그 發熱而渴에 특별히 不惡寒을 기술한 것은 반드시 이유가 있다. 조문의 病症들은 汗·吐·下의 적응증과 부적응증의 단서가 아님이 없기 때문에 이것으로 病位·病性·病因을 알 수 있으니, 즉 병증을 보고 그 병원을 안다(見病知源)는 것을 말하는 것이다. 그렇다면 發熱而渴 不惡寒은 太陽病이라기보다는 陽明病이니 太陽病이라는 명분과 發熱而渴 不惡寒이라는 증상이 서로 맞지 않고 충돌을 일으키므로 命名에서 구하지 말고 病症에서 講求해야 한다.

5-太陽中風에 **脈陽浮而陰弱**하고 **陽浮者**는 **熱自發**하고 **陰弱者**는 **汗自出**호대 **嗇嗇惡寒**하고 **淅淅惡風**하며 **翕翕發熱**하고 **鼻鳴乾嘔者**는 **桂枝湯**으로 **主之**하라.

校 : 太陽中風 脈浮弱 翕翕發熱 汗自出 嗇嗇惡寒 淅淅惡風 而鼻鳴乾嘔者 桂枝湯主之.

解 : 脈陽浮而陰弱者는 當作脈浮緩也라 何則고 非他라

脈陽陰也에 或以寸尺으로 爲陰陽이라하고

或以寸關尺浮沈으로 爲陰陽이라하며

醫宗金鑑 陰陽은 指榮衛而言이오 非指尺寸沈浮也라하야

邪氣가 犯衛氣하고 而未犯榮氣者니 桂枝湯主之라하니

各家主張에 設有可觀이나 迷於陰陽하야 而强解之하니 均是未可라

脈浮弱者는 其病勢가 未及於脈浮緊者也니

冒頭에 太陽中風을 特書者는 以此也일세라

“陽浮者 熱自發 陰弱者 汗自出” 此非唯註解오 而未免牽附니 未可足信이라

條文 設汗出不見이라도 脈浮緩者에 可知其汗自出이라

嗇嗇 淅淅 翕翕者는 惡寒,惡風,發熱之形容詞오

惡寒,惡風者는 所謂病情이오 發熱者는 病症이라

自其病勢 而觀之하면 則汗自出이나 表熱未解하야

其邪氣가 反迫於胃部하야 而水氣上衝일세 故鼻鳴乾嘔나

譯：太陽 中風에 脈이 陽浮하고 陰弱하며, 陽浮한 것은 열이 저절로 나타나고 陰弱한 것은 땀이 저절로 배출한다. 오싹오싹 惡寒하고 선뜩선뜩 惡風하며, 화끈화끈 發熱하면서 鼻鳴, 乾嘔하는 데엔 桂枝湯으로 치료하라.

解：脈陽浮而陰弱은 마땅히 脈浮緩으로 해야 한다. 왜냐하면 다른 이유가 아니다. 脈陽陰이라는 표현에 혹자는 寸尺으로 陰陽이라 하고, 혹자는 寸關尺의 浮沈으로 陰陽이라고 하며, 『醫宗金鑑』에서는 陰陽은 榮衛를 가리킨 것이지 尺寸의 沈浮를 가리킨 것이 아니라고 하면서 邪氣가 衛氣를 침범하고 榮氣를 침범하지 않은 경우에 桂枝湯으로 치료한다고 하였다. 各家의 주장에 설령 참고할 만한 것이 있지만 陰陽이라는 개념에 빠져 억지로 해석한 점에서는 모두 옳지 못하다. 脈浮弱은 그 病勢가 脈浮緊에 미치지 못한 것으로 冒頭에 太陽中風을 특별히 기술한 것은 바로 이 때문이다. "陽浮者 熱自發 陰弱者 汗自出" 이 조문은 註解문자일뿐 아니라 견강부회한 것으로 믿을 만한 것이 못된다. 조문에 설령 汗出이 보이지 않지만 脈浮緩이라는 표기에는 汗自出이 잠재한 것임을 알 수 있다. 嗇嗇, 淅淅, 翕翕은 惡寒, 惡風, 發熱의 形容詞이며, 惡寒, 惡風은 소위 病情이며, 發熱은 病症이다. 病勢의 관점에서 보면 땀이 저절로 나오지만 表熱이 해소되지 않아 邪氣가 도리어 胃部로 압박하면서 水氣가 上衝하여 鼻鳴, 乾嘔한 것이다. 邪氣의 壓迫이 심할수록 체내 水氣의 上衝은 더욱 劇해지는데 어떻게

夫邪氣壓迫이 彌甚하면 則水氣上衝이 彌劇하니

何以知其然가하면 桂枝湯에 有桂枝,生薑故也라

夫水氣上衝이 雖因外感하야 而發動하나

然未感風寒이라도 水氣가 潛伏胃內면 則此人性向은 果何如哉아

風寒之感에 百病之應者는 以其稟賦,病毒之不齊也일세라

方 : 桂枝湯(桂枝・芍藥・生薑 각 3兩, 甘草炙 2兩, 大棗 12枚)

桂枝 : 主治 - 衝逆(上衝)

旁治 - 奔豚, 頭痛, 發熱, 惡風, 汗出, 身痛

芍藥 : 主治 - 結實而拘攣

旁治 - 腹痛, 頭痛, 身體不仁, 疼痛, 腹滿, 咳逆, 下利, 腫膿

甘草 : 主治 - 急迫 故裏急, 急痛, 攣急

旁治 - 厥冷, 煩燥, 衝逆 諸般急迫之毒

生薑 : 主治 - 水毒, 上衝, 咳嗽, 惡心, 嘔吐

大棗 : 主治 - 攣引强急

旁治 - 咳嗽, 奔豚, 煩燥, 身疼, 脇痛, 腹中痛

그 사실을 아는가 하면 桂枝湯에 桂枝・生薑이 있기 때문이다. 水氣의 上衝이 비록 外感으로 인하여 發動하지만 風寒에 감모되기에 앞서 水氣가 胃內에 잠복하고 있다면 이 사람의 성향은 과연 어떤 부류인가? 風寒의 외감에 百病이 반응하는 것은 개인마다 타고난 체질의 성향과 잠재한 病毒이 같지 않기 때문이다.

桂枝 : 主로 上衝(衝逆)을 치료하며, 旁으로 奔豚, 頭痛, 發熱, 惡風, 汗出, 身痛을 치료한다. 그러나 桂枝만 上衝(衝逆)을 치료한다고 규정하면 안 된다. 上衝은 水氣, 痰飮, 熱分, 燥屎, 瘀血의 병독에서 발생하는 일반적인 증상이며, 奔豚, 頭痛, 發熱, 惡風, 汗出, 身痛과 같은 증상은 水氣의 衝逆에 의한 반응이다. 東洞 또한 小便不利에는 桂枝를 사용하고 自利에는 桂枝를 사용하지 않았다고 언급하였고, 小便의 利不利로 停水의 여부를 파악한 것을 보면 水氣의 衝逆에 해당한 사실을 인지한 것을 알 수 있다.

芍藥 : 主로 結實과 拘攣을 치료하며, 旁으로 腹痛, 頭痛, 身體不仁, 疼痛, 腹滿, 咳逆, 泄瀉를 치료한다. 다만 芍藥은 收斂작용이 강하기 때문에 發汗, 祛痰, 瀉下, 利尿작용을 목적으로 하는 처방에서는 사용하지 않거나 적은 용량만 사용한다.

甘草 : 主로 급박을 치료하며, 旁으로 厥冷, 煩燥, 衝逆을 치료한다. 虛實에 관

6-太陽病에 頭痛發熱호대 汗出惡風者는 桂枝湯으로 主之하라.

解 : 頭痛發熱은 三陽病에 皆有之로대 其惟汗出惡風은 表位情況이니

雖備頭痛發熱이오도 須據汗出惡風이라야 桂枝湯主之라

然而나 此實氷山一角之症者也니

據方藥 而擴大之하면 實適於水氣上衝과 腹筋拘攣이라

계없이 일체의 급박(裏急, 急痛, 攣急)한 증상을 완화하는 작용이 있다. "古語曰 病者苦急 急食甘以緩之"라 하여 병자가 급하게 고통을 호소하면 급히 단맛을 주어 완화시킨다고 하였는데 바로 감초를 말하는 것이다.

生薑 : 主로 (胃內停水)水毒의 上衝으로 발생하는 咳嗽, 惡心, 嘔吐를 치료한다. 그러므로 胃內停水가 보이지 않거나 津液 부족으로 인한 大熱, 乾燥한 데엔 禁한다.

大棗 : 主로 攣引强急을 치료하며, 旁으로 咳嗽, 奔豚, 煩燥, 身疼, 脇痛, 腹中痛을 치료한다. 肌肉 腹直筋의 攣引强急의 主治는 芍藥과 같지만 大棗는 利水작용이 있기 때문에 水毒의 변조로 인한 경우 芍藥을 쓸 수 없는 상황에서는 大棗를 사용한다.

譯 : 太陽病에 頭痛 發熱하면서 땀이 나고 惡風하는 데엔 桂枝湯으로 치료한다.

解 : 頭痛發熱은 三陽病에서 모두 나타나는 증상이지만 汗出惡風이 表位의 정황이므로 비록 頭痛發熱을 갖추었다 해도 반드시 汗出惡風에 근거해야 桂枝湯으로 치료한다. 그러나 이것은 사실 빙산의 일각에 해당하는 증상이니 계지탕 약제를 근거로 확대하면 水氣上衝과 腹筋拘攣에 적용할 수 있다.

7-太陽病에 **項背强几几**호대 **反汗出惡風者**는 **桂枝加葛根湯**으로 **主之**하라.

解 : 太陽病에 項背强几几者는 葛根湯證으로 當以爲無汗惡風이어늘

其人이 汗出惡風하니 於是乎 加反字하야 不可發汗을 隱然表焉이라

大凡反字는 不意之情況이 出焉이어든 特書之하니 須着眼焉하라

此方之項背强者는 水氣上衝之甚者也나 但其病勢가 未及於葛根湯하고

桂枝湯藥力이 未達於項背强하야

加葛根하니 葛根主治의 項背强은 經驗之得이라

方 : 桂枝加葛根湯(葛根 4兩, 生薑 3兩, 芍藥・甘草・桂枝 각 2兩, 大棗 12枚)

葛根 : 主治 - 項背强

旁治 - 呼吸困難, 喘而汗出

譯：太陽病으로 項背 부위에 凝固된 것이 강수수(强几几)한 것 같은데 도리어 땀이 나고 惡風하는 데엔 桂枝加葛根湯으로 치료하라.

解：太陽病에 項背 强几几는 葛根湯證으로 당연히 無汗惡風으로 여기고 있었는데 그 병인이 汗出惡風한 것을 보고 이에 '反' 자를 더하여 發汗해서는 안 되는 것을 은연중에 표출한 것이다. 대체로 '反' 자를 쓰는 경우는 예기치 못한 정황이 나타나면 특별히 표현한 것이므로 반드시 주의 깊게 살펴야 한다. 이 처방의 項背强은 水氣上衝이 심한 경우이나 다만 그 病勢가 아직 葛根湯에 이르지 못했고 桂枝湯의 藥力으로는 項背强을 치료하기 어렵기 때문에 桂枝湯에 葛根을 가한 것으로 葛根의 主治가 項背强을 치료한다는 사실은 경험으로 얻은 것이다.

葛根：主로 項背强을 치료하며, 旁으로 呼吸困難과 喘而汗出을 치료한다.

葛根이 項背强을 치료한다고 모든 項背强에 적용되는 것은 아니다. 가령 大陷胸丸의 結胸 項亦强에 葛根을 사용하지 않는 것을 고려하면 葛根으로 치료되는 項背强이 있는 경우와 치료되지 않는 경우가 있음을 알 수 있다. 반면 苓桂朮甘湯(수분변조), 承氣湯(潮熱, 燥屎, 瘀血) 조문에 項背强이 보이지 않더라도 실제에서는 얼마든지 경험되는 증상이다. 이것은 비단 葛根의 項背强에만 적용되는 것이 아니라 배합하는 약제에 의해서 葛根의 특성이 효율적으로 발휘되므로 항시 배합되는 약물들을 살펴서 그 적용되는 상황을 이해해야 한다.

8-太陽病 下之後에 **其氣上衝者**는 **可與桂枝湯**이오. **用前法 若不上衝者**는 **不得與之**라.

校 : 上衝 頭痛發熱 汗出惡風 腹拘攣者 可與桂枝湯(類聚方)

解 : 不書下之하고 而特書下之後者는 表其誤治也라

夫仲景筆法은 一於病症하고 而不二於病因하니

氣上衝者는 症乎아 因乎아 症也며 因也라

其微妙之言은 前代未聞하고 其範圍之症은 包括無外라 何以知其然가하면

古醫는 諸病之源을 以水爲主할세 故治病之始에 以水爲主하야

'水之爲病'은 嘗言及之나 '氣之爲病'은 未嘗及之라

氣字는 是雖僭補나 本徵於水流之象(≋)하야 而象形之니

秦漢以前의 古人은 以水爲氣일세 故水亦氣오 氣亦水라하니

麻黃과 桂枝의 發汗解肌의 도움이 없으면 表鬱結로 인한 項背强 呼吸困難 등의 치료효과는 그만큼 감소될 수밖에 없으며, 胸中有熱로 인한 項背强 喘而汗出하는 경우는 黃連・黃芩으로 胸中의 熱을 해소할 때 葛根의 치료효과가 나타나기 때문에 病根과 病毒에 따라 약물의 배합을 고려해야 한다.

譯 : 太陽病을 下한 후에 氣가 上衝할 때는 桂枝湯을 사용할 만하다. 처방은 전법을 사용하고 만약 상충하지 않으면 사용해서는 안 된다.

解 : 下之라고 언급하지 않고 특별히 下之後라고 기술한 것은 誤治임을 표현한 것이다. 仲景의 筆法은 오로지 병증에 근거하고 病因을 기술하지 않았다. 氣上衝은 증상인가? 병인인가? 증상이면서 병인도 된다. 그 미묘한 개념은 앞 시대에 들어보지 못하였고 그 범위에 해당하는 병증은 광범위하게 포괄하고 있으니, 어떻게 그 사실을 아는가 하면 古醫들은 모든 병증의 근원을 水를 위주로 하였기 때문에 치료를 시작할 때도 水를 위주로 하여 '水之爲病'이라는 말은 일찍이 언급(『금궤요략』)했으나 '氣之爲病'이라는 말은 일찍이 언급하지 않았다. '氣' 字는 누군가 몰래 보완한 말이지만 본래 水流之象(≋)을 증거로 형상화한 것이다.

水之精微之象者를 謂之氣라하고

氣之粗濁之狀者를 謂之水라하여도 何不可之爲아

本是水與氣는 同類異名으로 一而二며 二而一이라

是以 嘗曰 不據水하고 而論氣者는 無徵之說也라호라

夫病症이 無非氣病之狀하고 經方이 無非治氣之方이나

然治氣者는 不治其氣오 而治其氣所라

吾所謂氣所者는 氣之所在也니

氣 雖一이나 因其所在하야 而變性할세

故治氣上衝者는 察其所在하야 以拔其變性之毒也라

不然則 奈何分表裏,半表半裏乎哉리오

東洞 "萬病一毒 一毒萬方"이 卽此之謂也니

一例 當其水之爲病하야

治氣하면 則未必利水로대 治水하면 則氣自調하니

不治水하고 而能調氣者가 未之有也라

且夫治水도 因其所在하야 而分之하니

所謂 留飮, 痰飮, 懸飮, 伏飮, 溢飮者는 何오

利水, 逐水, 去痰劑라도 其藥力이 或達病處하고 或未達할세 故分之라

汗吐下法,和解法의 其方意는 雖殊나 其所歸者는 調氣也라

夫上衝者는 非必出于太陽病逆治後之症이오

無有外感內傷히 一有病症하면 則病所之氣가 多少鬱結하야

秦漢시대 이전의 古人들은 水를 氣라고 생각하여 水 또한 氣이며, 氣 또한 水라고 여겼다. 그러므로 水의 精微한 象(형태가 불분명한 모습)을 氣라 하고, 氣의 粗濁한 狀(형태가 분명한 모습)을 水라 해도 어찌 잘못이라고 하겠는가? 水와 氣는 같은 종류이지만 이름이 다른 것으로 하나면서 둘이고 둘이면서도 하나이기 때문에 일찍이 水를 근거하지 않고 氣를 논하는 것은 근거 없는 설이라고 한 것이다. 일체의 병증이 氣病의 증상이 아님이 없고 중경의 처방이 治氣하는 처방이 아님이 없지만 治氣는 氣를 치료하는 것이 아니라 氣所를 치료하는 것이다. 내가 말한 氣所는 氣의 所在로 邪氣는 비록 하나이지만 그 所在에 따라 變性하므로 氣上衝을 치료하려면 먼저 그 所在를 살펴서 變性된 毒素를 제거해야 한다. 그렇지 않다면 왜 표리와 반표반리의 병위를 구분하였겠는가? 東洞이 말한 "萬病一毒 一毒萬方"이 바로 이것을 가리키는 것이다. 일례로 수분번조로 인한 병증에 治氣하면 반드시 利水되는 것은 아니지만, 治水하면 氣는 저절로 조절된다. 그러므로 治水하지 않고 능히 調氣하는 경우는 없다. 治水도 또한 그 소재에 따라 나누어지니 소위 留飮, 痰飮, 懸飮, 伏飮, 溢飮은 무엇인가? 利水, 逐水, 去痰劑라도 그 藥力이 병처에 혹 도달하고, 혹 도달하지 못하기 때문에 분류한 것이다. 汗・吐・下法과 和解法의 그 方意는 비록 다르지만 그 귀착은 調氣이다. 上衝은 반드시 太陽病 逆治 후에 발생하는 증상이 아니다. 外感과 內傷에 관계없이 어떤 병증이 발생하게 되면 病所의 氣가 다소 울결되면서 水로 변화하면 水氣는 미상불 振動하거나 上衝하는데, 어떻게 그 사실을 아는가 하면 表病에서 裏病까지 진동의 여증이 아니면 상충의 증상이 적지 않기 때문이다. 미미한 경

而變化爲水하면 則水氣가 未嘗不振動上衝하나니 何以知其然가하면

自表病 至裏病히 非振動之症이면 則上衝之症이 不少故也라

其微也엔 主之以桂枝湯하고 其劇也엔 主之以承氣湯하나

古醫는 不造端於劇症하고 而託始於微症하니

然則 氣上衝은 諸病之始오 桂枝湯은 經方之始를 可知라

太陽病 下之後에 表裏間 上下際의

均衡之壓이 失하야 而振動之狀이 出하니 此氣上衝之所由來라

桂枝湯所以治氣上衝者는 與其抑制鈍挫론 寧解肌散飮이니

解肌散飮하면 則不待調氣나 而氣自調하니 是仲景治法也歟인저

9-太陽病 三日에 已發汗 若吐 若下 若溫鍼한대 仍不解者는 此爲壞病이라.

桂枝不中與也니 觀其脈證하여 知犯何逆하여 隨證治之하라.

解 : 太陽病에 若發汗 若吐 若下 若溫鍼者는 古醫之法也라

若不然則 汗吐下 併行者는 誤治逆治어늘 條文中에 奈何多見乎아

此手法은 非但適於太陽病이오 而實適於一切病症이니 何則고 非他라

凡病에 汗吐下竝行하면 病症速解일세 仲景前後에 踏襲古法이나

間或 病症이 仍不解하야 而不意壞病이 百出하니

於是乎 觀其脈症하고 知犯何逆하야 隨症治之라

우엔 桂枝湯으로 치료하고 극심할 때는 承氣湯으로 치료하지만, 옛 의사들은 극심한 증상에서 실마리를 찾지 않고 경미한 증상에서 시작을 의탁하므로, 氣上衝은 모든 병증의 시작이며 桂枝湯은 經方의 시작이라는 것을 알 수 있다. 太陽病에 下한 후에 表裏의 間과 上下의 사이에서 균형을 이루고 있던 압력 관계가 훼손되면서 진동의 증상이 발생하는데 이것이 氣上衝이 발생한 원인이다. 桂枝湯이 氣上衝을 치료하는 것은 상충하는 기를 억제하여 누르는 것이 아니라 오히려 解肌하고 散飮하는 것이다. 解肌散飮하면 調氣하지 않아도 氣가 저절로 조절되니 이것이 중경의 치법이다.

譯 : 太陽病 3일에 이미 發汗하거나 吐・下, 溫鍼을 사용하였음에도 오히려 병증이 풀리지 않는다면 이것을 壞病이라고 한다. 壞病에는 桂枝湯이 합당하지 않을 수 있으니 脈과 증상을 살펴 어떠한 역치를 범해서 잘못된 것인지 알고 나서 나타난 증상에 따라 치료하라.

解 : 太陽病에 發汗하고 吐하게 하고 下하게 하며 溫鍼을 사용하는 것은 고의들의 法이다. 만약 그렇지 않다면 汗・吐・下를 병행하는 것은 오치이며 역치가 되는데 조문 중에 왜 자주 보이는가? 이 수법은 단지 太陽病에만 적용한 것이 아니라 실제로는 일체의 병증에 적용하였다. 왜냐하면 다른 이유가 아니다. 일체

此所謂症者는 證候之症也니

卽此症所以爲此症者는 以其證候也일세

證候者는 大綱也오 症狀者는 小目也니

"先立乎其大者 則其小者 不能奪也"라하니 卽此之謂乎인저

然則 急先務知者는 在其證候오 不在其症狀也니

假令發熱頭痛은 三陽病에 皆有之하니 須審察而反問焉이라

是桂枝湯證候乎아 否乎아 是麻黃湯證候乎아 否乎아

是白虎湯,五苓散證候乎아 否乎아 是柴胡湯,承氣湯證候乎아 否乎아

所謂八綱辨症과 病源者는 實爲壞病之謨者也니

未嘗驗壞病하면 奈何之根據로 而立辨症之案乎아

終乃 使其後醫로 據其症하야 謀其病位, 病性, 病毒하야 而治之케하니

是乃所謂'見病知源'이며 '隨證治之'之意라

吾聞之하니 五經은 皆史라하니

觀此條文컨대 則仲景書도 其亦史를 可知也라

의 병증에 汗·吐·下를 병행하면 病症이 빨리 해소되기 때문에 仲景 전후에 고법을 답습했으나 간혹 병증이 해소되지 않고 예기치 못한 온갖 壞病이 나타나니 그 脈과 症을 관찰하여 어떠한 逆治(汗, 吐, 下, 溫鍼)를 범해서 문제가 발생한 것인지 파악하여 나타난 증상에 따라 치료한다. 여기서 말하는 症은 證候의 症이니 즉 이 症이 이 症이 된 것은 그 證候 때문이므로 證候가 大綱이라면 症狀은 小目이다. "먼저 큰 것을 세우면 작은 것이 내 생각을 어지럽게 할 수 없다"(『孟子·告子15』)고 하였는데, 바로 이런 것을 말하는 것이니 그러므로 급히 먼저 힘써 알아야 하는 것은 그 證候이지 그 症狀이 아니다. 가령 發熱頭痛은 三陽病에 모두 있는 증상이므로 반드시 깊이 살피고 반문해야 한다. 이것은 桂枝湯證候인가? 아닌가? 이것은 麻黃湯證候인가? 아닌가? 이것은 白虎湯, 五苓散證候인가? 아닌가? 이것은 柴胡湯, 承氣湯證候인가? 아닌가? 소위 팔강변증(表裏, 寒熱, 虛實, 陰陽)과 병원(病位, 病性, 病毒, 病勢)개념은 실로 괴병을 치료하기 위해서 도모된 것이다. 일찍이 壞病을 경험하지 않았다면 무슨 근거로 변증의 의안을 세울 수 있었겠는가? 마침내 후의들에게 증상을 근거로 病位, 病性, 病毒을 도모하여 치료하라고 한 것이니 이것이 소위 「見病知源-자서」과 「隨證治之-조문」의 뜻이다. 내가 듣기로는 五經(『詩』·『書』·『易』·『禮記』·『春秋』)도 모두 역사의 관점에서 보아야 한다고 하는데 이 條文을 보면 仲景書도 역사의 관점에서 읽어야 하는 이유를 알 수 있다.

10-桂枝는 **本爲解肌**나 **若其人脈浮緊**하고 **發熱汗不出者**는 **不可與也**니
常須識此하야 **勿令誤也**하라.

校 : 脈浮緊 發熱汗不出者 桂枝湯 不可與也 桂枝湯 本爲解肌故也.

解 : 桂枝湯은 本爲解肌일세 故其藥力이 未及於發汗하니
若其人 脈浮緊 發熱汗不出者는 桂枝湯을 不可與也라
常須識此하야 勿令誤也라하니 然則 若發汗엔 麻黃湯主之니
條文中 可發汗에 與桂枝湯者는 其爲表記之誤를 可知矣라
夫太陽病에 桂枝湯類主之가 幾三二라 以此考之컨대
其活用이 本不爲不多어늘 終乃困窮者는 何則고 非他라
囿於名分하야 而不察其實일세라
解肌之所以爲禦蓄水오 治水之所以爲復正氣어늘
但知解肌肉之邪하고 而不知禦其蓄水하며
但知治上衝之氣하고 而不知正氣之復하야
但適於中風表虛하니 奚可以適於無數雜病乎哉리오
蓋謂'桂枝 本爲解肌'는 註文이 誤入正文이라하니
東洞은 桂枝主治에 氣上衝은 取之하고 解肌는 雖不取나
然解肌膚之所以爲治上衝이니 吾則取其意호라
吾聞之하니 汗不出者는 病人 不自汗出이오
不汗出者는 醫發汗之로대 猶汗不出이라호라

譯：桂枝湯은 본래 肌膚의 邪氣를 해소할 목적으로 사용하지만 그 사람의 맥이 浮緊하고 發熱하면서 땀이 나지 않을 때는 주어서는 안 되니, 반드시 이 점을 유의하여 誤治하지 말아야 한다.

解：桂枝湯은 본래 解肌를 위한 목적으로 사용되기 때문에 그 藥力이 發汗에는 미치지 못하니 만약 그 사람이 脈浮緊하고 發熱汗不出한 경우에는 桂枝湯을 사용할 수 없다. 항상 이 점을 유의하여 오치하지 말아야 한다. 그러므로 發汗에는 麻黃湯으로 치료해야 하니 조문 중에 可發汗 與桂枝湯은 표기의 오류라는 것을 알 수 있다. 태양병에 桂枝湯類로 치료가 거의 2/3가 된다. 이것으로 생각해 보면 본래 그 활용이 많았는데 마침내 극도로 적어진 것은 왜인가? 다른 이유가 아니다! 명분에 얽매여 그 사실을 살피지 않았기 때문이다. 解肌하는 것이 體內의 蓄水를 제어하는 것이기도 하며 治水하는 것이 一身의 正氣를 회복하는 것이기도 한데, 단지 肌肉의 邪를 해소하는 것만 알고 체내에 蓄水를 제어하는 것을 알지 못하며, 단지 上衝하는 氣를 치료하는 것만 알고 正氣를 회복하는 것임을 알지 못하여 오직 中風(外感)으로 인한 表虛에만 적용하니 어떻게 무수한 잡병에 적용하겠는가? 대개 '桂枝 本爲解肌'는 주해문자가 잘못해서 正文에 들어온 것이라 하여 東洞은 桂枝主治에 氣上衝은 取하고 解肌는 비록 取하지 않았지만, 肌膚의 사기를 해소하는 것이 바로 上衝을 치료하는 것이 되므로 나는 그 뜻을 취한다. 내가 듣기로 汗不出은 病人이 스스로 땀을 흘리지 않는 것이고, 不汗出은 의사가 발한했음에도 불구하고 오히려 땀을 흘리지 않는 것이라고 한다.

11-太陽病에 **發汗**한대 **遂漏不止**하야 **其人惡風**하고 **小便難**하며 **四肢微急**하야 **難以屈伸者**는 **桂枝加附子湯**으로 **主之**하라.

解 : 發汗에 人人이 未必遂漏不止어늘

纔發汗에 則遂漏不止면 未發汗之前에 其人性向은 果何如哉오

仲景 但述病症하고 而未嘗述體質이나

然體質之稟賦와 潛伏之病毒이 露出於病症하니

察其病症하면 非徒知其源이오 而亦知其人이라

此條文解에 成無己曰"脫液亡陽"이라하고

柯琴曰"心腎陽不足"이라하니

雖然 脫液亡陽은 猶可나 心腎陽不足은 不可라

其可不可를 嘗辯於亡陽論일세 於是乎 略焉호라

夫惡風惡寒者는 或桂麻之候며 或附子之候나

四肢微急 難以屈伸者는 與其桂麻之身重 身體疼痛으로 實際難別이나

然遂漏不止엔 不宜麻黃湯이오 而可與桂枝湯이로대

其藥力이 未及於小便難 四肢微急 難以屈伸일세 故桂枝加附子湯主之라

夫附子主治를 或曰回陽이라하고 或曰逐水라하니

主回陽者는 回陽 則不待逐水라도 而水自逐하고

主逐水者는 逐水 則不待回陽이라도 而陽自復이라하니

譯 : 太陽病에 發汗하였더니 마침내 땀이 漏泄하여 그치지 않아 그 사람이 惡風하고 소변을 보기가 어려우며, 四肢가 조금 당겨 屈伸하기가 어려운 데엔 桂枝加附子湯으로 치료하라.

解 : 發汗한다고 누구나 반드시 비 오듯이 땀을 흘리는 것은 아니므로 겨우 한번 發汗에 遂漏不止했다면 發汗하기 전에 그 사람의 성향은 과연 어떤 부류인가? 仲景은 단지 病症을 기술하고 일찍이 체질을 거론하지 않았지만 체질의 稟賦와 潛伏한 病毒이 病症에 노출되니 그 병증을 관찰하면 그 병증의 근원을 알 뿐 아니라 그 사람의 성향도 알 수 있다. 이 조문의 증상에 대해 成無己는 脫液亡陽이라고 하였다면, 柯琴은 心腎陽不足이라고 했다. 그러나 "脫液亡陽"이라는 표현은 그런대로 옳지만 "心腎陽不足"은 옳지 않다. 그 옳지 않은 이유에 대해서는 「亡陽論」에서 기술하였기 때문에 생략한다. 惡風惡寒은 혹 계지탕과 마황탕의 증후이기도 하지만 혹은 附子劑의 증후도 된다. 四肢微急 難以屈伸은 계지탕, 마황탕의 身重 身體疼痛과 실제적으로 구별하기 어려우나 遂漏不止는 麻黃湯의 적응증이 아니며 桂枝湯을 사용할 수 있으므로 그 藥力이 小便難, 四肢微急, 難以屈伸에는 미급하기 때문에 桂枝加附子湯으로 치료한 것이다. 附子의 主治를 혹자는 回陽이라 하고 혹자는 逐水라고 하는데, 回陽을 주장하는 사람은 回陽하면 逐水를 기약하지 않아도 水가 저절로 驅逐된다 하고, 逐水를 주장하는 사람은 逐水하면 回陽을 기대하지 않아도 陽이 저절로 회복된다고 한다. 附子는 하나의 약물이지만 고의들은 蓄水를 주장하고, 後醫는 亡陽을 주장하니, 이것도

附子一藥이로대 古醫 主蓄水하고 後醫 主亡陽하니

此一法이며 彼一法이라 厥冷之因은 亡陽乎아 寒水乎아

夫蓄水之所由來者가 雖亡陽이나 古醫所治者는 在蓄水오 不在亡陽하니

如疑余見之謬커든 請看眞武湯證의 "此爲有水氣"라하니

是非蓄水之症而何며 是非逐水之方而何오

夫厥冷者는 寒水之性이오 寒水者는 厥冷之質이니

然則 不逐寒水하고 乃治厥冷者 未之有也라

火之與熱 亦如此니 讀者 其良察之하라

但發汗過多後에 譫語 口渴 不惡寒하면 則曰脫液亡陰이니

發汗後 遂漏不止라도 稟賦性向이 人人不齊하야

或屬之亡陽하고 或屬之亡陰하니 隨其見症하야 而治之라

方 : 桂枝加附子湯(桂枝・芍藥・甘草・生薑 각 3兩, 大棗 12枚, 附子 1枚)

附子 : 主治 - 逐水 惡寒, 身體四肢骨節疼痛, 或沈重, 或不仁, 或厥冷

旁治 - 腹痛, 失精, 下利

하나의 法이며 저것도 하나의 法이나, 厥冷의 원인은 亡陽인가? 아니면 寒水 때문인가? 蓄水가 발생한 이유가 비록 亡陽이더라도 고의에게 치료의 대상은 蓄水에 있고 亡陽에 있지 않았다. 만약 이 견해에 문제가 있다고 의심이 들면 眞武湯證의 "此爲有水氣"라는 문구를 보라! 이것이 蓄水로 인한 증상이 아니면 무엇이며, 이것이 逐水의 처방이 아니면 무엇인가? 厥冷은 寒水의 性이라면 寒水는 厥冷의 質이므로 寒水를 驅逐하지 않고 厥冷을 치료하는 경우는 있지 않다. 火와 熱 또한 이와 같으니 독자는 잘 살펴야 한다. 다만 發汗過多 후에 譫語, 口渴, 不惡寒하면 脫液亡陰(陰水의 損亡)이라고 할 수 있으므로 發汗 후 遂漏不止라도 稟賦와 성향은 사람마다 같지 않기 때문에 혹자는 亡陽으로 귀속하고, 혹자는 亡陰으로 귀속되므로 나타난 증상을 보고 치료하면 된다.

附子 : 主로 逐水작용이 강하기 때문에 惡寒, 身體四肢骨節疼痛, 或沈重, 或不仁, 或厥冷을 치료하며, 旁으로 腹痛, 失精, 下利를 치료한다.

後世方의 醫案에 附子의 주치를 命門火, 右腎陽虛, 眞陽虛를 보강해주는 막연하고 추상적인 개념에서 附子를 回陽而逐水라고 할 수 있는 반면, 동동의 관점에서 보면 逐水而回陽으로 볼 수 있다. 부연하면 附子가 回陽시킨다는 막연한 관점에 매몰되어 逐水라는 작용을 망각하기보다는 체열 부족에 의한 蓄水라는 실재적 病毒을 제거하는 것이 망양을 회복시킨다는 관점에서 이해할 필요가 있다.

12-太陽病 下之後에 脈促胸滿者는 桂枝去芍藥湯으로 主之하고 若微惡寒者는 桂枝去芍藥加附子湯으로 主之하라.

解 : 自六經立案而觀之하면 則太陽病 下之者는 未免逆治나

自古醫手法而觀之하면 則凡病 疾瀉者는 其惟正治라

若不然하면 則太陽病에 疾瀉之例가 奈何多見乎아

於是乎 其爲顚倒之文을 可知라

下之後 脈促者는 急迫乎脈滑脈緊者也나

然條文中 其促迫之狀이 不見하고 而但見胸滿하니

據諸方藥하야 而考之하면 則其胸滿者에 可知其爲停水니

其所以脈促者는 即以水氣衝胸也일세라

若水氣停滯하야 不衝於心胸하면 則未必脈促하니

脈不促이라도 胸滿者어든 可與桂枝去芍藥湯하니 未必固守脈狀이라

仲景述症에 病根是主호대 未嘗不備其病情이어늘

但見胸滿하고 不見上衝之症하니 其未備之症을 可備乎인댄

振動之候者는 咳嗽 惡心 嘔吐 心悸 頭眩이라

夫上衝之因者는 水飮 痰飮 熱分 血分 屎分이 多樣하니

隨證하야 而加茯苓,半夏,黃連,大黃,芒硝니라

桂枝去芍藥湯의 胸滿者는 間或 恰似乎半夏瀉心湯의 心下痞鞭과

小柴胡湯의 胸脇苦滿과 大黃黃蓮瀉心湯의 熱鬱之痞(氣痞)하니

譯：太陽病을 下한 후에 脈이 촉박하고 胸滿하는 데엔 桂枝去芍藥湯으로 치료하고, 만약 다소 惡寒하는 데엔 桂枝去芍藥加附子湯으로 치료하라.

解：六經立案의 관점에서 보면 太陽病에 下하는 것은 逆治를 면할 수 없지만, 古醫手法의 관점에서 보면 凡病에 일단 빨리 瀉하는 것은 正治이다. 만약 그렇지 않다면 太陽病에 疾瀉하던 例가 왜 많이 보이는가? 이것으로 후인에 의해 顚倒된 글임을 알 수 있다. 下한 후에 脈促은 脈滑脈緊보다 급박한 것을 의미하지만 조문 중에 촉박한 증상이 보이지 않고 단지 胸滿만 보이므로 方藥에 근거하여 고찰해 보면 그 胸滿은 停水로 인하여 발생한 것을 알 수 있다. 그 脈促한 것은 즉 水氣가 衝胸한 때문이다. 만약 水氣가 停滯하여 心胸 부위로 압박하지 않으면 반드시 脈促하지 않기 때문에 脈不促이라노 胸滿이 촉시되면 桂枝去芍藥湯을 활용할 수 있으므로 脈狀을 고수할 필요가 없다. 仲景이 증상을 기술할 때 病根을 위주하면서도 일찍이 그 病情을 갖추었는데 다만 胸滿만 보이고 上衝之症은 보이지 않으니 그 미비한 증상을 갖춘다면 진동(上衝)의 증후는 咳嗽, 惡心, 嘔吐, 心悸, 頭眩이다. 上衝之因은 水飮, 痰飮, 熱分, 血分, 屎分으로 다양하므로 증상에 따라 茯苓・半夏・黃連・大黃・芒硝를 더한다. 桂枝去芍藥湯의 胸滿은 간혹 半夏瀉心湯의 心下痞鞕, 小柴胡湯의 胸脇苦滿, 大黃黃蓮瀉心湯의 熱鬱之痞(氣痞)와 흡사하니, 오직 脈促胸滿으로 桂枝去芍藥湯을 사용한다는 것은 잘못이 아닌가? 桂枝湯에서 去芍藥하니 이것으로 腹直筋이 拘急하지 않고 水氣의 上衝이 심한 것을 알 수 있다. 微惡寒에 加附子하니 亡陽

唯以脈促胸滿으로 主之以桂枝去芍藥湯者는 其無乃未可乎잇가

桂枝湯에 去芍藥하니 於是乎 腹直筋未拘急호대

而水氣上衝之甚者를 可知也오

微惡寒에 加附子하니 其爲亡陽之兆로 四肢厥冷과 胸中煩悶이 將至오

而至其劇하야 乾薑附子湯主之하니 此之謂隨症處宜라

方 : 桂枝去芍藥湯(生薑 3兩, 桂枝 · 甘草 각 2兩, 大棗 12枚)

桂枝去芍藥加附子湯(前方 加 附子 1枚)

13-太陽病 得之八九日에 **如瘧狀**하고 **發熱惡寒**하나 **熱多寒少**하며 **其人不嘔**하고 **淸便欲自可**호대 **一日二三度發**은 **脈微緩者 爲欲愈也 脈微而惡寒者 此陰陽俱虛 不可更發汗更下更吐也 面色反有熱色者 未欲解也 以其不能得小汗出**하야 **身必癢**하면 **宜桂枝麻黃各半湯**이라.

校 : 太陽病 得之八九日 其人不嘔 淸便欲自可 發熱惡寒 熱多寒少 如瘧狀 一日二三度發 不汗出而面色反有熱色者 身必癢 宜桂枝麻黃各半湯.

解 : 太陽病 過經八九日하면 大凡轉屬少陽陽明하야 而嘔吐 譫語 燥屎어늘

熱多寒少하야 如瘧狀이 一日二三度發者는

의 조짐이 되는 것을 의미한다. 장차 四肢厥冷과 胸中煩悶이 나타나고 그 劇症에 도달하면 乾薑附子湯으로 치료해야 하니 이것은 말하자면 상황에 따라 합당한 방의로 처리하는 중용의 사상인 것이다.

譯 : 太陽病을 얻은 지 8, 9일이 지나 瘧疾과 같은 증상이 나타나고 發熱 惡寒하지만 熱이 많은 반면 寒은 적은데 그 사람이 嘔하지 않고 대변은 그런대로 정상 상태에서 하루에 2, 3차례 瘧疾이 발생하는 것은 脈微緩은 나아지려는 것이고 脈微하면서 惡寒하면 陰陽이 俱虛한 것이므로 다시 發汗이나 下나 吐를 해서는 안 되며 面色에 도리어 熱色이 있는 것은 아직 나은 것이 아니다. 다소 汗出하지 못하여 그 사람이 가려움(痒)을 호소할 때는 桂枝麻黃各半湯으로 치료하는 것이 합당하다.

解 : 太陽病이 8~9일 경과하면 대체로 少陽이나 陽明病으로 전속하면서 嘔吐, 譫語, 燥屎가 나타나는 시기로 熱多寒少하면서 瘧狀같은 증상이 하루에 2~3차

恰似乎往來寒熱과 日晡所發潮熱이나

然其病人이 猶不嘔하고 清便欲自可하니

則其非少柴胡湯證과 大承氣湯證者를 可知라

清字는 圊也니 清便은 即大便正常이니 以下倣此라

自其病勢而觀之하면 則表邪不解하야 熱氣拂鬱하야

脈浮緊하고 如瘧狀하며 或面有熱色하고 身癢하나

此症所來者는 以汗不出也니

於是 桂枝麻黃各半湯主之하야 小發汗 而脈緩者는 爲欲愈也라

雖然이나 實際臨床에 但見其症하고 而不訊其所來하면

則迷於熱多寒少 面有熱色身癢하야 不主以清火滋陰劑者가 鮮矣니

須知其病勢之所來라야 可以濟之라

方 : 桂枝麻黃各半湯(桂枝 1.6兩, 芍藥・生薑・甘草・麻黃 각 1兩, 杏仁 24枚, 大棗 4枚)

麻黃 : 主治 - 喘咳水氣

旁治 - 惡風惡寒, 無汗, 身疼骨節痛, 一身黃腫

杏仁 : 主治 - 胸膈間 停水 故喘解

旁治 - 短氣, 結胸, 心痛, 形體浮腫

례 발작하는 것은 往來寒熱과 日晡所發潮熱과 흡사하지만 그 병인이 오히려 不嘔하고 대변에 이상이 없으니 少柴胡湯證과 大承氣湯證이 아님을 알 수 있다. '凊' 자는 화장실의 '圊' 자이니 凊便은 즉 大便이 正常이라는 뜻이다. 이하 '凊' 자는 이것을 따른다. 病勢의 관점에서 보면 表邪가 해소되지 않아 熱氣가 拂鬱되면서 脈浮緊하고 瘧狀이 발작하며, 혹 面에 熱色이 나타나고 身癢하나 이 증상의 원인은 汗不出로 인하여 발생한 것이기 때문에 桂枝麻黃各半湯을 주어 조금 發汗시켜 脈이 완만해지면 병증이 나으려는 것이다. 그러나 실제 임상에는 그 증상만 보고 그 증상의 나타난 원인을 추궁하지 않으면 熱多寒少, 面有熱色, 身癢에 미혹되어 淸火滋陰劑로 치료하지 않는 사람이 적으니 반드시 병세가 어디서 유래한 것인지 알아야 해결할 수 있다.

麻黃 : 主로 喘咳水氣를 치료하고, 旁으로 惡風惡寒, 無汗, 身疼骨節痛, 一身黃腫을 치료한다. 喘咳水氣의 원인이 다양하기 때문에 상황에 따라 치료가 다를 수밖에 없는데 이것을 고려하지 않고 麻黃은 喘咳水氣를 치료한다고 단정하면 그것은 東洞을 이해하지 못한 것일 뿐 아니라 위험한 발상이다. 피부 배설기능의 장애로 水氣의 病毒이 배설되지 못하는 상황에 이를 수 있으므로 麻黃의 준열한 發散, 發汗, 利水작용의 관점에서 主治와 旁治를 이해해야 한다.

14-太陽病에 **初服桂枝湯**한대 **反煩不解者**는 **先刺風池風府**하고 **却與桂枝湯**하면 **則愈**라. **服桂枝湯**한대 **大汗出**하고 **脈洪大者**는 **與桂枝湯**하여 **如前法**하고 **若形如瘧**이 **一日再發者 汗出必解**하니 **宜桂枝二麻黃一湯**이라.

解 : 條文에 云曰 "欲自解者 必當先煩하야 乃有汗而解"라하니

然則 服桂枝湯에 煩則乃解어늘 不解일세 故特書反字하야 表出意外라

於是에 先刺風池風府하고 却與桂枝湯하면 則愈라

或曰 服桂枝湯에 煩症乃見은 瞑眩反應이니

不待刺鍼하고 不要湯劑오 暫待汗出하면 則愈라하니

未詳孰是나 經驗之得이니 參之有益이라

杏仁 : 主로 胸膈 間의 停水를 치료하여 喘解하고, 旁으로 短氣, 結胸, 心痛, 形體浮腫을 치료한다. 이와 같은 主治症 및 旁治症은 水滯, 氣不暢한 證候로 杏仁의 藥力만으로 逐水할 수 없으므로 表有水한 데에 麻黃을 배합하여 逐水하고, 裏有水한 경우에 따라 茯笭・葶藶・巴豆를 배합하여 逐水해야 한다는 南涯의 설을 참고한다. 가령 杏仁과 麻黃이 喘을 치료하는 것은 같지만, 그 증상의 病根이 어디에 있는가에 따라 배합 관계가 달라진다.

譯 : 太陽病에 처음 桂枝湯을 복용하였더니 도리어 煩하며 증상이 풀리지 않은 경우에 먼저 風池와 風府에 刺鍼하고 다시 桂枝湯을 복용하면 치료된다. 계지탕을 복용하여 크게 땀이 났으나 脈이 洪大하다면 앞서 한 것처럼 계지탕을 주면 되는데, 만약에 瘧疾과 같은 증상이 하루에 재발한 데엔 汗出하면 반드시 풀리니 이 경우 桂枝二麻黃一湯이 합당하다.

解 : (인용하지 않은) 조문에 병증이 해소될 때는 반드시 먼저 煩하면서 땀을 흘리고 해소된다고 하였다. 桂枝湯을 복용하여 煩하면 바로 해소되어야 하는데 해소되지 않았기 때문에 '反' 자를 특별히 써서 의외의 상황을 표출한 것이다. 이런 경우 먼저 風池・風府에 자침하고 나서 桂枝湯을 주면 병증이 치료된다. 혹자는 桂枝湯을 복용하여 煩症이 나타나는 것은 瞑眩反應이므로 刺鍼할 필요도 없고 湯劑를 쓰지 말고 잠시 기다렸다가 땀이 나오면 치료된다고 하는데 무엇이

若不愈하야 如瘧狀이 一日再發이어든 量其病症輕重하야

擇桂枝麻黃各半湯, 桂枝二麻黃一湯하야 發汗 則乃解라

唐不巖曰 一者는 當是一之一이니 無所用去其半也오

二者는 當是二之一이니 乃所謂各半之半也라하니

何以知其然가하면 汗出必解云云하고 而乃桂枝二倍하면

猶抑制發汗之力일세라

活人書曰 桂枝麻黃各半湯은 卽桂枝湯證藥也오

桂枝二麻黃一湯은 卽麻黃湯證藥也며

桂枝二越婢一湯은 卽大青龍湯證藥也라하니 竊謂此言有理라

"服桂枝湯 大汗出 脈洪大者 與桂枝湯 如前法"

尾臺 主張曰 白虎加人蔘湯條文이 誤入此文이라하고

金鑑 主張曰 煩渴不見하니 表邪 猶在太陽하니 宜桂枝湯이라하니

竊謂 煩渴이 雖不揭條文이나 脈洪大에 潛在焉하니 吾取尾臺說호라

但服桂枝湯 大汗出者는 當作麻黃湯이니 以下倣此라

夫瘧狀者 今所謂瘧疾(Malaria)과 其同不同을 未知일세

吾亦待後人之辯호라

方 : 桂枝二麻黃一湯(桂枝·芍藥·生薑 각 1兩 6銖, 甘草 1兩 2銖, 麻黃·杏仁 각 6銖, 大棗 5枚)

옳은지 자세하지는 않지만 경험적 사실이니 참고하면 도움이 된다. 만약 치료되지 않고 학질과 같은 증상이 하루에 재발하면 병증의 경중을 헤아려서 桂枝麻黃各半湯이나 桂枝二麻黃一湯을 선택하여 땀을 내면 병증이 해소된다.

唐不巖은 一은 마땅히 1/1이니 사용하는데 그 반을 버리는 것이 없고,

二는 마땅히 1/2이니 각 반이라는 의미의 반을 뜻한다고 하였고(계지탕을 2배 사용하는 것이 아니라 1/2만 사용하고 마황탕은 그대로 사용한다), 어떻게 그런지 아는가 하면 汗出必解라고 하면서 桂枝湯을 2배로 늘 리면 오히려 發汗의 효력을 억제하기 때문이다.

『活人書』에서는 桂枝麻黃各半湯은 즉 桂枝湯證藥이며,

桂枝二麻黃一湯은 즉 麻黃湯證藥이며,

桂枝二越婢一湯은 즉 大靑龍湯證藥이라고 하였는데 이 말이 합당한 것 같다.

"服桂枝湯 大汗出 脈洪大者 與桂枝湯 如前法" 이 조문에 대해서 일본 고방가 尾臺는 白虎加人蔘湯의 조문이 잘못해서 이 조문에 들어온 것이라 하고, 『金鑑』에서는 煩渴이 보이지 않고 表邪가 오히려 太陽에 있으니 桂枝湯이 합당하다고 하였다. 내 생각에 煩渴이 비록 조문에 게재되어 있지 않지만 脈洪大에 잠재한 것으로 보기 때문에 尾臺의 견해를 따른다. 다만 服桂枝湯 大汗出은 마땅히 麻黃湯이라고 본다. 이하 이것을 따른다. 瘧狀은 오늘날의 瘧疾(Malaria)과 같은 것인지 다른 것인지 잘 알 수 없기 때문에 후인의 올바른 변론을 기다린다.

15-服桂枝湯한대 **大汗出後**에 **大煩渴不解**하고 **脈洪大者**는 **白虎加人蔘湯**으로 **主之**하라.

解 : 服桂枝湯 大汗出者는 誤記也라 何以知其然가하면
服桂枝湯 汗出者는 或有之나 大汗出者는 概無之일세라
丁寧 服桂枝湯에 大汗出이라면 則其人은 素有亡陽之性向이라
風寒客形의 其邪氣가 一이며 而發汗過多의 其誤治가 同하나
或入於亡陽하고 或入於亡陰者는 何則고 非他라
所謂表裏虛實과 體質稟賦가 人人不同하야 而反應百態라
夫邪氣轉變이 本無定體하니 非必始太陽病하야 而終厥陰病이라
然則 不可以日數爲準이어늘 而乃主張曰
自太陽始로 日傳一經하야 六日傳至厥陰者는 實不知此理者也라
大汗出後에 大煩渴하면 是乃所謂脫液亡陰이니
於是 主之以白虎加人蔘湯이나 然渴欲飮水라도
須要別於五苓散 豬苓湯 及眞武湯이라
夫渴欲飮水는 大凡潮熱之候로 而脫津之狀이나
或小便不利 或亡陽으로 而水氣停滯하야 因爾渴欲飮水者가 多有之하니
於是乎 可知者는 津液不足者도 渴欲飮水오 污水有餘者도 渴欲飮水라
雖見煩渴이라도 須察小便不利와 亡陽之症한 然後立方이라야 可免狼狽라

譯：桂枝湯을 복용하였더니 크게 汗出하고 나서 심한 煩渴이 풀리지 않고 脈이 洪大한 데엔 白虎加人蔘湯으로 치료하라.

解：服桂枝湯 大汗出者는 표기의 오류이다. 어떻게 그 사실을 아는가 하면 계지탕을 복용하여 땀을 흘리는 경우는 간혹 있으나 크게 땀을 흘리는 경우는 대체로 없기 때문이다. 정말로 계지탕을 복용하여 크게 땀을 흘렸다면 그 사람은 본래 亡陽의 성향이 있는 것이다. 風寒이라는 그 邪氣는 하나이며 의사가 發汗過多한 그 誤治가 같더라도 어떤 경우는 亡陽으로 어떤 경우는 亡陰으로 빠지는 이유는 무엇인가? 다름이 아니다, 表裏虛實과 體質稟賦가 사람마다 달라 그 반응이 다양한 것이다. 邪氣가 전변하는 과정은 본래 정해진 틀이 있는 것이 아니니 반드시 太陽病에서 시작하여 厥陰病으로 마치는 것은 아니다. 그러므로 진행된 日數를 기준 삼아서는 안되는데 太陽으로부터 시작하여 날미다 一經에 전하고 6일이 지나면 厥陰으로 전한다고 주장하는 사람은 실로 이 이치를 알지 못한 것이다. 大汗出 후에 大煩渴하면 이것을 소위 脫液亡陰이라고 하여 白虎加人蔘湯으로 치료한다. 그러나 渴欲飮水할지라도 반드시 五苓散, 豬苓湯, 眞武湯과 구별해야 한다. 渴欲飮水는 대체로 潮熱의 증후이며 脫津의 증상이지만 혹 小便不利나 혹 亡陽으로 水氣가 停滯하면서 渴欲飮水한 경우가 많으니 이것으로 알 수 있는 것은 津液이 부족한 경우에도 渴欲飮水가 있고 汚水(부패한 물)가 많이 잠재해도 渴欲飮水가 있다. 그러므로 비록 煩渴이 나타나도 반드시 小便不利와 亡陽의 증상을 살펴본 이후에 處方을 세워야 낭패를 면할 수 있다.

方 : 白虎加人蔘湯(粳米 6合, 知母 6兩, 人蔘 3兩, 甘草 2兩, 石膏 1斤)

人蔘 : 主治 - 心下痞堅, 痞鞕, 支結

旁治 - 不食, 嘔吐, 喜唾, 心痛, 腹痛, 煩悸

知母 : 主治 - 煩熱

石膏 : 主治 - 煩渴

旁治 - 譫語, 煩躁, 身熱

粳米 : 主治 - 淸熱 止渴

人蔘 : 主로 心下痞堅, 痞鞕, 支結을 치료하며, 旁으로는 不食, 嘔吐, 喜唾, 心痛, 腹痛, 煩悸를 치료한다. 東洞은 人蔘・黃連・茯笭의 功은 대동소이하다고 하면서, 人蔘은 心下痞鞕而悸, 黃連은 心中煩而悸, 茯笭은 肉瞤筋惕而悸를 치료하는 차이점이 있다고 하였다. 비단 이 해석뿐만 아니라 東洞의 주장은 오해의 소지가 있는 것은 사실이다. 즉 여러 원인에 의해 心下痞堅이 나타나는 다양한 상황을 고려하지 않고 人蔘만이 主治한다고 주장했다면 東洞을 비판하는 것은 당연하다. 그러나 중경 또한 病位, 病性, 病毒과 表裏, 寒熱, 虛實을 거론하지 않고 오직 나타난 症狀만을 표기하고 그 증상의 원인을 직접 거론하는 대신 다른 증상과 대비하여 표기하였고, 方藥을 통해 그 기전을 밝혀 놓았기 때문에 東洞도 『藥徵』을 기술할 때 虛實을 논하지 않고 오직 처방과 증상을 대조하여 人蔘이 心下痞鞕과 悸를 치료한다고 언급했을 뿐이다. 그러므로 그 주변의 여건을 헤아리고 판단해야 한다.

知母 : 主로 煩熱을 치료하고 白虎湯 이외의 사용례가 보이지 않아 旁治는 언급하지 않았지만 消痰止渴, 骨蒸勞熱을 치료하는 일종의 解熱藥이라고 한다.

石膏 : 主로 煩渴을 치료하고, 旁으로는 譫語, 煩躁, 身熱을 치료한다. 石膏는 藥性이 강하지 않으므로 많은 용량을 쓰지 않으면 효과가 없다고 하며, 그 質이 鎭重하지만 그 性은 잘 달리기 때문에 外로 肌熱을 解하고 內로 胃熱을 凉하게 하여 表裏煩熱이 바로 一掃된다. 煩躁, 譫語, 發狂, 齒痛, 頭痛, 咽痛의 병증에 煩渴이 있을 때 石膏의 효과가 있다고 하였다.

粳米 : 白虎湯, 桃花湯, 竹葉石膏湯에서 淸熱 및 止渴에 사용했다.

16-太陽病에 **發熱惡寒**호대 **熱多寒少**하고 **脈微弱者**는 **此無陽也**니 **不可發大汗**이오 **宜桂枝二越婢一湯**이라.

校 : 太陽病 發熱惡寒 肢體疼重 無汗而渴 脈微者 宜桂枝二越婢一湯.

解 : 據方藥而觀之하면 則不可發大汗者는 少可發汗之意로대
特云不可發大汗者는 以脈微弱也일세라
然而 脈微弱의 弱字는 後人僭補니 何以知其然가하면
非唯不宜於病勢오 而亦不宜於方意하니
不求其端하고 不訊其末하며 惟條文之欲信하면 其無乃未可乎잇가
凡病에 發汗過多하면 壞病續出이온 而況脈微乎아
但以脈微弱으로 爲亡陽無陽은 其爲不可發大汗之口實이라
自其病勢 而觀之하면 則其脈狀者는 與其微弱으론 寧浮緊이나
然表熱이 鬱於皮下하야 迫於心胸에 而脈微者가 種種有之하니
不考餘症하고 脈狀是主면 不以爲四逆湯證者 鮮矣라
夫發熱惡寒 熱多寒少 云云하면 則如瘧狀을 不表記라도
其之爲潛伏을 可知니 於是乎 少可發汗하면 則愈라
但條文未備일세 不得已 攈摭方藥하야 備補症狀이라야 庶可以見全貌라

方 : 桂枝二越婢一湯(石膏 24銖, 桂枝 · 芍藥 · 麻黃 · 甘草 각 18銖, 生薑 1兩 2銖, 大棗 4枚)

譯 : 太陽病으로 發熱, 惡寒하지만 熱은 많고 寒은 적고 脈이 微弱한 데엔 이것은 無陽이니 크게 發汗해서는 안 되므로 마땅히 桂枝二越婢一湯을 사용해야 한다.

解 : 方藥을 근거로 보면 不可發大汗이라는 표현은 少可發汗이라는 뜻이다. 특히 不可發大汗해야 하는 근거는 脈微弱하기 때문이다. 그러나 脈微弱의 '弱' 자는 누군가 僭補한 문자이니 어떻게 그런지 아는가 하면 病勢에 합당하지 않을 뿐 아니라 方意와 맞지 않으니 그 단서를 구하지 않으며 그 결말을 추궁하지 않고 오직 조문을 그대로 믿는 것은 잘못된 것이 아니겠는가? 凡病에 發汗過多하면 壞病들이 續出하는데 하물며 脈微한 경우에는 어떠하겠는가? 다만 脈微弱으로 亡陽無陽으로 여기는 것은 不可發大汗의 구실로 삼기 위해서이다. 病勢의 관점에서 보면 脈狀은 微弱이라기보다는 浮緊이 옳다. 그러나 表熱이 皮下에서 울체되어 心胸에 압박한 경우 脈微도 종종 있으니 餘症을 고려하지 않고 脈狀을 위주하면 四逆湯證으로 인식하지 않는 사람이 적을 것이다. 發熱, 惡寒, 熱多寒少라고 언급하면 瘧狀을 표기하지 않았다 하더라도 그 증상이 潛伏한 것을 알 수 있으니 이런 경우 少可發汗하면 치료된다. 다만 조문이 미비하기 때문에 부득이 方藥에서 그 증상을 찾아내 症狀을 보충하면 조문의 전모를 볼 수 있을 것이다.

17-服桂枝湯하고 **或下之**한대 **仍頭項强痛**하고 **翕翕發熱**하나 **無汗**하야 **心下滿微痛**하고 **小便不利者**는 **桂枝去桂加茯笭白朮湯**으로 **主之**하라. **小便利則愈**일세라.

解 : 凡病에 若發汗 若下之하면 病症乃解어늘
仍頭項强痛하고 翕翕發熱하며 無汗者는 宜麻黃湯이나
然皮下成汗이 不得外越하고 而反蓄水於心下하야
心下滿微痛하고 小便不利者는 桂枝去芍藥加茯笭白朮湯主之라
雖然이나 此條文未備니 何以知其然가하면
仲景之筆은 特書病根이오도 備其病情일세라
其病根者는 心下滿微痛이오 其病機者는 小便不利며
其病情者는 頭項强痛 心悸惡心 頭眩煩躁니 卽水氣上衝之症者也라
大凡病情은 病毒之候나 察其病情이라야 乃知病毒輕重하니
是以로 病根病性病情之症을 俱備라야 始可以爲成文이라
夫病症은 或隱微 或顯著로대 相因而作하고 相連而繫하니
然而方意는 謀於病勢之症하고 病勢는 始於排泄之與否라
彼所謂小便利 則愈者는 是雖後人之解나 甚得乎方意所來者也라
於是乎 古醫治法을 可知하고 而藥物主治을 可知라
桂枝去芍藥湯의 脈促胸滿과 與桂枝去芍藥加茯笭白朮湯의
心下滿微痛이 雖相似나 其所異者는 在小便利不利니

譯：桂枝湯을 복용하고 다시 下하였는데도 여전히 頭項强痛하고 翕翕히 發熱하나 땀을 흘리지 않고 心下滿하고 微痛하며 小便이 不利한 데엔 桂枝去桂加茯苓白朮湯으로 치료하라. 小便이 풀리면 치료된다.

解：凡病에 發汗하고 下하면 대체로 病症이 해소되는데 오히려 頭項强痛하고 翕翕發熱하며 無汗한 데엔 麻黃湯이 합당하지만 皮下에 형성된 땀이 배출되지 못하여 도리어 心下에 蓄水하여 心下 부위가 滿微痛하고 小便不利한 데에는 桂枝去芍藥加茯苓白朮湯으로 치료한다. 그러나 이 조문은 미비하다고 볼 수 있다. 어떻게 그것을 아는가 하면 仲景의 글은 病根을 특히 표기하고 그 病情도 갖추기 때문이다. 그 病根은 心下滿微痛이며 그 病機者는 小便不利이며 그 病情은 頭項强痛, 心悸惡心, 頭眩煩躁이니, 즉 水氣上衝으로 발생하는 증상이다. 대개 病情은 病毒의 증후이지만 그 病情을 통해서 그 病毒의 경중을 알 수 있다. 그러므로 病根, 病性, 病情의 증상을 구비해야 비로소 成文이라고 할 수 있다. 病症은 혹 隱微하거나 혹 현저하지만 서로 간에 원인이 되어 나타나고 서로 간에 연계되어 묶여 있다. 그러나 方意는 病勢의 증상을 통해 모색하고 그 病勢는 배설의 이상에서 시작된다. 조문에서 언급한 "小便利則愈"는 비록 후인의 해설이나 方意가 어떻게 형성된 것인지 깊이 터득한 말이다. 이것으로 고의들의 治法을 알 수 있고 (증에 따라 가감하는)약물의 主治를 알 수 있다. 桂枝去芍藥湯의 脈促胸滿과 桂枝去芍藥加茯苓白朮湯의 心下滿微痛이 비록 비슷하지만 그 차이점은 小便利와 不利에 있기 때문에 저 처방에서는 生薑을 君으로 하여 主

故彼也엔 君生薑 而主散飮하고 此也엔 加茯苓白朮 而利小便이라

夫仲景之於治水에 水氣在表位어든 則或發汗 或解肌 或逐水하고

在裏位(胃內心下)어든 則或散飮 或燥濕 或利小便하니

因其所在하야 而治法이 異矣라

自古 註解家曰 桂枝去桂加茯笭白朮湯의 去桂者는 去芍之誤라

去君藥하면 則方名當更이어늘

方名不更일세 故其加減者는 非君藥이오 而臣藥也라호라

且夫 利水之專에 鮮用芍藥하니 當作桂枝去芍藥加茯笭白朮湯이라

方 : 桂枝去桂加茯笭白朮湯(桂枝 · 生薑 · 白朮 · 茯笭 각 3兩, 甘草 2兩, 大棗 12枚)

白朮 : 主治 - 利水, 小便不利, 自利

旁治 - 身體煩疼, 痰飮, 失精, 眩冒, 下利, 喜唾

茯笭 : 主治 - 心悸, 肉瞤筋惕

旁治 - 小便不利, 頭眩煩躁

散飮하고, 이 처방에서는 茯苓・白朮을 加하여 利小便한 것이다. 仲景이 治水할 때에 水氣가 表位에 있으면 發汗하거나 解肌하며 逐水하고, 裏位(胃內心下)에 있으면 散飮하거나 燥濕하며 利小便하니 그 所在에 따라 治法이 다른 것이다. 예로부터 註解家들이 桂枝去桂加茯苓白朮湯의 去桂는 去芍의 오류로 보았다. 去君藥하면 方名을 마땅히 바꾸어야 하는데 方名이 바뀌지 않은 것으로 보아 加減의 대상은 君藥이 아니라 臣藥이라고 하였고, 利水를 전적으로 할 경우에는 芍藥을 잘 쓰지 않기 때문에 마땅히 桂枝去芍藥加茯苓白朮湯으로 해야 한다고 하였다.

白朮 : 主로 利水하여 小便不利와 自利를 치료하며, 旁으로 身體煩疼, 痰飮, 失精, 眩冒, 下利, 喜唾를 치료한다. 白朮의 利水작용은 茯苓과 유사하지만 특수한 揮發油를 함유하여 胃壁을 자극하여 胃內停水에 탁월한 효능이 있어 健胃작용이 있는 반면 胃內가 乾燥한 데엔 오히려 充血을 일으킬 수 있으며, 燥濕작용이 강하므로 濕으로 인한 關節疼痛에는 좋지만 그 반대의 경우에는 조심해야 한다.

茯苓 : 主로 心悸와 肉瞤筋惕(일종의 근육경련)을 치료하고, 旁으로 小便不利, 頭眩煩躁를 치료한다. 소위 心下悸, 臍下悸, 四肢聶聶而動, 身瞤動, 頭眩煩躁는 悸의 부류로 小便不利 등 水分變調에 특효가 있다.

18-傷寒에 **脈浮 自汗出**하고 **小便數 心煩**하며 **微惡寒 脚攣急**한대 **反與桂枝湯**하야 **欲攻其表**하면 **此誤也**라. **得之便厥**하고 **咽中乾 煩躁 吐逆者**는 **作甘草乾薑湯**으로 **與之**하야 **以復其陽**하라. **若厥愈 足溫者**는 **更作芍藥甘草湯**으로 **與之**하면 **其脚卽伸**이나 **若胃氣不和**로 **譫語者**는 **少與調胃承氣湯**하며 **若重發汗**하고 **復加燒針**한대 **得之者**는 **四逆湯**으로 **主之**하라.

校 : 傷寒脈浮 自汗出 小便數 心煩 微惡寒 脚攣急 反與麻黃湯
若得之便厥 咽中乾 煩躁 吐逆者 作甘草乾薑湯與之
若重發汗 復加燒針 得之厥冷 煩躁者 四逆湯主之
若厥愈 足溫 其脚 難以伸之者 更作芍藥甘草湯與之
若腹脹滿 大便不通 譫語者 小與調胃承氣湯.

解 : 傷寒脈浮 自汗出 小便數 心煩 微惡寒 脚攣急者는 宜桂枝(加芍藥)湯이어늘
反與桂枝湯의 反字는 僭補文字로 指其誤治나 竊謂實非誤治오
"欲攻其表"는 後人竄入하야 以此로 爲亡陽口實이나
不據病症하고 不考方藥하야 盡信僞托文字면
則以桂枝湯으로 不以爲攻其表而亡其陽者 鮮矣라
彼攻其表者는 與其桂枝湯으론 寧麻黃湯이니 何以知其然가하면

譯：傷寒으로 脈浮하고 저절로 땀이 나고 小便이 잦고, 心煩하고 微惡寒하며 脚이 攣急할 때 도리어 桂枝湯을 주어 表를 공격하면 이것은 오치이다. 바로 厥逆하고 咽中乾하며 煩躁하고 吐逆하는 데엔 甘草乾薑湯을 주어 陽을 회복하라. 만약 厥逆이 회복되어 足이 따뜻해진 경우에는 다시 芍藥甘草湯을 주고 脚이 바로 펴지나 만약 胃氣不和하고 譫語한 경우에는 調胃承氣湯을 조금 주어 보며, 만약 甘草乾薑湯을 주지 않고 거듭 發汗하고 燒鍼을 가하였는데 厥逆이 발생하면 四逆湯을 사용한다.

解：傷寒脈浮에 自汗出, 小便數, 心煩, 微惡寒, 脚攣急하면 桂枝(加芍藥)湯이 마땅한데, 反與桂枝湯의 '反' 자는 僭補文字로 誤治를 가리키지만 내 생각엔 誤治가 아니다. "欲攻其表"는 후인이 몰래 삽입하여 이것으로 亡陽의 구실로 삼았지만 病症을 살피지 않고 方藥을 고려하지 않으며 僞托文字를 전적으로 믿으면 桂枝湯을 攻其表하거나 亡其陽하는 개념으로 이해하지 않는 사람이 적다. 조문에서 攻其表하는 것은 桂枝湯이기보다는 麻黃湯이다. 어떻게 그런지 아는가 하면 大青龍湯의 조문을 보면 "若脈微弱 汗出惡風者 不可服 服之 則厥逆… 茯苓四逆湯

觀大靑龍湯條文하면 則"若脈微弱 汗出惡風者는 不可服이어늘

服之하면 則厥逆… 茯苓四逆湯主之"라하니

於是乎 得厥과 厥逆者는 發汗後 不意壞病으로 其爲亡陽之候를 可知也라

夫仲景方은 其方意 雖殊나 無非調氣之法이니

當其發汗之時하얀 麻黃湯도 復其陽이온 何況桂枝湯乎아

但其治가 不得其宜하얀 或亡津 或亡血 或亡陽할세 使警戒之라

發汗後에 得之便厥 咽中乾 煩躁 吐逆者는 甘草乾薑湯主之하고

乃解曰 "復其陽"이라하니 是兆朕之言으로

至其劇하얀 四逆湯主之니 復其陽者는 以附子也일세라

且夫胃氣不和도 後人僞托이니

"腹脹滿 大便不通 譫語"之謂胃氣不和라

若要立方에 不求以病症하고 乃求以僞托하면

則不爲本末顚倒者가 未之有也라

發汗後 四肢厥冷 咽中乾 煩躁 吐逆 而亡陽者는

主之以甘草乾薑附子劑하고

或譫語 腹滿 大便不利 而胃氣不和者는 主之以大黃甘草芒硝劑하니

所謂"桂枝不中與也 觀其脈證 知犯何逆 隨證治之"者 此之謂也라

主之"라 하여 得厥과 厥逆은 發汗 후에 예상하지 못한 壞病으로 亡陽의 증후인 것을 알 수 있다. 仲景方은 그 方意가 비록 다르지만 調氣하는 法이 아닌 것이 없으니 그 發汗하는 상황에 처해서는 麻黃湯도 陽(정기)을 회복시키는데 하물며 桂枝湯은 어떠하겠는가? 다만 그 치료가 합당하지 못하여 혹 亡津, 亡血, 亡陽케 하므로 경계시킨 것이다. 發汗 후에 바로 厥, 咽中乾, 煩躁, 吐逆할 때는 甘草乾薑湯으로 치료하여 "復其陽"이라고 해석한 것은 兆朕의 말이다. 그 劇症에 이르면 四逆湯으로 치료하니 復其陽이라는 개념은 附子 때문이다. 또한 胃氣不和도 후인이 僞托(임의로 의탁함)한 용어로서 腹脹滿, 大便不通, 譫語를 胃氣不和라고 간략하게 표현한 것이다. 만약 처방을 세울 때 병증에서 찾지 않고 위탁문자인 胃氣不和에서 찾으면 본말이 전도되지 않는 사람이 없다. 發汗後 四肢厥冷, 咽中乾, 煩躁, 吐逆한 亡陽에는 甘草乾薑附子劑로 치료하고, 或譫語, 腹滿, 大便不利의 胃氣不和에는 大黃甘草芒硝劑로 치료한다. 소위 "桂枝不中與也 觀其脈證 知犯何逆 隨證治之"가 바로 이것을 말하는 것이다.

方 : 甘草乾薑湯(甘草 4兩, 乾薑 3兩)

芍藥甘草湯(芍藥 · 甘草 각 4兩)

調胃承氣湯(大黃 4兩, 甘草 2兩, 芒硝 半斤)

四逆湯(甘草 2兩, 乾薑 1兩 半, 附子 1枚)

乾薑 : 主治 - 結滯 水滯水毒

旁治 - 嘔吐, 咳, 下利, 厥冷, 煩躁, 腹痛, 胸痛, 腰痛

大黃 : 主治 - 結毒通利 胸滿, 腹滿, 腹痛, 便閉, 小便不利

旁治 - 發黃, 瘀血, 腫膿

芒硝 : 主治 - 耎堅 心下痞堅, 心下石鞭, 小腹急結, 結胸, 燥屎, 大便鞭

旁治 - 宿食, 腹滿, 小腹腫痞

乾薑：主로 結滯된 水毒을 치료하며, 旁으로 嘔吐, 咳, 下利, 厥冷, 煩躁, 腹痛, 胸痛, 腰痛을 치료한다. 生薑이 辛溫하여 逐寒邪하고 發表하나, 乾薑은 生薑에 비하면 辛苦大熱하여 除胃邪(逐胃內停水, 溫中散飮)한다.

大黃：主로 結毒通利하여 胸滿, 腹滿, 腹痛, 便閉, 小便不利를 치료하며, 旁으로 發黃, 瘀血, 腫膿을 치료한다. 大黃은 大寒大毒의 藥性이 강하여 病毒(蕩滌胃腸, 下瘀血, 破癥瘕, 解潮熱)을 제거할 때는 반드시 大黃을 배합했다. 淺田宗伯의 『古方藥義』에서 大黃에 관한 내용을 인용하면 다음과 같다. 芒硝와 배합하여 宿食燥屎를 下하고, 黃芩・黃連과 배합하여 氣痞(熱痞)를 瀉하며, 桃仁・水蛭・蝱蟲과 배합하여 瘀血을 下하고, 甘遂・阿膠와 배합하여 水와 血을 下하며, 冬瓜子・牧丹皮와 배합하여 腸癰을 下하고, 茵蔯・梔子와 배합하여 發黃을 治하며, 厚朴・枳實과 배합하여 胸腹痛을 治한다.

芒硝：主로 耎堅(연견, 굳은 것을 부드럽게 함)하므로 心下痞堅, 心下石鞕, 小腹急結, 結胸, 燥屎, 大便鞕을 치료하며, 旁으로 宿食, 腹滿, 小腹腫痞를 치료한다. 結胸을 치료하는 예로 보아 利水작용이 강하여 水飮停蓄, 面色黎黑을 치료한다.

19-太陽病에 **項背强几几**호대 **無汗惡風者**는 **葛根湯**으로 **主之**하라.

解 : 几几는 河南方言으로 酸几几 强几几 痛几几類니

項背强几几者는 頸項腰背 屈伸不利니 病症也오

無汗者는 病症所來며 而方意所由니 病勢也며

惡風者는 據無汗하야 而爲表症之情이니 病情也라

據病勢오도 備病情이라야 可以謂之成文이니

此條文 不過二句나 然立方에 何難之有리오

自其病勢而觀之하면 則汗不出일세 故表邪未解하야 而水氣가

反壓迫於項背하니 醫發汗하면 則表邪乃解하야 而上衝之氣가 因鈍挫나

然桂痲藥力이 未達於項背强하니 不藉葛根하면 則項背强 未解를

經驗之하야 是以 不名曰 桂枝加麻黃葛根湯하고 更名曰 葛根湯이라호라

夫項背强痛者는 非專在於葛根湯證이오

而亦在於白虎湯,陷胸湯,承氣湯,苓桂朮甘湯證하니 何則고 非也라

無有氣血水變調히 遂作上衝하야 而項背强하나니

所謂bottleneck故也일세라

然則 病症이 雖相似나 病因이 不相似하니 須察其病根病毒하야 而治之라

方 : 葛根湯(葛根 4兩, 麻黃・生薑 각 3兩, 桂枝・甘草・芍藥 각 2兩, 大棗 12枚)

譯：太陽病에 項背가 强几几하지만 無汗惡風한 데엔 葛根湯으로 치료하라.

解：几几는 河南 지방의 方言으로 酸几几, 强几几, 痛几几와 같은 종류로 項背强几几는 頸項腰背가 屈伸不利한 것으로 病症이라면, 無汗은 病症의 원인을 제공하고 方意형성에 기준이 되니 病勢가 되며, 惡風은 無汗을 근거로 表症의 정황이니 病情이다. 病勢를 근거하면서도 病情을 갖추어야 成文이라고 할 수 있다. 이 條文이 二句에 불과하지만 立方하는 데 어떤 어려움이 있겠는가? 病勢의 관점에서 보면 汗不出로 인하여 表邪가 해소되지 않으면서 水氣가 반대로 項背 부위로 압박한 것이다. 의사가 發汗하면 表邪가 해소되면서 上衝하는 水氣가 이로 인해 완화된다. 그러나 계지탕이나 마황탕의 藥力이 項背强을 치료하기에는 미급하므로 葛根의 약성을 빌리지 않으면 項背强이 해소되지 않는다는 것을 경험으로 얻어 桂枝加麻黃葛根湯이라 하지 않고 葛根湯이라고 이름을 바꾼 것이다. 項背强痛은 전적으로 葛根湯證에만 있는 것이 아니고 白虎湯, 陷胸湯, 承氣湯, 苓桂朮甘湯證에도 있다. 왜냐하면 다른 이유가 아니다. 氣・血・水의 變調와 관계없이 마침내 上衝으로 인하여 項背强이 나타나는 것은 인체의 구조적 특징(병목현상) 때문이다. 그러므로 病症이 비슷하더라도 그 병인은 같지 않기 때문에 반드시 그 病根과 病毒을 근거로 치료한다.

20-太陽與陽明 合病者는 **必自下利**하니 **葛根湯**으로 **主之**하고 **太陽與陽明 合病**에 **不下利**하고 **但嘔者**는 **葛根加半夏湯**으로 **主之**하라.

解 : 吾聞之하니 合病者는 病根이 雖在一位나 其病勢가 及於他位者也오

併病者는 一位之病症이 未解로대 而轉屬他位者也며

兼病者는 病根이 混在於二三位者也니

其治法은 先表後裏,先急後緩,雙解라하니

夫病症이 轉變之際에 合病,併病,兼病之作을 吾亦非否定이나

合病之徵을 不述하고 而乃斷曰 太陽與陽明의 合病者라하니

其與否莫論하고 是非仲景之筆也라

此名分이 雖不知出於何人手筆이나 須求於病症이오 莫求於名分이라

且夫太陽與陽明合病者는 必自下利云云이라하니

其未必之事를 必之하니 是非君子之言也라

擬諸方藥 而考之하면 設有二陽合病이라도 病根이 尙在表일세

是以 邪氣가 壓迫於胃部하야 而或下利者는 葛根湯主之라하니

若是之解 未免强解나 其徵不足일세 不得已 暫取之호라

不下利하고 但嘔者는 葛根加半夏湯主之라

方 : 葛根加半夏湯(葛根湯 加 半夏 半升)

半夏 : 主治 - 痰飮嘔吐

旁治 - 心痛, 逆滿, 咽中痛, 咳, 悸, 腹中雷鳴

譯 : 太陽과 陽明의 合病에 반드시 下痢하는 데는 葛根湯으로 치료하고, 太陽과 陽明의 合病에 下痢하지 않고 다만 嘔한 데는 葛根加半夏湯으로 치료하라.

解 : 合病은 病根이 비록 한 곳에 있으나 그 병세는 다른 부위로 파급되는 것이며, 倂病은 한 곳의 병증이 해소되지 않은 채 다른 부위로 전속하는 것이며, 兼病은 病根이 두세 곳에 혼재한 것이라고 전해 왔다. 그 治法은 先表後裏와 先急後緩과 雙解가 있다.

病症이 轉變하는 중에 合病, 倂病, 兼病이 발생하는 것을 부정하지는 않지만 그 合病의 증거를 기술하지 않고 단적으로 太陽과 陽明의 合病이라고 말한 것은 그 여부를 막론하고 이것은 仲景의 글이 아니다. 이와 같은 명분이 비록 누구의 수필에서 나온 것인지 알 수 없지만 반드시 病症에서 찾아야 하고 이런 명분에서 찾으면 안 된다. 또한 太陽과 陽明이 合病하면 반드시 저절로 下利한다고 단정하니 단정할 수 없는 것을 반드시라고 단정한 것은 지식인의 말이 아니다. 方藥에 빗대어 고려해 보면 설령 二陽이 合病했더라도 病根은 여전히 表에 있으면서 邪氣가 胃部에 압박하여 혹 下利할 때는 葛根湯으로 치료한다고 하는데, 이와 같은 해석은 다소 억지를 면할 수 없지만 증거가 부족하므로 잠시 취한다. 下利하지 않고 단지 嘔만 있을 때는 葛根加半夏湯으로 치료한다.

半夏 : 主로 痰飮嘔吐를 치료하고, 旁으로 心痛, 逆滿, 咽中痛, 咳, 悸, 腹中雷鳴을 치료한다. 胃內停水를 逐水하면서 祛痰, 鎭咳, 健胃작용을 하며 아울러 痰飮의 上衝으로 야기되는 惡心, 眩暈, 心悸를 치료한다.

21-太陽病 桂枝症이어늘 **醫反下之**한대 **利遂不止**하고 **脈促者 表未解也**

喘而汗出者는 **葛根黃蓮黃芩湯**으로 **主之**하라.

校 : 凡病下之 利遂不止 脈促 脇下滿 心下痞 喘而汗出 項背强急者 葛根黃連黃芩主之.

解 : 凡病下之한대 利遂不止한 目擊壞病하야

乃知其誤治하고 而乃更文曰 太陽病桂枝症이라호라

若不然則 奈何知其爲太陽病桂枝症乎哉리오

仲景書는 本爲汗吐下法而作焉이어늘 後爲六經辨證論而變焉하니

於是乎 其爲轉倒之文者를 可知也라

但據喘而汗出하야 主之以葛根黃連黃芩者는 未可니

何則고 非他라 麻杏甘石湯證도 亦有汗出而喘하니

其主症客症과 病勢病位가 雖殊나 實際臨床에 難以辨之일세

雖補以“表未解”로 彌縫闕文이나

不宜病勢하고 不附方意하니 適足以亂眞이라

大凡條文所謂心下痞之因者는 不過水熱이로대

無半夏白朮하고 有黃連黃芩하니 其之爲熱痞를 可知라

自其病勢而觀之하면 則胸中有熱이 上衝下迫하면

則利遂不止 脈促 脇下滿 心下痞 喘而汗出 項背强急이라

譯 : 太陽病의 桂枝症을 醫者가 잘못하여 下하였더니 下痢가 마침내 멈추지 않고 脈促은 表未解한 것이다. 喘하면서 땀이 나는 데엔 葛根黃蓮黃芩湯으로 치료하라.

解 : 일반적인 병증에 下하였더니 下利가 마침내 不止한 예기치 못한 壞病을 목격하여 그것이 誤治라는 사실을 알고 나서 太陽病桂枝症이라고 글을 바꾼 것이다. 만약 그렇지 않다면 어떻게 그것이 太陽病桂枝症이라는 사실을 알 수 있었겠는가? 仲景書는 본래 汗・吐・下法에 의해서 작성된 것이었지만 뒤에 가서 六經辨證論에 의해 변질된 것이니 이 소문은 轉倒된 글임을 알 수 있다. 단지 喘而汗出에 근거하여 葛根・黃連・黃芩을 사용하는 것은 옳지 않다. 왜냐 하면 다른 이유가 아니다. 麻杏甘石湯證에도 또한 汗出而喘이 있기 때문이다. 그 主症・客症과 病勢・病位가 비록 다르나 실제 임상에서는 구별이 어렵기 때문에 "表未解"라는 주해문자로 闕文에 임시변통으로 꾸며 넣었지만 病勢에 맞지 않고 方意에도 합당하지 않아 한갓되이 진실을 혼란하게 할 뿐이다. 대체로 조문에서 말하는 心下痞의 원인은 水와 熱에 불과하나, 半夏・白朮이 배합되지 않고 黃連・黃芩만 있는 것으로 보아 熱痞라는 것을 알 수 있다. 病勢의 관점에서 보면 胸中의 熱이 上衝下迫하면 利遂不止, 脈促, 脇下滿, 心下痞, 喘而汗出, 項背强急이 나타날 수 있다. 葛根湯의 項背强痛이 심하면 심할수록 흉부로 압

葛根湯의 項背强痛이 彌甚하면 則未嘗不迫於胸하고

葛根黃蓮黃芩湯의 胸痞가 彌甚하면 則必然迫於項背하니 何則고 非他라

表裏內外가 相互感應하야 病根在此라도 病症在彼하니 病勢之故일세라

仲景方意는 不謨於劇症하고多謨於病勢하야

其方藥이 雖易簡하나 能制百病이어늘

不察病勢하고 劇症是主하면 則以隨症으로 爲對症者 未之有也라

方 : 葛根黃蓮黃芩湯(葛根 半斤, 甘草・黃蓮・黃芩 각 3兩)

黃蓮 : 主治 - 心中煩悸

旁治 - 心下痞, 嘔吐, 泄瀉, 腹痛

黃芩 : 主治 - 心下痞

旁治 - 胸脇滿, 嘔吐, 泄瀉

박이 심해지듯이 葛根黃蓮黃芩湯의 胸痞도 심하면 필연적으로 項背 부위로 압박을 한다. 왜냐하면 다른 이유가 아니라 表裏內外가 相互 간에 感하고 반응하여 병근이 여기에 있더라도 그 병증은 저기에 있으니 병세의 연유이다. 중경 처방의 의도는 극심한 병증에서 도모하지 않고 대부분 病勢를 근거로 도모하여 그 처방의 약물이 비록 간략하지만 많은 병증에 적용할 수 있는데 病勢를 살피고 않고 극심한 병증을 위주하다 보면 隨症을 對症으로 동일시하지 않는 사람이 없다.

黃蓮 : 主로 心中煩悸를 치료하며, 旁으로는 心下痞, 嘔吐, 泄瀉, 腹痛을 치료한다.
黃蓮・黃芩・黃柏의 瀉熱작용은 비슷하지만 黃蓮은 胸中有熱(上焦)에, 黃芩은 心下熱結(中焦)에, 黃柏은 下焦有熱과 같이 병위에 따라 사용을 달리한다.

黃芩 : 主로 心下痞를 치료하며, 旁으로는 胸脇滿, 嘔吐, 泄瀉를 치료한다.

22-太陽病에 頭痛發熱하고 身疼腰痛하며 骨節疼痛호대 惡風하고 無汗而喘者는 麻黃湯으로 主之하라.

解 : 仲景症方이 不過區區하고 一見無味하야 其若'平鋪放著'로대
自古 稱歎曰 千古妙文이라하니 何則고 非他라
但因其病勢하야 而出之之症을 直述之오 此外는 蔑以加玆어늘
所謂病位,病性,病毒之症이 秩秩俱備하야 治法이 盡在此라
"頭痛發熱 身疼腰痛 骨節疼痛 無汗而喘"者는 何以出乎아 其惟無汗이라
無汗 故皮下成汗 而身疼腰痛 骨節疼痛 頭痛發熱이오
無汗 故表熱不越 壓迫胸部 而喘하니
大凡病症이 相因而係者는 其病勢之候故也일세
特書無汗者도 以此오 仲景立方者도 亦以此라
此際 非麻黃湯發汗하면 難以解之니 是之不察하고 奈何可察가
仲景은 察兆朕하고 而得本源할세 故其文易簡이라
其所以妙文者는 在此하고 而不在彼어늘 彼註解家는 果何如哉오
開口卽曰 太陽經病 膀胱腑病 云云하니 亂仲景하고 而誤後人者也라
大凡病症은 自病勢而作하고 方意도 據病機而立하니
數千歲後라도 讀仲景書者 着眼於此하면 可以窺見本意라
仲景症方은 雖易簡하나 引伸觸類하면 擴於無外어늘
乃以麻黃湯으로 但適於風寒客形之始者는 不善讀仲景書者也라

譯 : 太陽病으로 頭痛發熱하고 身疼腰痛하며 骨節疼痛하지만 惡風하며 땀이 나지 않으면서 호흡이 곤란한 喘息에는 麻黃湯으로 치료하라.

解 : 仲景의 증상과 처방이 실제로 얼마 안 되어 일견 의미 없이 마치 평범하게 늘어놓고 생각 없이 툭 던져 놓은 것 같은데 예로부터 千古의 妙文이라고 감탄하는 것은 왜 그런가? 다른 이유가 아니다! 다만 病勢로 인하여 발생하는 증상을 바로 기술하고 이 밖의 것은 하나도 더하지 않았지만 소위 病位, 病性, 病毒에 해당하는 증상들을 가지런히 구비하여 治法이 전적으로 여기에 있기 때문이다. "頭痛發熱 身疼腰痛 骨節疼痛 無汗而喘"은 왜 발생하였는가? 그것은 오직 無汗 때문이다. 無汗하여 皮下成汗하나 배출되지 못하여 身疼腰痛, 骨節疼痛, 頭痛發熱하고 無汗하여 表熱이 외부로 발출하지 못하면서 邪氣가 胸部를 압박하여 喘이 발생한 것이다. 대체로 病症이 서로 원인이 되어 연계되는 것은 病勢의 증후이기 때문에 중경이 특별히 無汗을 기술한 이유도 이 때문이고, 그 처방을 정한 기준도 이 때문인 것이다. 이런 상황에 麻黃湯으로 發汗하지 않으면 저 병증들이 해소되기 어려우니 이것을 살피지 않고 무엇을 살핀다는 것인가? 중경은 병증의 조짐을 살피고 그 본원을 체득하여 그 글이 쉽고 간단하다. 중경서가 妙文인 이유가 여기에 있고 다른 곳에 있지 않은데 저 註解家들은 과연 어떠한가? 입만 열면 太陽經病, 膀胱腑病이라고 말하니 중경을 혼란케 하고 後人들을 오류에 빠지게 했다. 대체로 病症은 病勢에 따라 발생하고 仲景의 方意도 또한 病機(배설기능의 문제)를 근거로 이루어졌다. 수천 년이 경과한 후

其人의 皮膚肌肉이 肥厚固密에 一有病症 而正氣鬱結하면

則孔竅開闔이 不得其調하야 而皮下成汗이 不得外越일세

故其病毒이 彌盛於表하면 其病勢가 彌迫於裏하야

於是乎 表裏間 上下際의

均衡之壓이 不均하야 而雜病之症이 併出하니

其發出之症과 潛伏之病이 奚翅千萬가

雖然 仲景之於雜賾病症也에 其治法은 果何如哉오

但以麻黃湯으로 發汗而已니 發汗에 表症乃解하면

一切孔竅之壓이 均焉하고 而一身正氣之運이 復焉하니

何患乎百病雜症이리오 發汗之意 大哉라

方 : 麻黃湯(麻黃 3兩, 桂枝 2兩, 甘草 1兩, 杏仁 70個)

세라도 仲景書를 공부할 때 이 점에 착안하면 중경서의 본의를 엿볼 수 있다. 仲景의 증상과 처방이 비록 쉽고 간단하지만 잡아당기고 비슷한 부류로 적용하면 얼마든지 확대할 수 있는데, 麻黃湯을 단지 風寒의 초기에 적용하는 것으로 단정하는 것은 仲景書를 잘못 읽은 까닭이다. 그 사람의 皮膚肌肉의 조직이 두껍고 치밀한 데 병증이 발생하면 正氣가 鬱結하여 피부 孔竅의 開闔이 그 조절기능을 잃으면서 皮下에 형성된 땀이 외부로 배설되지 못하게 된다. 그러므로 그 病毒이 表位에 더욱 성할수록 그 病勢는 더욱 裏位로 압박하여 表裏 사이와 상하 간에 균형을 유지하던 압력관계가 균형을 상실하여 많은 雜病의 증상들이 다투어 나타난다. 그 발생한 증상과 잠복한 병증들이 어찌 천만 가지뿐이겠는가? 仲景은 雜賾(번잡하고 난해함)한 이 병증에 대해 그 治法이 어떠했는가? 단지 麻黃湯으로 發汗했을 뿐이다. 發汗에 表症이 해소되면 인체의 모든 孔竅의 압력이 균형을 이루고 인체 정기의 운행이 회복되니 어찌 무수한 병증을 두려워하겠는가? 發汗의 의미는 크다.

23-太陽與陽明 合病하야 喘而胸滿者는 不可下니 宜麻黃湯이라.

解 : 仲景治法은 不在名分하고 但在病根이라

無汗 而汚水之氣가 迫於胸하야 喘而胸滿者는 宜麻黃湯이오

便鞭 而燥屎之氣가 滿於腹하야 腹滿而喘者는 宜承氣湯이라

主症先하고 而客症後하니 喘而胸滿者는 因喘而胸滿하니

於是 其方意는 在喘이오 不在胸滿이니

喘解하면 則不待解其胸滿이라도 而胸滿自解라

但其喘之所來者는 以無汗也일세 故可發汗이니 宜麻黃湯이나

萬若 不訊其所來하면 則以喘而胸滿으로 不以爲可下之症者 鮮矣일세

故不可下 云云하니 以此로 可知者는 須察其症이오도 而訊其所來也니라

夫合病,併病,兼病之症이 雜賾而併發이라도

病根病勢之症은 不過一二하고 方意는 不在繁 而在簡하니

故合病之症을 歷歷不述하고 病勢之症을 但述之라

然則 一切病症에 與其迷名分而支離론 寧察病勢而簡單이라

譯：太陽과 陽明의 합병으로 喘而胸滿한 데엔 下하면 안 되고, 마땅히 麻黃湯을 써야 한다.

解：仲景의 治法은 명분에 있지 않고 단지 病根에 있을 뿐이다. 無汗하여 汚水된 氣가 胸部로 압박하여 喘而胸滿하면 麻黃湯이 합당하고, 便鞕하여 燥屎된 氣가 腹部에 차면서 腹滿而喘하면 承氣湯이 합당하다. 主症을 먼저 표기하고 客症을 뒤에 표기하니 喘而胸滿은 喘으로 인하여 胸滿한 것이므로 그 方意는 喘에 있고 胸滿에 있지 않다. 喘解하면 胸滿이 해소되는 것을 기약하지 않더라도 胸滿은 저절로 해소된다. 다만 그 喘이 발생한 원인은 無汗이기 때문에 발한해야 하니 麻黃湯이 마땅하나 만약 그 증상이 유래된 원인을 살피지 않으면 喘而胸滿을 瀉下해야 하는 증상으로 여기지 않는 사람이 적기 때문에 不可下라고 말한 것이니 이것으로 알 수 있는 것은 반드시 그 증상을 살피고도 그 유래를 따져야 하는 것이다. 合病, 倂病, 兼病의 증상들이 어지럽게 섞여 동시에 발생하더라도 병근과 병세의 증상은 하나둘에 불과하나 方意는 번잡함에 있지 않고 단순함에 있으므로 合病으로 인한 증상들을 일일이 기술하지 않고 단지 병세의 증상들을 기술한 것이다. 그러므로 병증들의 名分(合病, 倂病, 兼病, 外感, 內傷)에 미혹되어 지리멸렬하기보다는 차라리 병세를 살펴 간단한 것이 낫다.

24-太陽病 十日以去에 **脈浮細**어도 **而嗜臥者**는 **外已解也**오 **設胸滿脇痛者**는 **與少柴胡湯**하고 **脈但浮者**는 **與麻黃湯**하라.

解 : 脈浮細 而嗜臥者의 而字는 與其接續辭론 寧條件辭니

不同乎脈浮細하고 嗜臥者也니라

外已解也者는 後人竄入이나 以此로 脈浮細者는

病不在表하니 其不可發汗之意를 可知也라

脈浮細 嗜臥者는 與其脈微細 但欲寐와 一種病情이니

非必有一經一位之症者也라 條文之意는 非他라

但見其病根之症이어나 否則其脈狀이 見焉이어든 可與其方이나

竊謂 是任意之變法으로 實非正法이라

柴胡 : 主治 - 胸脇苦滿

旁治 - 寒熱往來, 腹中痛, 脇下痞鞕

譯：太陽病이 10일 이상 지나 脈이 浮細라도 누워 있는 것을 좋아한다면 外症이 이미 풀린 것이나, 만약 胸滿脇痛이 나타난 데엔 少柴胡湯을 주어야 하고, 脈이 여전히 浮하면 麻黃湯을 주어야 한다.

解：脈浮細 而嗜臥의 '而' 자는 단순한 접속사이기보다는 차라리 조건사로 보아야 하므로 脈浮細하고 嗜臥와 같은 뜻으로 보면 안 된다. 外已解는 後人이 몰래 삽입한 것이나 이것으로 脈浮細가 병이 表位에 있지 않으니 不可發汗의 의미가 담겨 있는 것을 알 수 있다. 脈浮細 嗜臥는 소음병 제강의 脈微細 但欲寐와 더불어 일종의 病情으로 반드시 六經 가운데 한 경이나 三位 가운데 하나의 병위에서만 나타나는 것은 아니다. 條文의 뜻은 다른 것이 아니다. 단지 그 病根의 증상이 보이거나 아니면 그 脈狀이 나타나면 그에 해당하는 처방을 한번 사용할 수 있다는 뜻이다. 내 생각에는 이것은 임의적인 변법이지 정법은 아니다.

柴胡：主로 胸脇苦滿을 치료하며, 旁으로는 寒熱往來, 腹中痛, 脇下痞鞕을 치료한다. 東洞에 따르면 "『傷寒論』 중에 寒熱, 腹痛, 嘔吐, 小便不利에 柴胡를 사용하지 않는 경우가 많지만 胸脇苦滿이 있으면서 이 증상이 있을 때는 柴胡가 위주된 것으로 보아 柴胡의 主治를 알 수 있다"고 하였는데, 탁월한 견해이다. 또한 병증 가운데 腹症의 증상이 대체로 病根과 관계가 있음을 주목한다면 傷寒論이 陰陽五行의 관념적인 의학이 아니라 腹診을 통한 실증주의 의학이라는 사실을 알 수 있다. 柴胡는 일종의 解熱劑로 汗・吐・下의 약력이 미치지

25-太陽中風에 **脈浮緊 發熱惡寒**하고 **身疼痛**하며 **不汗出而煩躁者**는 **大青龍湯**으로 **主之**하대 **若脈微弱 汗出惡風者**는 **不可服**이니 **服之則厥逆**하고 **筋惕肉瞤**하니 **此爲逆也**니라.

解 : 風寒邪氣가 雖一毒이나 自表至裏히 轉變之際에

病毒之性이 變하야 而病症之狀도 變焉이라

仲景述症에 因其所在하야 而要路之症과 兆朕之症을 特書之하니

着眼於此하면 其取症之以와 立方之由者를 可得而知也라

大凡煩躁는 陽明之候며 潮熱之兆일세 故不可發汗之症이나

特書不汗出者는 其病根이 尙在表하고 而未入於裏하야

少可發汗이니 大青龍湯主之라

萬若 未然不防하면 則煩躁 渴欲飲水 而潮熱之劇症이 將至矣라

自其病勢而觀之하면 則自麻黃湯으로 歷大青龍湯하야

而至于白虎湯, 承氣湯하니 此轉變之一路也오

않는 半表半裏位 즉 胸脇間의 熱症에 사용되지만 胸脇苦滿이 주치라는 사실을 확대하여 肝氣鬱結을 치료한다거나 疎肝利膽하거나 少陽經에 귀경한다고 주장하는 것은 결코 중경서의 관점도 아니며 실증주의 사고방식도 아니다.

譯 : 太陽病 中風으로 脈이 浮緊하고 發熱, 惡寒, 身疼痛하며 땀이 나지 않으면서 煩躁하다면 大靑龍湯으로 치료하되, 만약 脈이 微弱하고 汗出惡風한 데엔 이것을 복용해서는 안 되니 이것을 복용하면 四肢가 厥逆하고 筋肉이 瘛攣을 일으킨다. 이것은 逆治가 된 것이다.

解 : 風寒邪氣가 비록 一毒이나 表位에서 裏位로 轉變하는 가운데 病毒의 性이 변하면서 病症의 狀도 변화한다. 仲景은 증상을 기술할 때 所在에 따라 要路의 증상과 兆朕의 증상을 특별히 기술했다. 이 점을 착안하면 그 증상을 취한 이유와 처방을 구성한 이유를 알 수 있다. 대체로 煩躁는 陽明의 증후이며 潮熱의 조짐이기 때문에 發汗해서는 안 되는 증상이거늘 不汗出을 특별히 기술한 것은 그 病根이 여전히 表位에 남아 裏位로 전입되지 않았기 때문에 조금만 發汗해야 할 경우이니 大靑龍湯으로 치료한다. 만약 미연에 예방하지 않으면 煩躁와 渴欲飮水와 潮熱의 劇症이 장차 발생할 것이다. 病勢의 관점에서 보면 麻黃湯에서 시작하여 大靑龍湯을 거쳐 白虎湯, 承氣湯에 이르는 것이 轉變의 一路이고, 若脈微弱, 汗出惡風은 간혹 少陰의 증후이며 亡陽의 조짐이기 때문에 發汗

若脈微弱 汗出惡風者는 或少陰之候며 亡陽之兆일세

故不可發汗이어늘 輕率 服大靑龍湯하면

則汗出後 遂漏不止 四肢厥逆 筋惕肉瞤者는

宜茯苓四逆湯,眞武湯이니 此轉變之二路也라

但表熱潛伏하야 脈微弱하고 而汗出惡風者에 可與大靑龍湯이나

與其少陰病證과 間或難別일세 不可服云云이라 以此考之컨대

仲景前後의 疾醫之師도 輕率發汗하야 而未免逆治로대

猶壞病變症을 歷歷記述하야 使其後醫으로 警戒之하야

可免逆治하고 而不驗壞病케하니 頗覺“良工心獨苦”호라

方 : 大靑龍湯(麻黃 6兩, 生薑 3兩, 桂枝 · 甘草 각 2兩, 杏仁 40枚, 大棗 10枚, 石膏 鷄子大)

해서는 안 되는데 경솔하게 大青龍湯을 복용하여 땀을 비 오듯 흘린 뒤에 四肢厥逆, 筋惕肉瞤과 같은 壞病이 나타나면 茯苓四逆湯, 眞武湯으로 치료하니 이것이 轉變의 二路이다. 다만 표열이 얼마간 잠복하여 脈微弱하고 汗出惡風한 데엔 大青龍湯을 사용할 수 있지만 실제 임상에서는 간혹 少陰病證과 구별하기 어려워 不可服이라고 말한 것이다. 이것으로 헤아려 보면 중경시대 전후의 疾醫들도 발한제를 경솔하게 사용하여 逆治를 피할 수 없었지만 오히려 예기치 못한 壞病과 變症을 낱낱이 기술하여 후인들이 逆治를 피하고 壞病을 면하게 해주었으니 "良工(훌륭한 의사)의 마음이 홀로 고심"한 것을 알 수 있다.

26-傷寒에 **脈浮緩 身不疼但重**하고 **乍有輕時**나 **無少陰症者**는 **大青龍湯**으로 **主之**하라.

解 : 脈浮緩에 身不疼但重하면 則脈浮緊에 身疼痛者를 可知也라

其所以脈浮緩脈浮緊과 身疼痛不疼痛者는 多在汗出不出也나

特書乍有輕時者는 表熱이 潛伏之中에 或作 或不作故也며

脈浮緊,脈微細者도 以此也라

抑發熱惡寒 無汗煩躁 身不疼但重者도 間或在少陰病일세

故大青龍湯을 未可輕服이라 服之則厥逆 筋惕肉瞤하니

若是壞病을 無數目擊하고 乃云云曰“此爲逆也, 無少陰症者”라하니

是雖後人竄入이나 丁寧戒告가 在此니 可不愼重乎아

於是乎 仲景書 其爲經驗之術者을 可知焉이어늘

古今諸醫 動言曰 仲景이 以神農黃帝爲宗이라하니

若夫然則 奈恣行逆治하야 而多驗壞病何오

是陽尊仲景이나 實陰毁仲景이라

譯：傷寒에 脈이 浮緩하고 身不疼하고 다만 重하며 간혹 輕할 때도 있지만 少陰症이 없을 때는 大青龍湯으로 치료하라.

解：脈浮緩하여 身不疼但重하면 脈浮緊하면 身疼痛한 것을 알 수 있다. 脈浮緩, 脈浮緊과 身疼痛, 不疼痛한 원인은 대부분 汗出하는가 不出하는가에 달려있으나, 특히 乍有輕時를 표기한 것은 表熱이 잠복하는 중에 或作하거나 或不作하기 때문이며 脈이 浮緊하거나 脈이 微細한 것도 이 때문이다. 그런데 發熱惡寒, 無汗煩躁, 身不疼但重이 간혹 少陰病에서 나타나므로 大青龍湯을 함부로 복용하면 안 되는데 복용하고 나서 厥逆, 筋惕肉瞤과 같은 괴병을 무수히 경험하고 나서 앞 조문에서는 이것은 逆治로 인한 것이라 했고, 이 조문에서는 無少陰症이라고 언급한 것이다. 이 無少陰症이라는 일구는 후인이 竄入한 것이지만 진정으로 경고한 목적은 바로 역치 때문이니 신중해야 하지 않겠는가?

이것으로 중경서가 경험을 통해 얻은 학술이라는 것을 알 수 있는데 고금의 많은 의사들은 입만 열면 중경이 신농과 황제를 宗主로 삼았다고 여기는데 만약 그렇다면 어떤 이유로 역치를 그렇게 많이 자행하여 많은 괴병을 경험했는가? 이것은 겉으로 중경을 존중한 것 같지만 실제로는 중경의 정신(실증주의)을 훼손한 것이다.

27-傷寒 表不解한대 **心下有水氣**하야 **乾嘔發熱而咳**하고 **或渴 或利 或噎**하며 **小便不利**하야 **少腹滿**하고 **或喘者**는 **小靑龍湯**으로 **主之**하라.

校 : 傷寒 乾嘔發熱而咳 或渴 或利 或噎 小便不利 少腹滿 或喘者 小靑龍湯 主之.

解 : 或問 吾子嘗曰 仲景之筆은 一於病症하고 而不二於病因이라하니
夫然則 心下有水氣는 與其病症으론 寧病因이니
其爲註解文字를 可知나 惑有二焉이라
或者 以心下有水氣로 爲胃內停水라하니 是乎否乎아
是則 胃內에 何以停水乎아 願聞其詳호라
答曰 其與否를 不敢自信이나 據病症而論之하면
與其心下有水氣론 不若心下滿이라
然而 心下(胃部)觸壓之時에 可得水氣之聲하니
其所以爲滿者는 水氣니 雖謂之胃內停水라도 非不可라
夫心下有水氣(胃內停水)하면 則水氣가 未嘗不上衝下迫 하고 左衝右突일세
故乾嘔發熱而咳 或渴 或利 或噎 小便不利 少腹滿 或喘하니
設令心下에 不觸水氣라도 若是之症이 見焉이어든 水氣潛在를 可斟이라
且夫胃內停水者는 以其體質素因과 好飮冷物과 感冒風寒也니
凡有三者는 相因之關일세 其人性向이 水氣가 潛在於心下,胃內,脇下에

譯 : 傷寒에 表症이 풀리지 않고 心下에 水氣가 있어 乾嘔發熱 而咳하고, 或渴 或利 或噎하며 小便不利로 인하여 少腹滿에 或喘하는 데엔 小靑龍湯으로 치료하라.

解 : 어떤 사람이 묻기를, "그대가 일찍이 말하기를, 仲景의 글은 오지 病症을 기술하고 病因은 기술하지 않았다"고 했는데 그렇다면 心下有水氣는 病症이라기보다는 病因이라고 보아야 한다. 心下有水氣가 註解文字라는 것을 알 수 있지만 두 가지 의심점이 있다. 혹자는 心下有水氣를 胃內停水라고 하였는데 옳은가? 잘못인가? 옳다면 胃內에 어떤 연유로 停水하는가? 자세한 설명을 듣고 싶다. 답하기를, 여부는 자신 있게 말하기 어렵지만 病症을 근거로 논하면 心下有水氣보다는 心下滿이라는 표기가 낫다. 그러나 心下(胃部)를 촉진하면 水氣의 聲을 얻을 수 있기 때문에 그 滿한 것은 水氣이므로 비록 胃內停水라고 여겨도 잘못된 표현은 아니다. 心下有水氣(胃內停水)하면 대개 水氣가 上衝下迫하고 左衝右突하기 때문에 乾嘔發熱而咳, 或渴, 或利, 或噎, 小便不利, 少腹滿, 或喘이 나타난다. 설령 心下 부위에 水氣가 촉지되지 않더라도 이와 같은 증상이 나타나면 水氣가 인체 내에 잠재한 것을 짐작할 수 있다. 또한 胃內에 停水가 된 원인은 體質素因, 好飮冷物, 感冒風寒으로 대체로 이 세 가지는 서로 원인 관계가 되기 때문에 그 사람의 성향상 水氣가 心下, 胃內, 脇下 부위에 잠재하고 있다가 풍한에 노출되어 수기로 인한 병증이 발출되는 것이다. 어찌 감기가 걸렸다고 하루아침에 갑자기 心下에 水氣가 발생하였겠는가? 風寒이 무서운 이유는 주야로 항상 감모 상태이기 때문에 풍한에 감모된 사실을 인식하지 못

當風寒客形하야 水之爲病이 暴露焉하니

安有以風寒一朝之感으로 而突然心下有水氣乎아

夫風寒之所畏者는 晝夜常感之中에 雖未知其感이나 身未嘗不應일세

故正氣鬱結하야 臟器萎縮하고 水分變調가 迎而隨之라

但因其稟賦氣質하야 而氣血水病毒이 蓄積於其脆弱處라

素問에 雖云曰 "邪之所湊에 其氣必虛"라하나

實則 正氣虛處에 邪氣湊之라

仲景 雖據風寒하야 而述見症이나 然所謂雜病이 在其中者는 以此也라

茯苓,澤瀉,生薑,半夏,白朮之爲利水,散飮,祛痰,燥濕劑가

能逐胃內停水를 人人可知나

然桂枝,麻黃之解肌發表劑가 能禦水氣衝逆하고 而均內壓不和를

未知하니 何則고 非他라 表裏互根하고 內外一元을 不知일세

終乃以爲表自表 裏自裏하고 傷寒自傷寒 雜病自雜病하야 二分焉호라

方 : 小青龍湯(麻黃・芍藥・細辛・乾薑・甘草・桂枝 각 3兩, 五味子 半斤, 半夏 半升)

細辛 : 主治 - 宿飮停水

旁治 - 心下有水氣, 咳嗽胸滿, 上逆脇痛

五味子 : 主治 - 咳而冒

하나 우리 인체는 반드시 그것에 반응하기 때문에 正氣가 鬱結하여 臟器의 기능이 위축되고 水分의 變調가 따라 나타난다. 다만 그 사람의 稟賦(선천적인 요소)인 氣質(성격과 체형)에 따라 氣血水 病毒이 그 취약한 곳(臟器)에 축적된다. 素問에 비록 “邪가 침범하는 곳에 그 氣가 반드시 虛해진다”고 하였지만 사실은 正氣가 虛한 곳으로 邪氣가 침범한다. 仲景이 비록 風寒을 근거로 하여 見症을 기술하였지만 雜病이 그 見症에 있는 이유이다. 茯苓・澤瀉・生薑・半夏・白朮이 利水, 散飮, 祛痰, 燥濕劑로 능히 胃內停水를 驅逐하는 것은 누구나 아는 사실이지만 桂枝・麻黃의 解肌, 發表劑가 水氣의 衝逆을 제어하고 흉복간 壓力不和의 균형을 이룬다는 사실을 알지 못하니 왜냐하면 다른 이유가 아니다. 表裏가 互根하고 내외가 一元인 관계를 알지 못하여 表症은 표증이고, 裏症은 이증이며, 傷寒은 상한이고, 雜病은 잡병으로 서로 상관없는 개별적인 병증으로 인식하기 때문이다.

細辛 : 主로 宿飮停水를 치료하며, 旁으로는 心下有水氣, 咳嗽胸滿, 上逆脇痛을 치료한다.

五味子 : 主로 咳而冒(기침하면서 무엇인가 머리에 덮어쓴 것처럼 몽롱함)를 치료한다. 五味子와 澤瀉는 모두 冒者를 치료하지만, 五味子는 咳而冒를 치료하고 澤瀉는 眩而冒를 치료한다고 하는데, 冒는 咳와 眩의 上衝현상으로 보는 것이 타당하다. 或 五味子를 眩而冒에 사용한 예를 보면 항시 乾薑과 細辛을 배합하였는데, 眩이 (心下)蓄水에 의한 것임을 짐작할 수 있다.

28-傷寒에 **心下有水氣**하야 **欬而微喘 發熱不渴**엔 **小靑龍湯**으로 **主之**하라.

服湯已에 **渴者**는 **此寒去欲解也**라.

解 : 服湯已 渴者와 與欲自解 必當先煩者는 一種瞑眩으로 其文同類나

此也엔 "服湯已渴者 寒去欲解"라하고

彼也엔 "先煩 乃有汗而解"라하니

寒去者는 利寒水也니 因其水氣所在하야 而利之汗之라

方藥中 麻黃,細辛,乾薑,半夏之性이 甚燥하야

而或有煩渴,胸悶者하니 隨其輕重하야 而加石膏하야 可以未然豫防이라

小靑龍湯이 卓效於耳鼻咽喉科疾患이 其豈偶然哉리오

今人 日常生活에 形寒飮冷이 猶多於古人이어늘

但知肺傷寒之爲病하고 而不知腸傷寒之爲病이라

內經 雖云曰 "形寒飮冷 則傷肺"라하나

夫肺傷寒者 多由於胃內停水者也니

其所謂胃上有寒, 留飮者는 非形寒飮冷之故而何오

此際에 不藉發汗解肌하고 專務補中益氣하면 或幾乎一偏하니

何則고 非他라 發汗解肌가 卽所以爲補中益氣之根일세라

然則 乃以麻黃桂枝로 爲亡津損氣劑者는 知其一하고 而不知其他者也니라

譯 : 傷寒으로 心下에 水氣가 있으면서 欬하고 微喘하며 發熱하지만 不渴하는 데엔 小靑龍湯으로 치료하라. 약을 복용하고 나서 갈증이 있는 것은 水와 寒이 풀리려고 하는 것이다.

解 : 服湯已 渴者와 欲自解 必當先煩은 일종의 명현반응으로 비슷한 종류의 글이지만 이 조문에서는 "服湯已渴者 寒去欲解"라 하고, 앞 조문에서는 "先煩 乃有汗而解"라고 했는데, 寒去는 利寒水이니 水氣의 所在에 따라 利水하거나 發汗한다. 小靑龍湯의 약물 중에 麻黃・細辛・乾薑・半夏는 燥性이 강하여 간혹 煩渴과 胸悶을 일으킬 수 있으므로 그 경중에 따라 石膏를 加하여 미연에 예방할 수 있다.

小靑龍湯이 耳鼻咽喉科疾患에 탁효가 있는 것이 어찌 우연이겠는가? 현대인의 일상생활에 몸을 차갑게 하고 찬 음료수를 마시는 습관이 오히려 옛날 사람보다 많은데 단지 肺傷寒으로 인한 병증을 알아도 腸傷寒으로 발생하는 병증을 잘 모른다. 內經에서 비록"形寒하고 飮冷하면 傷肺"라고 말했지만 肺傷寒(감기로 인한 기관지의 병증)의 많은 경우는 胃內停水(소화기의 무력)에 기인한다. 소위 胃上有寒과 留飮은 形寒飮冷의 연고가 아니면 무엇이겠는가?

이런 경우에 發汗解肌의 도움을 받지 않고 오직 補中益氣에 전념하면 간혹 한쪽으로 치우칠 수 있는데 왜냐하면 다른 이유가 아니다. 發汗解肌가 바로 補中益氣의 근간이 되기 때문이다. 그러므로 麻黃과 桂枝를 亡津하고 損氣하는 약제로 인식하는 사람은 하나만 알고 그 이면(表裏互根)을 모르는 사람이다.

29-太陽病 外證未解하고 脈浮弱者는 當以汗解니 宜桂枝湯이라.

校 : 太陽病 頭項强痛 發熱惡寒 脈浮弱者 宜桂枝湯.

解 : "當以汗解"者 非唯不當脈浮弱이오 而不宜桂枝湯方意하니
此條文 大略之言이나 此一句 不如無書라
冒頭"太陽病 外證未解"云云하니
若夫然則 太陽病 內證者는 果何오 陽明病乎아 膀胱腑病乎아
所謂太陽病은 表證也니 表證에 已無外證하니
夫外證之言은 可適於陽明病少陽病이오 不適於太陽病이라
然則 與其太陽病外症未解론 寧太陽病未解니 以下倣此라

或曰 表(陽)實症者는 麻黃湯主之하고
表(陰)虛症者는 桂枝湯主之라하니
若夫以實로 爲邪氣之盛하고 而以虛로 爲精氣之奪者는
未唯不知內經之意오 而實不知仲景之筆者也라
寧以有汗, 無汗으로 判病勢者는 猶可也나 分虛實者는 未可也라

譯：太陽病 外證이 아직 해소되지 않고 脈이 浮弱할 때는 마땅히 發汗하여 해소해야 하니 桂枝湯을 사용한다.

解："當以汗解"라는 표기는 脈浮弱에 맞지도 않을 뿐 아니라 桂枝湯의 方意에도 합당하지 않다. 이 조문은 대략적으로 말한 것이나 이 일구는 차라리 없는 것만 못하다. 또한 "太陽病 外證未解"라고 말하니 만약 그렇다면 그 太陽病 內證이라는 것은 과연 무엇인가? 陽明病인가? 膀胱腑病인가? 소위 太陽病이라는 것은 表證을 말하는 것이니 表證에는 이미 外證이 없으므로 外證이라는 표현은 陽明病이나 少陽病에는 사용할 수 있지만 太陽病에는 사용할 수 없다. 그러므로 太陽病 外證未解라는 표기보다는 차라리 太陽病未解리고 표기하는 것이 낫다. 이하 조문도 이것을 따른다.

혹자는 表陽實症에는 麻黃湯으로 치료하고 表陰虛症에는 桂枝湯으로 치료한다고 하는데 만약 實을 邪氣의 盛으로 여기고 虛를 精氣의 탈진으로 인식한다면 내경의 뜻을 잘 알지 못하는 것뿐 아니라 실제로는 중경의 필법을 이해하지 못한 것이다. 차라리 有汗과 無汗으로 병세를 판단하는 것은 그래도 옳지만 허실로 양분하는 것은 옳지 않다.

30-太陽病 下之한대 **微喘者**는 **表未解故也**니 **桂枝加厚朴杏仁湯**으로 **主之**하고 **喘家**엔 **作桂枝加厚朴杏仁湯**이 **佳**라.

校 : 太陽病下之 發熱惡寒 頭痛上衝 而微喘者 桂枝加厚朴杏仁湯 主之.

解 : 條文未備하야 雖補以“表未解故也”나

然脈浮緩有汗 而微喘者 而微喘者어든 桂枝加厚朴杏仁湯主之니

於是乎 其未至於麻黃湯,大青龍湯證者를 可知也라

條文中 喘家 作桂枝加厚朴杏仁湯하고

發汗後 喘家 不可更行桂枝湯하며

喘家下後 不可更行桂枝湯의 若是之例 見焉이나

雖然 敢竊謂호대 桂枝藥力이 未達於喘하니

與其桂枝加厚朴杏仁湯으론 寧麻黃加厚朴杏仁湯이라

且夫 汗出而喘 無大熱者는 可與麻黃杏仁甘草石膏湯하고

下利脈促 喘而汗出者는 葛根黃蓮黃芩湯主之하며

腹滿而喘者는 承氣湯主之하고 及少腹滿而或喘者는 小青龍湯主之일세

故須訊其端緒하야 以立其方意라야 可免誤治라

方 : 桂枝加厚朴杏仁湯(桂枝湯 加 厚朴 2兩, 杏仁 50枚)

厚朴 : 主治 - 胸腹脹滿

旁治 - 腹痛

譯 : 태양병에 下하였더니 微喘하는 것은 表가 未解한 까닭이니 이럴 때는 桂枝加厚朴杏仁湯으로 치료하고, 喘家에는 桂枝加厚朴杏仁湯으로 주치하라.

解 : 조문이 미비하여 비록 "表未解故也"라는 주해문자로 보충했지만 桂枝湯證이 해소되지 않은 상태에서 微喘한 데는 桂枝加厚朴杏仁湯으로 치료하니 아직 麻黃湯, 大青龍湯證에 이르지 않은 것을 알 수 있다. 조문 중에 喘家는 桂枝加厚朴杏仁湯으로 치료하고, 發汗 후 喘家는 桂枝湯을 다시 사용하지 말며 喘家下후 桂枝湯을 다시 사용하지 말라는 것과 같은 예가 보인다. 그러나 감히 내 생각을 밝힌다면 桂枝湯의 藥力은 喘症을 해소하기 어려우므로 桂枝加厚朴杏仁湯이기보다는 차라리 麻黃加厚朴杏仁湯으로 보아야 한다. 또한 汗出而喘 無大熱者는 麻黃杏仁甘草石膏湯으로 치료하고, 下利脈促 喘而汗出者는 葛根黃蓮黃芩湯으로 치료하며, 腹滿而喘者는 承氣湯으로 치료하고, 少腹滿而或喘者는 小青龍湯으로 치료한 것을 보면 반드시 그 단서를 추궁하여 方意을 세워야만 誤治를 면할 수 있다.

厚朴 : 主로 胸腹脹滿을 치료하며, 旁으로 腹痛을 치료한다.

31-太陽病 外證未解엔 不可下也니 下之爲逆이라 欲解外者는 宜桂枝湯이라.

解 : 太陽病 外證未解에 不可下者는 雖庸醫도 可知어늘
戒之以不可下하고 尤警之以下之爲逆은 何則고
是之不疑하고 孰可疑之리오

凡病 一但下之는 古法之通例로 未必爲逆治나
間或下之太早하야 因表邪가 乘虛內陷하야
結于心胸間하야 而或作痞 或作結胸이라
當其壞病하야 乃知其爲逆治일세 始分輕重而治之라
於是乎'病發於陽 而反下之와 病發於陰 而反下之'之說이 遂出焉이라

譯：太陽病 外證未解한 데에 下하면 안 된다. 下하면 逆治가 되니 外를 解하려면 마땅히 桂枝湯을 써야 한다.

解：太陽病의 外證이 해소되지 않은 상태에서 下하면 안 된다는 사실은 비록 평범한 의사도 알 수 있는 것이다. 그런데 不可下라고 경고하고 더욱 下之爲逆이라고 경고한 것은 무슨 이유인가? 이것을 의심하지 않으면 무엇을 의심한다는 것인가?

모든 병증에 일단 瀉下하는 것은 古法의 일반적인 치료로 반드시 逆治가 되는 것은 아니지만 간혹 사하를 너무 성급하게 시행하여 이로 인하여 表邪가 乘虛하여 內로 빠지면서 心胸間에 병사가 맺혀 痞나 結胸을 유발한다. 이 예기치 못한 壞病을 목격하고 그것이 逆治가 된다는 사실을 알고 비로소 그 경중을 구분하여 치료하면서 '病發於陽 而反下之와 病發於陰 而反下之'와 같은 설명이 마침내 나타난 것이다.

32-太陽病 脈浮緊하고 **無汗發熱**하야 **身疼痛**하며 **八九日不解**하야 **表症仍在**어든 **此當發其汗**이니 **服藥已**에 **微除**나 **其人發煩目瞑劇者**가 **必衄**하면 **衄乃解**하나니 **所以然者**는 **陽氣重故也**니 **麻黃湯**으로 **主之**하라.

校 : 太陽病 脈浮緊無汗 發熱身疼痛 八九日不解 麻黃湯主之 服藥已 微除 其人發煩 目瞑劇者 必衄 衄乃解.

解 : 自其病勢而解之하면 脈浮緊 無汗發熱 身疼痛者에 服麻黃湯已나
或發汗不徹로 因鬱熱不得越하야 而表症微除에
其人이 發煩目瞑劇하더라도 衄乃解하나니 所以然者는 不汗出之補償作用也라
大凡無汗하면 陽氣拂鬱하야 反壓迫於胸하고 而上衝於頭일세
於是乎 煩躁 喘咳 顔面赤色 發煩目瞑劇이 作焉이라
或曰 "陽氣重"者는 未解之表熱과 與麻黃之藥力이
重疊而爲鬱熱일세 故重也라하고
發煩 目瞑 鼻衄者는 鬱熱上衝之候나 或曰 瞑眩之症이라호라
若夫陽氣重者는 與其"不得越"과 "不徹"과 "微除"와
一種病理機轉으로 不過註解니
先不立乎病勢大意면 則其於僞托竄入僭補에 不迷者가 未之有也라

譯：太陽病으로 脈이 浮緊하고 無汗 發熱로 身疼痛하며 8, 9일이 지나도 풀리지 않은 것은 表症이 아직도 남아 있음이니 이럴 때는 마땅히 발한해야 하니 탕약을 복용 후에 약간 해소되었으나 그 사람이 發煩하고 目瞑이 심하면 반드시 코피를 흘리게 되는데, 코피를 흘리면 표증이 해소되는 이유는 陽氣가 重疊한 것이니 麻黃湯으로 치료하라.

解：病勢의 관점에서 해석하면 脈浮緊, 無汗發熱, 身疼痛한 데에 麻黃湯을 복용하면 대체로 치료되나, 간혹 發汗이 철저하지 않아 이로 인하여 鬱熱이 피부 바깥으로 배출되지 못해 表症이 다소 해소되지 못하여 그 사람이 發煩하고 目瞑劇하더라도 코피를 흘리면 병증이 해소되는 것은 不汗出의 補償作用이다. 대체로 無汗하면 陽氣가 표위에서 울체되면서 도리어 흉부로 압박하고 심하면 頭部로 상충하면서 煩躁, 喘咳, 顏面赤色, 發煩目瞑과 같은 劇症이 나타난 것이다. "陽氣重"이라는 표현은 해소되지 않은 表熱과 麻黃의 藥力이 重疊되면서 鬱熱하였기 때문에 重이라고 하였으며, 發煩, 目瞑, 鼻衄은 鬱熱이 上衝하면서 나타난 증후로서 瞑眩之症이라고 한다. 陽氣重과 같은 표현은 조문의 "不得越", "不徹", "微除"와 더불어 일종의 病理機轉으로 註解에 불과하지만 먼저 病勢의 대의를 확립하지 않으면 저 僞托, 竄入, 僭補에 미혹되지 않을 사람이 없다.

33-陽併病 太陽初得病時에 **發其汗**한대 **汗先出不徹**하야 **因轉屬陽明**하면 **續自微汗出**하고 **不惡寒**이라도 **如此**면 **可以小發汗**이라 **設面色緣緣正赤者**는 **陽氣拂鬱**하야 **不得越**하야 **其人短氣**로 **但坐**어든 **更發汗 則愈**니라.

校 : 二陽併病 太陽初得病時 發其汗 續自微汗出 不惡寒 面色緣緣正赤 其人短氣 但坐 更發汗 則愈.

解 : 太陽病 所以爲合病併病과 及轉屬陽明病者는

或以病勢之故也며 或以汗出不徹也일세라

太陽病初期에 大凡發汗하면 表症可解나

間或汗出不撤하야 因熱氣拂鬱하고 不得外越하야

續微汗出하고 不惡寒 面赤色 短氣 不臥但坐者는 其若陽明病之候나

病根仍在表하니 大青龍湯으로 可以小發汗하면 則乃解라

雖然 若不云 汗先出不徹 及小發汗하면

則其於陽氣拂鬱之症에 不主以清火瀉下劑者 鮮矣라

面色正赤 短氣 但坐者는 陽氣拂鬱之候也오

陽氣拂鬱者는 汗出不徹之故也니

此際 仲景方意는 在汗出不徹이오 不在陽氣拂鬱이라

轉屬陽明者는 未入陽明者也오 轉入陽明者는 已入陽明者也라

譯：二陽의 倂病으로 太陽病 초기에 땀을 내려 했지만 發汗이 철저히 되지 않아 이로 해서 陽明에 轉屬한 상태에서 계속 조금씩 땀을 흘리고 惡寒하지 않더라도 조금 發汗해야 한다. 만약 안색에 붉은색이 도는 것은 陽氣가 鬱滯되어 해소되지 못한 것으로 그 사람이 短氣(호흡곤란)로 앉아 있기만 할 때는 다시 發汗하면 좋아진다.

解：太陽病이 合病이나 倂病되는 이유와 陽明病으로 전속되는 이유는 혹 病勢의 연유도 있고 혹은 汗出이 철저하게 배출되지 못한 이유도 있다. 太陽病 초기에 대체로 發汗하면 表症이 해소되지만 간혹 汗出이 철저하지 않아 熱氣가 拂鬱하고 外越하지 못해 계속 조금씩 汗出하고 不惡寒, 面赤色, 短氣, 不臥但坐는 陽明病이라는 증후로 볼 수 있으나 病根이 오히려 표위에 있으니 大青龍湯으로 조금만 발한하면 병증이 해소된다. 비록 그렇지만 만약 汗先出不徹과 小發汗이라는 말을 조문에서 언급하지 않았다면 陽氣拂鬱로 인하여 나타난 증상에 清火劑의 백호탕이나 瀉下劑의 승기탕을 사용하지 않는 사람이 적을 것이다. 面色正赤 短氣 但坐는 陽氣가 拂鬱하여 나타난 증후라면 陽氣拂鬱은 땀이 철저하게 배출되지 못한 연고이니 이 상황에 중경 처방의 기준은 汗出不徹에 있고 陽氣拂鬱에 있지 않다. 轉屬陽明은 완전히 陽明으로 귀속된 것이 아니고 轉入陽明은 완전히 陽明으로 귀속된 것이라고 한다.

34-脈浮者는 **病在表**로 **可發汗**이니 **麻黃湯**이오 **脈浮而數者**도 **可發汗**이니 **宜麻黃湯**이라.

解 : 脈浮,浮而數者는 病在表也로 可發汗하니 宜麻黃湯이라하나
非必主之以麻黃湯이라 何則고 非他라
病在裏라도 脈浮 而汗自出者가 種種有之하니
此際 宜白虎湯이오 不宜麻黃湯이라
然則"脈浮者病在表"는 概略之言이니 須察餘症이라

35-病常自汗出者는 **此爲榮氣和**니 **榮氣和者**는 **外不諧**하야 **以衛氣不共榮氣**로 **諧和故爾**라. **以榮行脈中**하고 **衛行脈外**하니 **復發其汗**하야 **榮衛和則愈**하니 **宜桂枝湯**이라.

校 : 病常自汗出 發熱頭痛 而惡寒者 宜桂枝湯.

解 : 條文之意는 非他라 風寒客形에 邪氣가 犯于脈外衛氣나
而未犯于脈中榮氣일세 故榮氣衛氣가 相不調和하야 而自汗出하니
於是 復發其汗하야 而和諧榮衛하면 則愈하니 宜桂枝湯이라호라
雖然 若是之案은 借內經文字하야 欲明病理나 適足以亂實證이라

譯：脈浮는 病이 表에 있다는 것으로 發汗해야 되니 麻黃湯을 쓰고, 또한 脈이 浮而數한 데에도 발한하면 되니 마땅히 麻黃湯을 써야 한다.

解：脈浮, 浮而數한 것은 병증이 표위에 뿌리내린 것으로 발한하면 되니 이럴 때 麻黃湯이 합당하다고 하지만 반드시 마황탕을 사용해서는 안 된다. 왜냐하면 다른 이유가 아니다. 病在裏라도 脈浮하고 汗自出한 경우가 종종 있으니 이런 상황에서는 白虎湯이 합당하고 麻黃湯은 부당하다. 그러므로 "脈浮者病在表"는 대략적인 표현이니 반드시 여러 증상을 잘 살펴야 한다.

譯：病者가 항상 저절로 땀이 나는 것은 이는 榮氣만 조화한 것이니, 榮氣만 조화한 것은 外로 화합하지 못 한 것이다. 즉 衛氣와 같이 榮氣가 조화를 이루지 못한 까닭이다. 왜냐면 榮氣는 脈 가운데로 흐르고 衛氣는 脈外로 운행하니 이럴 때 다시 땀을 내면 榮衛가 모두 화합하여 치료되므로 마땅히 桂枝湯을 써야 한다.

解：조문의 뜻은 다름이 아니라 인체가 풍한에 노출되어 邪氣가 脈外를 주관하는 衛氣의 영역을 침범하였으나 脈中의 榮氣를 아직 침범하지 않았기 때문에 榮氣와 衛氣가 서로 조화하지 못해 汗出하는 것이다. 다시 발한하여 榮衛가 조화하면 병증이 치료되므로 桂枝湯이 합당하다는 것이다. 그러나 이와 같은 의안은

夫榮氣衛氣者는 與其宗氣로 因氣之所在하야 而分之니

其分類之名이 雖非不可나 然"自汗出者 此爲榮氣和…"是僞托之說이라

於是 有人이 反論 而主張日 自汗出者 此爲衛氣和…한달

天下誰人이 知其非하야 而詰其誤리오

本難明之事어늘 其强辯也에 奈若何오

病常自汗出者에 或有內實하니 此際엔 解肌도 未可온 何況固表乎아

讀仲景書者는 徹頭徹尾히 實證是主하고 不務玄學이라야

接于僞托이어도 而不迷하고 當于僭補라도 而不惑이라

或者 引"陽浮者熱自發 陰弱者汗自出"하야

以脈浮汗自出로 知其邪氣가 犯衛氣하고 而未犯榮氣라하니

是病理之說이 善則善이나 不過臆測者也라

於是乎 仲景書는 是非一人一時之書를 可知니

若要發汗인댄 宜麻黃湯이오 解肌엔 宜桂枝湯이니

條文所謂發汗者는 未必要發汗이오 而要解肌가 多也니 不可不察이라

內經문자를 빌려 병리기전을 밝히려고 한 것이지만 한갓되이 실증주의를 혼란케 한 것이다. 榮氣衛氣는 宗氣와 더불어 氣의 所在에 따라 구분한 것이니 그 분류한 명칭이 비록 不可한 것은 아니지만 "自汗出者 此爲榮氣和…" 이것은 僞托한 가설이다. 이에 대해서 누군가 반론하여 自汗出 이것은 衛氣和… 때문이라고 주장해도 세상 어떤 사람이 그 잘못됨을 알아서 그 오류를 힐책할 수 있겠는가? 본래 이것은 규명하기 어려운 일이니 그 우격다짐에 대해서 우리는 어찌할 것인가! 病常自汗出에도 간혹 內實(백호탕증, 승기탕증)이 있으니 이 상황에는 解肌도 옳지 않은데 하물며 固表(氣虛로 보고)는 어떠하겠는가? 仲景書를 읽는 사람은 철저히 實證을 추구하고 玄學적인 가설들에 힘쓰지 않아야 僞托문자를 접하더라도 미혹되지 않고 僭補 글자를 당해도 현혹되지 않는다. 혹자는 "陽浮者熱自發 陰弱者汗自出" 이 조문을 인용하여 脈浮 汗自出로 邪氣가 衛氣를 침범하고 榮氣는 아직 침범하지 않은 것이라고 하였는데 이 병리의 해설이 좋다면 좋을 수 있지만 억측에 불과하다. 이 조문을 보면 仲景書가 한 사람 한 시대의 글이 아님을 알 수 있다. 만약 發汗해야 하는 경우는 麻黃湯이 합당하고 解肌에는 桂枝湯이 합당하니 조문에서 말하는 發汗은 반드시 發汗을 요구하는 것이 아니라 解肌해야 하는 경우가 많으므로 반드시 살펴야 한다.

36-病人 藏無他病이나 **時發熱**하고 **自汗出而不愈者**는 **此衛氣不和也**니 **先其時**에 **發汗則愈**하니 **宜桂枝湯**이라.

校 : 病人 無他病 時發熱 自汗出而不愈者 宜桂枝湯.

解 : 冒頭 云云曰 藏無他病이라하고 而再云曰 衛氣不和라하니

於是乎 時發熱 自汗出者는 是非裏熱之候오 而其表位之候를 可知나

須據以藏無他病之證據오 勿憑以衛氣不和之僞托이라

條文未備어든 與其牽强附會론 不若蓋闕如也라

37-傷寒 脈浮緊한대 **不發汗**하야 **因到衄者**는 **麻黃湯**으로 **主之**하라.

校 : 傷寒 脈浮緊 無汗 麻黃湯 主之 必衄者 乃解.

解 : 脈浮緊하면 應以發汗이어늘 不發汗하면

則表熱拂鬱하야 而壓迫胸部하야

因或到衄하나 衄乃解어늘 或不解어든 麻黃湯 主之라

譯：병인이 藏에는 이렇다 할 병이 없지만 때로 發熱하고 스스로 땀을 흘려도 회복되지 않는 것은 衛氣가 不和하기 때문이니 이에 앞서 미리 發汗하면 치료되니 마땅히 桂枝湯을 써야 한다.

解：冒頭에 藏無他病이라 하고 다시 衛氣不和라고 한 것을 보면 時發熱 自汗出은 裏熱의 증후가 아니라 表位의 증후임을 알 수 있있지만, 반드시 藏에 여타의 병증이 없다는 증거를 찾아야 하고 衛氣不和와 같은 僞托문자에 의지해서는 안 된다. 조문이 미비한 경우 견강부회하기보다는 차라리 덮어두는 것이 낫다.

譯：傷寒으로 脈이 浮緊한데 發汗하지 않아 이로 해서 코피를 흘린다면 麻黃湯으로 치료하라.

解：脈浮緊하면 발한해야 하는데 發汗하지 않으면 表熱이 拂鬱하면서 胸部로 압박하여 이로 해서 코피를 흘리는데 코피를 흘리면 병증이 해소된다. 혹시 해소되지 않으면 麻黃湯으로 치료한다.

38-傷寒 不大便六七日에 **頭痛有熱者**는 **與承氣湯**이오. **其小便清者(大便圊)**는 **知不在裏**오 **仍在表也**니 **當須發汗**이나 **若頭痛者 必衄**하면 **宜桂枝湯**이라.

校 : 傷寒 不大便六七日 頭痛有熱者 與承氣湯 其大便圊 頭痛 與麻黃湯 必衄
衄乃解.

解 : 傷寒에 不大便六七日이 經過하야 頭痛有熱하면
是燥屎之徵이며 潮熱之候일세 故不云頭痛發熱하고 乃云頭痛有熱하니
一但 與承氣湯이라 雖然이나 發熱과 與有熱은 實際難別하니
須據不大便하고 參頭痛有熱이라야 可免誤治라
大便圊者는 知病不在裏오 而在表니 當須發汗하야 與麻黃湯하면
或陽氣重하야 而鬱熱上衝하야 因頭痛必衄하나 衄乃解라
據康平本嵌註"其小便清者 玉函,外臺,併作小便反清
宋本 其小便清者 下有一云便圊… 脈經,千金翼 作大便反青"
於是乎 可知者는 仲景書가 傳寫之中에 多少有表記之誤也라
竊謂曰 設病在表라도 小便或赤하니 未必信之緖라
要知其病位인댄 與其察小便清赤으론 寧據大便與否라

譯 : 傷寒으로 大便을 못 본 지 6, 7일이 지나면서 頭痛에 熱이 있을 때는 承氣湯을 쓸 수 있다. 그러나 소변 색이 맑으면(大便이 정상이라면. 圊 - 측간, 화장실) 병이 裏에 있는 것이 아니라 오히려 表에 있다는 것이니 마땅히 發汗해야 하나, 만약 두통이 여전하면서 코피를 흘린다면 마땅히 桂枝湯을 써야 한다.

解 : 傷寒으로 大便을 못 본지 6, 7일이 경과하여 頭痛有熱하면 이것은 燥屎의 증후이며 潮熱의 증상이기 때문에 頭痛發熱이라고 표기하지 않고 頭痛有熱이라고 언급한 것이므로 일단 承氣湯을 사용한다. 그렇지만 發熱과 有熱은 실제 임상에서 구별하기 어렵다. 반드시 不大便에 근거하여 頭痛有熱을 참고해야 誤治를 피할 수 있다. 大便이 정상이면 病이 裏에 있지 않고 表에 있음을 알 수 있으니 마땅히 발한해야 하므로 麻黃湯을 주면 간혹 陽氣가 重하여 鬱熱이 上衝하면서 頭痛과 코피를 흘릴 수 있지만 코피를 흘리면 해소된다. (강평본 감주에 근거하면) "其小便淸者"는 『玉函』, 『外臺』에 "小便反淸"으로 표기된 반면, 宋本에는 "其小便淸者"라고 표기되어 있고 바로 아래에 "一云便圊"이라고 네 글자가 표기되어 있으며, 『脈經』과 『千金翼』에는 "大便反靑"으로 되어 있다. 이것으로 알 수 있는 것은 중경서가 傳寫하는 중에 어느 정도 표기의 오류가 있다는 것이다. 설령 병이 표위에 있더라도 소변이 혹 赤色인 경우도 있으니 반드시 믿을 수 있는 단서가 아니다. 병위를 알려고 한다면 소변의 淸·赤색으로 판단하기보다는 차라리 대변의 與否로 근거하는 것이 낫다.

39-傷寒發汗한대 **已解**라가 **半日許**에 **復煩 脈浮數者**는 **可更發汗**이니 **宜桂枝湯**이라.

校 : 傷寒發汗 已解 半日許 復煩 脈浮數者 宜麻黃湯.

解 : 條文 嘗曰 "欲自解者는 必當先煩하야 乃有汗而解"라하니

發汗後에 煩躁者 未必轉屬陽明之症이오 而鬱熱發越之候로

瞑眩現狀이니 不更發汗이라도 乃有汗而解라 若汗不出하면 宜麻黃湯이나

此際 若脈浮緩者는 可暫待之라가 仍不解어든 與桂枝湯이라

夫煩躁者는 或有病症之將劇에 發焉하고

或有病症之將解에 發焉하니

以此로 其病勢之進退者를 可知焉이라

日數雖多나 猶見表證者는 尤宜汗之하고

日數雖少나 但有裏證者는 亦宜下之니

然則 不可以日數로 爲方意之準이라

譯 : 傷寒에 發汗하였더니 이미 풀렸다가 반나절이 지날 즈음에 다시 煩하고 脈이 浮數하다면 다시 發汗해야 하니 마땅히 桂枝湯을 써야 한다.

解 : 조문에 "欲自解者 必當先煩 乃有汗而解"라고 언급된 것을 보면 發汗 후에 煩躁가 반드시 陽明으로 전속하여 나타난 증상이 아니라 鬱熱이 發越하면서 발생하는 瞑眩현상이므로 다시 發汗하지 않더라도 땀을 흘리면 해소된다. 만약 땀을 흘리지 않으면 麻黃湯이 합당하나 이 상황에 만약 脈浮緩하면 잠시 기다렸다가 그래도 회복되지 않으면 계지탕을 쓸 수 있다. 대체로 煩躁는 병증이 심해질 때 나타나거나, 병증이 해소되는 즈음에 나타나므로 이것으로 病勢의 進退를 알 수 있다. 병증 경과에 日數가 비록 많더라도 여전히 表證이 보이면 더욱 마땅히 발한하고, 日數가 비록 적더라도 단지 裏證이 보이면 또한 마땅히 下해야 한다. 그러므로 日數로 처방의 기준을 삼아서는 안된다.

40-凡病에 若發汗 若吐 若下하야 若亡津液亡血이라도 如此者 陰陽自和 則必自愈니라.

解 : 此條文之意는 非他라 一切病症에 病位不考하고 虛實無問하며 而一但汗吐下 倂行之에 設有亡津液亡血하야 因壞病倂出이라도 猶不懼하고 敢如此者는 欲速拔病毒일세라 以此考之컨대 "病發於陽 而反下之 熱入因作結胸 病發於陰 而反下之 熱入因作痞"라하니 若是之例가 其豈偶然哉리오 凡病'下之太早後'에 或作結胸 或作痞를 歷驗以後에 於是乎 病發於陽과 病發於陰으로 分焉이라 陰陽自和 則必自愈는 是後人僞托이니 雖欲明古法之效나 反晦古法之意하니 "說詩者는 不以文害辭하며 不以辭害志오 以意逆志라야 是爲得之"라하니 何特說詩리오 讀仲景書도 當如此라 凡病에 若發汗 若吐 若下者는 是乃所謂汗吐下倂行之法이며 古醫治法之緖者也라 嘗述於凡字之解하니 於是乎 略焉호라

譯：一切의 병증에 發汗해 보고 치료되지 않으면 嘔吐시키고, 그래도 치료되지 않으면 瀉下시키니, 비록 津液이 고갈되고 血液이 소모되더라도 이와 같이 하는 것은 陰陽이 조화를 이루면 반드시 저절로 치료되기 때문이다.

解：이 조문의 뜻은 다름이 아니다. 일체의 病症에 病位를 고려하지 않고 虛實도 묻지 않고 일단 汗・吐・下를 병행하여 설령 津液이 고갈하고 血液이 소모되어 壞病들이 다투어 발생하더라도 오히려 두려워하지 않고 감히 이와 같이 하는 것은 병독을 빨리 발본하려 했기 때문이다. 이것으로 살펴보면 "病發於陽 而反下之 熱入因作結胸하고 病發於陰 而反下之 熱入因作痞"라는 조문의 예가 어찌 우연이겠는가? 凡病(일체의 병증)에 너무나 급히 下하고 나서 어떤 경우는 結胸으로 어떤 경우는 痞가 나타나는 것을 낱낱이 경험하고 病發於陽과 病發於陰으로 구분한 것이다. 陰陽自和 則必自愈라는 표기는 후인들이 僞托한 것으로 비록 고법의 효험을 밝히려고 한 표현이지만 도리어 고법의 진의를 어둡게 했다. "『詩』(시전)를 읽는 사람은 한 글자로 한 글귀를 해쳐서는 안 되며, 한 글귀로 글 쓴 사람의 의도를 해쳐서도 안 된다고 했다. 자신의 이성적 판단으로 글 쓴 사람의 의도를 파악해야 글의 의미를 알 수 있다"고 하였는데 어찌 시를 설명하는 것뿐이겠는가? 仲景書를 공부하는 데도 마땅히 이와 같아야 한다. 상한과 잡병에 관계없이 發汗, 吐, 下한 것은 汗・吐・下를 併行하던 법이며 古醫들 治法의 단서를 의미한다. 고법은 「凡字之解」에 기술하였기 때문에 여기서는 생략한다.

41-發汗後에 **身疼痛**하고 **脈沈遲者**는 **桂枝加芍藥生薑各一兩人蔘三兩新加湯**으로 **主之**하라.

校 : 發汗後 身疼痛 脈沈遲 拘攣 心下痞鞕 嘔吐者 桂枝加芍藥生薑人蔘湯主之.

解 : 大凡發汗以後 脈沈遲者는 可與附子乾薑類오 甚至 可與承氣湯類어늘

此條文 猶桂枝加芍藥生薑人蔘湯主之하니 惑甚焉케라

竊謂條文未備者는 非他라 未備病根病情故也라

東洞 嘗曰 "諸方或無其症이어나 症或無其方하면

則據傍例하야 擽摭之"라하니

據方藥而考之하면 則表症未解에 而胃腸虛衰니 何以知其然가하면

脈沈遲에 不配附子乾薑하고 而加配生薑人蔘하니

其人 胃內停水로 因心下痞鞕 嘔吐하고

加芍藥하니 身疼通, 腹直筋 拘攣이 甚於桂枝湯者를 可斟也라

人蔘主治'心下痞鞕'하니 痞者는 胸塞也오 鞕者는 堅固也라

心下痞者는 但有胃部膨滿感이나

心下痞鞕者는 觸指心下하면 則膨滿 而有抵抗感이라

然人蔘의 心下痞鞕者는 未凝結乎大柴胡湯 堅鞕이오

反面 恰似乎桂枝去芍藥湯 胸滿과 苓桂朮甘湯 心下逆滿이나

胸滿,逆滿者는 氣上衝餘波일세 故心下膨滿호대 而無抵抗感이라

譯 : 發汗한 후에 身疼痛하고 脈이 沈遲한 데엔 桂枝加芍藥生薑人蔘湯으로 치료하라.

解 : 대체로 發汗 이후 脈沈遲하면 附子乾薑類를 사용할 수 있고 심지어 承氣湯類를 사용하기도 하는데, 이 조문에서는 오히려 桂枝加芍藥生薑人蔘湯을 사용하니 의혹이 이보다 심한 것이 없다. 조문이 미비하다고 생각하는 이유는 다름이 아니다. 病根과 病情의 증상을 구비하지 않았기 때문이다. 東洞이 일찍이 말하기를, "처방 중에 약물은 있는데 혹 그 증상이 없거나 증상은 있는데 그 약물이 없으면 방례에 의거해 습득해야 한다"고 했다. 方藥을 근거로 고려하면 아직 表症이 해소되지 않은 상태에 胃腸의 기능이 虛衰한 것이다. 어떻게 그러한지 아는가 하면 脈沈遲에 附子·乾薑을 배합하지 않고 生薑·人蔘을 배합한 것을 보면 그 사람이 胃內停水로 인해 心下痞鞕과 嘔吐가 있고, 芍藥을 증가한 것으로 身疼通, 腹直筋, 拘攣이 桂枝湯보다 심한 것을 짐작할 수 있다. 人蔘의 主治는 '心下痞鞕'으로 痞는 胸塞이며 鞕은 堅固한 것이다. 心下痞는 단순히 胃部의 膨滿感이나 心下痞鞕은 心下 부위를 촉지하면 膨滿과 抵抗感이 있다. 그러나 人蔘의 心下痞鞕은 大柴胡湯의 堅鞕보다 다소 응결이 심하지 않은 반면에 桂枝去芍藥湯의 胸滿과 苓桂朮甘湯의 心下逆滿과 흡사하다. 胸滿, 逆滿은 氣上衝의 여파이므로 心下膨滿하지만 抵抗感이 없는 편이다. 上衝이 심할수록 心下가

上衝이 彌甚하면 則心下彌滿하고

彌弱하면 則彌減하야 而不定形이로대

然心下痞鞭者는 常定形하야 而有抵抗感이라

吾聞之하니 人蔘主治가 雖適於胃衰弱痞鞭이나

胃機能衰弱이어도 而無心下痞鞭者는 不宜本方하고

心下痞鞭이라도 而非胃衰弱者면 勿用本方이라호니

漠然云云曰 補脾肺益元氣者와 不可同列而論也라

方 : 桂枝加芍藥生薑人蔘湯(桂枝湯 加 芍藥・生薑 각 1兩, 新加 人蔘 3兩)

42-發汗後 喘家엔 **不可更行桂枝湯**이오 **汗出而喘 無大熱者**는 **可與麻黃杏仁甘草石膏湯**이라.

解 : 條文所謂發汗者는 麻黃湯이니

然則 不可更行桂枝湯者는 當作不可更行麻黃湯이라

康平本엔 汗出而喘 無大熱이라하고 舊本엔 無汗而喘 大熱이라하니

傳寫之中에 無字相易하야 表記不同이나 各有憑據하니 擇在其人이라

無汗而喘 大熱者는 病機가 在無汗일세

故病勢도 在此오 方意도 在此를 不待辯 而可知나

더욱 팽만하고 약할수록 감소되어 정형을 갖추지 않는다. 그러나 心下痞鞕은 일정한 정형을 이루고 抵抗感도 있다. 내가 듣기로는 人蔘의 主治는 胃衰弱으로 인한 痞鞕에 적용한다고 하였다. 胃機能이 衰弱해도 心下痞鞕이 없으면 本方을 사용할 수 없고 心下痞鞕이라도 胃衰弱하지 않으면 本方을 사용하지 않는다고 한다. 막연하게 補脾肺하고 益元氣라고 말하는 사람과 동일선상에서 논할 수 없다.

譯 : 發汗한 후에 지병으로 보이는 喘息이 도진 경우에는 다시 桂枝湯을 주면 안 되고, 진땀을 흘리면서 喘하지만 큰 열이 없어 보이는 데엔 麻黃杏仁甘草石膏湯을 사용할 만하다.

解 : 조문에서 말하는 發汗은 麻黃湯이 합당하므로 不可更行桂枝湯은 마땅히 不可更行麻黃湯으로 고쳐야 한다. 康平本에는 汗出而喘 無大熱이라 표기되어 있고, 舊本에는 無汗而喘 大熱이라 표기되어 있다. 글을 전수하는 가운데 筆寫하면서 '無' 자가 서로 바뀌어 표기가 다르지만 각자의 주장에는 근거가 있으므로 선택은 개인적인 문제이다. 無汗而喘 大熱에는 病機가 無汗에 있기 때문에 病

然汗出而喘 無大熱者엔 甚有微意하니 熟考吟味라야

病機가 亦在汗出者를 可知也라

夫汗出하면 表熱乃解하야 而未至於喘이어늘 反汗出而喘者는 奚則고

汗出不徹하야 因未發之鬱熱이 多少迫於胸部而喘하니

故無大熱者는 雖無大熱於體表나

潛伏之熱이 微發越於外하니 不可謂之無熱이라

汗出者도 微汗出일세 故麻黃杏仁甘草石膏湯으로 可以小發汗하면 則解라

若不然則 奚可以併用麻黃石膏哉리오

且夫金匱要略 "風水惡寒 一身悉腫 脈浮不渴 續自汗出

無大熱者 越婢湯(麻黃,石膏,生薑,大棗,甘草)主之"라하니

以此考之컨대 汗出而喘 無大熱者는 其非必筆寫之誤를 可知也라

大凡喘者는 有邪在表而喘하고 有邪在裏而喘하며

有水飮而喘하니 隨症治之하라

方 : 麻黃杏仁甘草石膏湯(麻黃 4兩, 甘草 2兩, 杏仁 50個, 石膏 半斤)

勢도 여기서 시작되고 方意도 여기서 형성된 것은 변론하지 않아도 알 수 있다. 그러나 汗出而喘 無大熱에는 깊은 의미가 담겨 있기 때문에 숙고하고 음미해야 病機가 또한 汗出에 있음을 알 수 있다. 대체로 汗出하면 表熱, 表症이 해소되어 喘症에 이르지 않는데 도리어 汗出하면서도 喘症이 발생한 것은 어떤 이유인가? 汗出이 철저하지 않아 미처 발산하지 못한 鬱熱이 얼마간 胸部를 압박하면서 喘症이 나타난 것이다. 그러므로 無大熱은 體表에 비록 큰 열기는 없지만 잠복한 熱이 어느 정도 외부로 발월하므로 熱感이 없다는 것은 아니다. 汗出도 실제는 微汗出로 麻黃杏仁甘草石膏湯으로 조금만 發汗하면 병증이 해소된다. 만약 그렇지 않다면 어찌 麻黃과 石膏를 병행하여 사용했겠는가? 또한 『金匱要略』에 "風水惡寒 一身悉腫 脈浮不渴 續自汗出 無大熱者 越婢湯(麻黃・石膏・生薑・大棗・甘草)主之"라고 전해오는데 이것을 참고하면 汗出而喘 無大熱은 筆寫의 誤記만이 아님을 알 수 있다.

대체로 喘은 邪在表하여 喘하거나, 邪在裏하여 喘하며, 水飮으로 인하여 喘하므로 증상에 따라 치료해야 한다.

43-發汗過多에 **其人叉手自冒心**하야 **心下悸**에 **欲得按者**는 **桂枝甘草湯**으로 **主之**하라.

校 : 發汗過多 心下悸 其人叉手自冒心 欲得按者 桂枝甘草湯 主之.

解 : 此條文 雖簡略하나 可以謂之成文者는 病根是據오도 備其病情故也일세라
夫病情者 不過病根之狀이나
未有不由其病情하고 而能知其病根之輕重者也라
譬之컨대 "角者에 吾知其爲牛하고 鬣者에 吾知其爲馬"라하니
鬣角者는 馬牛의 獨特之狀者也라
其病情者는 其亦病毒의 獨特之狀일세
其病毒이 潛伏胸腹하야 雖觸壓에 而未得確診이라도
見其病情하면 則其病毒을 可得而知也니 此之謂"微之顯"이라
叉手自冒心者는 病情이오 心下悸者는 病根이라
其誤治病情者에 知其爲脫液亡陽之兆일세 故桂枝甘草湯主之하고
至其劇하얀 甘草乾薑附子主之라
夫誤治後 轉變之際에 微微病情을 捕捉於瞬息하니 仲景眼目 果何如哉오
心下悸之因者 多樣하니
因熱性者 柴胡加龍骨牡礪湯主之하고
因津液不足者 炙甘草湯主之하고

譯：發汗을 과다하게 하였더니 그 사람이 깍지를 끼고 스스로 가슴 부위를 눌러서 心下의 悸를 진정시키는 데엔 桂枝甘草湯으로 치료하라.

解：이 조문은 간략하지만 成文이라고 할 수 있는 이유는 病根에 근거하면서도 그 病情을 갖추었기 때문이다. 病情은 병근의 증상에 불과하지만 이 병정을 통하지 않고 그 병근의 경중을 알기 어렵다. 비유하자면 "뿔을 보고 그것이 소라는 것을 알고, 목의 갈기를 보고 그것이 말이라는 것을 알듯이" 갈기와 뿔은 말과 소의 특징적인 모습이다. 그 병정은 그 병독의 독특한 증상으로 그 병독이 흉복부에 잠복하여 비록 촉진과 압진을 통해 정확하게 포착하지 못하더라도 그 병정을 보면 그 병독을 파악할 수 있으니 이것을 "은미한 것이 드러난 것"이라고 할 수 있다. 叉手自冒心이 병정이라면 心下悸는 病根이다. 그 오치로 인하여 나타난 병정을 근거로 脫液亡陽의 조짐을 알아서 桂枝甘草湯으로 치료하나 그 劇症에 이르면 甘草・乾薑・附子로 치료한다. 오치 후 병증이 전변하는 중에 미미한 병정을 순식간에 포착한 중경의 안목은 어떠한 것인가? 심하계의 원인은 다양하니 熱性인 데는 柴胡加龍骨牡蠣湯으로 치료하며, 津液不足에는 炙甘草湯으로 치료하고, 水分變調에는 苓桂甘棗湯이나 苓桂朮甘湯으로 치료하며, 火劫, 火熏, 燒鍼의 誤治 후에도 心下悸가 발생하니 隨症治之해야 한다.

因水分變調者 苓桂甘棗湯 苓桂朮甘湯主之하며

因火劫 火熏 燒鍼 誤治後도 心下悸 或作焉하니 隨症治之라

方 : 桂枝甘草湯(桂枝 4兩, 甘草 2兩)

44-發汗後에 **其人臍下悸**하야 **欲作奔豚**이어든 **茯笭桂枝甘草大棗湯**으로 **主之**하라.

解 : 臍下悸와 與奔豚은 同意反復語로대

特書奔豚者는 以其形容躁急之甚者也나 是後人之病名也라

考茯笭,桂枝,甘草,大棗의 主治傍治之徵하면

則奔豚之因者는 不過水氣也라

夫奔豚者는 因水分變調로 而上衝振動者也나

此條文所以未備者는 即以述其病根하고 而未嘗述其病情也라

上衝振動之症을 其擴乎인댄

可以適於情緒不安,頭重,耳鳴,眩暈,發作이라

設不觸奔豚이라도 若是之症이 見焉이어든

水氣가 潛伏於臍下를 可待而主之니 是仲景方의 活用之法인저

方 : 茯笭桂枝甘草大棗湯(桂枝 4兩, 甘草 2兩, 茯笭 半斤, 大棗 15枚)

譯 : 發汗한 후에 그 사람의 臍下가 悸하여 奔豚과 같은 증상이 발생할 때는 茯笭桂枝甘草大棗湯으로 치료하라.

解 : 臍下悸와 奔豚은 일종의 동의 반복어이나 奔豚을 특히 기록한 이유는 그 조급증의 심한 정도를 형용하기 위함이나 이는 후인의 병명이다. 茯笭・桂枝・甘草・大棗의 主治와 傍治를 고려해 보면 奔豚의 원인은 水氣에 불과하다. 奔豚은 水分變調로 인해서 水氣가 上衝하고 진동하는 것이나 이 조문이 미비하다고 보는 이유는 病根은 기술하면서 病情을 기술하지 않았기 때문이다. 上衝과 진동의 증상을 확장하면 정서불안, 頭重, 耳鳴, 眩暈, 발작이 해당된다. 설령 奔豚症을 촉진으로 확인하지 못했더라도 이와 같은 증상이 보이면 水氣가 臍下에 잠복한 것을 미루어 알고 사용하는 것이 중경의 처방을 활용하는 방법이다.

45-發汗後에 **腹脹滿者**는 **厚朴生薑半夏甘草人蔘湯**으로 **主之**하라.

校 : 發汗後 或噫氣,或呑酸,或嘔 心下痞 而腹脹滿者 厚朴生薑半夏甘草人蔘湯主之.

解 : 或主張曰 腹脹滿者는 虛症也오 腹滿者는 實症也일세
故厚朴生薑半夏甘草人蔘湯은 可適於虛腹滿이라하니
不據病症하고 而論虛實하니 牽强附會者也라
大承氣湯의 腹滿者는 潮熱燥屎之氣也오
厚朴生薑半夏甘草人蔘湯의 腹脹滿者는 水分變調之氣也니
是以 腹脹滿이 未至於大承氣湯의 腹滿者는 猶可也나
然無徵 而乃云曰 腹脹滿은 虛於腹滿者는 未可也라
仲景方에 有正方 有加減方 有變方하니
夫厚朴生薑半夏甘草人蔘湯은 臨機應變之方으로
自瀉心湯으로 至承氣湯히 轉變之際에 一時變方이나
然條文未備일세 擬諸方藥 而備其症하면
則或噫氣,或呑酸,或嘔하고 心下痞 而腹脹滿이라
萬若 是之不參하고 乃唯以腹脹滿으로
主之以厚朴生薑半夏甘草人蔘湯者는 雖仲景도 無謀온 矧茲後人따녀

譯：發汗한 후에 腹部가 脹滿한 데엔 厚朴生薑半夏甘草人蔘湯으로 치료하라.

解：혹자는 腹脹滿은 虛症이고 腹滿은 實症이므로 厚朴生薑半夏甘草人蔘湯은 虛腹滿에 적용한다고 주장하는데 병증에 근거하지 않고 허실을 논한 것은 견강부회이다. 大承氣湯의 腹滿이 潮熱燥屎의 氣라면 厚朴生薑半夏甘草人蔘湯의 腹脹滿은 水分變調의 氣로 腹脹滿이 大承氣湯의 腹滿에 아직 도달하지 못했다는 표현은 옳지만 근거도 없이 腹脹滿은 腹滿보다 허증이라는 것은 옳지 않다. 仲景의 처방에는 正方, 加減方, 變方이 있다. 厚朴生薑半夏甘草人蔘湯은 임기응변의 처방으로 瀉心湯에서 承氣湯으로 전변하는 과정 중에 나타난 일시적인 變方이나 조문이 미비하기 때문에 方藥에 의거해 그 증상을 갖추면 或噫氣, 或呑酸, 或嘔 心下痞하면서 腹脹滿하다는 것을 고려할 수 있다. 만약 이것을 참고하지 않고 오직 腹脹滿에 厚朴生薑半夏甘草人蔘湯으로 치료하는 것은 비록 중경이라도 無謀한 발상인데 하물며 後人에 있어서는 어떠하겠는가?

方 : 厚朴生薑半夏甘草人蔘湯(厚朴・生薑 각 半斤, 半夏 半升, 甘草 2兩, 人蔘 1兩)

46-傷寒 若吐若下後에 **心下逆滿**하야 **氣上衝胸**하고 **起則頭眩**하며 **脈沈緊**이어늘 **發汗則動經**하야 **身爲振振搖者**는 **茯苓桂枝白朮甘草湯**으로 **主之**하라.

解 : 此條文과 與桂枝去芍藥湯의 脈促胸滿과

桂枝去芍藥加茯笭白朮湯의 心下滿微痛과

對其症 而考其方하면 則其大同小異者를 可知也라

"心下逆滿 氣上衝胸 起則頭眩 發汗則動經 身爲振振搖"

此症候也에 註解家는 據金匱要略 苓桂朮甘湯條文의

"其人振振身瞤動而劇者 必有伏飮"하야 而解曰 伏飮上溢이라하니

伏飮逆滿이 彌甚하면 則衝胸頭眩이 彌劇이라

但古醫之着手處는 在伏飮하고 不在衝胸이나

察其衝胸頭眩之輕重하면 則伏飮逆滿之甚不甚者를 可知니

仲景書文法은 體用具備하고 顯微併述이라

心下逆滿에 或脈促하고 或沈緊者는 以伏飮搖動不搖也니

夫病毒雖同이나 其脈狀은 隨時而變하니 參考雖可나 盡信未可라

譯：傷寒에 혹 吐하고 혹 下한 후에 心下가 逆滿하면서 氣가 胸部로 上衝하고 앉았다 일어나면 頭眩하고 脈이 沈緊하여 發汗하였더니 經이 요동하면서 몸이 흔들리듯 동요가 있을 때는 茯苓桂枝白朮甘草湯으로 주치하라.

解：이 조문과 桂枝去芍藥湯의 脈促胸滿과 桂枝去芍藥加茯苓白朮湯의 心下滿微痛을 대조해 처방을 살펴보면 대동소이함을 알 수 있다. "心下逆滿 氣上衝胸 起則頭眩 發汗則動經 身爲振振搖" 이 症候에 대해 註解家들이 『金匱要略』 苓桂朮甘湯 조문의 "其人振振身瞤動而劇者 必有伏飮"을 근거로 伏飮上溢로 해석해 왔다. 伏飮逆滿이 심하면 심할수록 그 반응인 衝胸頭眩의 증상이 더욱 극심해진다. 다만 고의들의 着手處는 伏飮에 있고 衝胸의 증상에 있지 않았다. 그 衝胸과 頭眩의 경중을 살펴보면 伏飮逆滿이 甚한지 不甚한지 알 수 있다. 仲景書의 문법은 體用(본체와 현상)을 구비하고 顯微(현상과 원리)를 아울러 기술함에 있다. 心下逆滿에 혹 脈促하고 혹 沈緊한 것은 伏飮이 搖動하느냐 요동하지 않느냐에 있다. 病毒이 비록 같더라도 脈狀은 수시로 변하기 때문에 참고하는 것은 좋지만 전적으로 믿으면 곤란하다. 水氣가 表에 있지 않고 裏에 있는데 發汗하면 근육경련이 심하게 발생할 수 있다. 이런 상황에 茯苓桂枝白朮甘草

水氣 不在表 而在裏어늘 發汗則動經하야 身爲振振搖하니

於是乎 利小便하면 則解하니 茯笭桂枝白朮甘草湯主之라

後醫 以動經之經으로 爲經絡,經脈,血脈,血管하니

動經 是僭補로 與其經脈血脈之症狀으론 寧身爲振振搖之病理라

然則 伏飮之證者는 在身爲振振搖오 不在動經이라

方 : 茯笭桂枝白朮甘草湯(茯笭 4兩, 桂枝 3兩, 白朮・甘草 각 2兩)

47-發汗에 **病不解**하고 **反惡寒者**는 **虛故也**니 **芍藥甘草附子湯**으로 **主之**하라.

校 : 發汗 病不解 腹中攣急而痛 惡寒 四肢 難以屈伸者 芍藥甘草附子湯主之.

解 : 不書惡寒하고 特書反惡寒者는 病不在表오 而在裏故也일세

故特書反字하야 以其惡寒으로 爲少陰病附子之候나

其徵不足하야 乃以虛字로 爲亡陽口實이나 是僭補라

與其臆測而解之론 不若據方藥而備之니

其人病症이 雖未至於四逆湯證이나 尙有腹中攣急而痛者를 可知也라

方 : 芍藥甘草附子湯(芍藥・甘草 각 3兩, 附子 1枚)

湯으로 利小便하면 병증이 해소된다. 後醫들이 動經의 經을 經絡, 經脈, 血脈, 血管 등으로 해석하는데 動經은 누군가의 僭補문자로서 經脈血脈의 症狀으로 이해하기보다는 차라리 身振振搖의 病理로 보는 것이 타당하다. 그러므로 伏飮의 증거는 身振振搖에 있는 것이지 動經에 있는 것이 아니다.

譯 : 發汗하였는데 병이 풀리지 않고 도리어 惡寒한 데엔 虛 때문이니 芍藥甘草附子湯으로 치료하라.

解 : 惡寒이라고 기술하지 않고 反惡寒이라고 특히 기술한 것은 病이 表에 있지 않고 裏에 있기 때문이다. 특별히 '反' 자를 기술한 것은 惡寒을 少陰病附子의 증후로 여긴 것이다. 그러나 그 증거가 부족하여 虛字로 亡陽의 口實로 삼았지만 누군가 몰래 보충한 문자로 억측하여 해석하기보다는 처방의 약물을 근거로 조문을 갖추는 것이 낫다. 이 사람의 병증이 아직 四逆湯證에 이르지 않았지만 아직 腹中이 攣急하고 통증이 있는 것을 알 수 있다.

48-發汗하고 **若下之**한대 **病仍不解**하고 **煩躁者**는 **茯笭四逆湯**으로 **主之**하라.

校 : 發汗 若下之 病仍不解 心下悸 小便不利 身瞤動 煩躁者 茯笭四逆湯主之.

解 : 發汗 若下之하면 凡病乃解어늘 不解일세 故仍字를 添焉이라

煩躁는 所謂三陽病三陰病에 皆有之하니

唯煩躁是據하고 主之以茯笭四逆湯者는 其未可夫인저

未經汗下 不汗出 而煩躁者는 屬於實也니 大青龍湯主之하고

已經汗下 病仍不解 而煩躁者는 屬於虛也니 茯笭四逆湯主之라하니

此金鑑之解는 以汗下未經已經으로 分其虛實하야 而立其方意나

此文字上解釋이니 不若據四逆湯證호대 須考茯苓人蔘之主治이라

條文에 雖不見心下悸 身瞤動이나

然據方藥하면 則水飮이 停滿于心下者를 可斟也라

夫悸者는 怔忡也이니 心下築築然動氣而不安으로

其症有二焉하니 一者氣虛로 所謂胃中空虛며 一者停飮이라

小便不利者는 病根病機之症也오

心下悸 身瞤動 煩躁者는 蓄水振動之症也라

方 : 茯笭四逆湯(茯笭 4兩, 甘草 2兩, 乾薑 1兩 半, 人蔘 1兩, 附子 1枚)

譯：發汗하고 혹 下하였는데도 병이 오히려 해소되지 않고 煩躁한 데엔 茯笭四逆湯으로 치료하라.

解：發汗하고 이어 下하면 일반적인 병증은 해소되는데 해소되지 않은 것을 보고 '仍' 자를 첨부한 것이다. 煩躁는 三陽病과 三陰病에서 모두 나타나는 증상이니 오직 煩躁를 근거로 茯笭四逆湯으로 치료하는 것은 옳지 않다. 汗下하지 않은 상태에서 不汗出하여 煩躁한 것은 實에 속하니 大靑龍湯으로 치료하고, 이미 汗下하였는데 병증이 오히려 해소되지 않고 煩躁한 것은 虛에 속하므로 茯笭四逆湯으로 치료하라는 이 『金鑑』의 해석은 汗下의 未經과 已經으로 虛實을 구분하여 처방의 기준을 세운 것은 문자상의 해석으로 四逆湯證을 근거하면서 茯苓과 人蔘의 主治症을 참고하는 것이 낫다.

조문에 비록 心下悸와 身瞤動이 보이지 않지만 처방의 약물을 근거하면 水飮이 心下에 停滿한 것을 짐작할 수 있다. 悸는 怔忡(두근거림)으로 心下부위에서 動氣하면서 不安한 증상으로 두가지 원인이 있으니 하나는 氣虛로 이른바 胃中空虛이며 하나는 바로 停飮이다. 小便不利가 病根과 病機의 증상이라면 心下悸 身瞤動 煩躁는 蓄水가 振動하면서 나타나는 증상이다.

49-發汗後에 惡寒者는 虛故也오 不惡寒 但熱者는 實也니 當和胃氣니 與調胃承氣湯이라.

解 : 發汗後 以惡寒不惡寒으로 分其寒熱虛實者는 未免過論이나
內經云 邪氣盛則實하고 精氣奪則虛라한대
乃解曰 邪氣者는 風寒暑濕之邪오 精氣者는 榮衛之氣也라하니
主邪氣而論之하면 則實이오 據病人而言之하면 則虛나
然精氣所奪者는 非外感內傷而何오
當此時에 仲景은 不補精氣하고 但治病毒하니 何則고 非他라
治病毒하면 則不待復正氣라도 而氣自復하니 是自然之理라
治病毒者는 着手處오 氣自復者는 效驗處니 若反此면 則非仲景之法이라
條文所謂虛實者는 是僭補로 不過病症之輕重者也나
然丁寧告戒는 察病勢於兆朕하야 其爲劇證을 未然防止라
不然則 必至於下利, 燥屎之劇하야 四逆湯, 承氣湯主之일세라
所謂胃氣不和者는 熱實脫液이니 此際에 與調胃承氣湯하야
解潮熱 而生津液하면 則胃氣因和하야 而不成燥屎어늘
乃以調胃承氣湯으로 爲泄瀉而脫津液者는 不審察之過也라

方 : 調胃承氣湯(芒硝 · 甘草 · 大黃 4兩)

譯 : 發汗한 후에 惡寒한 것은 虛한 까닭이며 惡寒하지 않고 다만 熱이 있는 것은 實하기 때문이니, 이런 데엔 胃氣를 調和해야 하니 調胃承氣湯을 사용할 수 있다.

解 : 發汗 후에 惡寒과 不惡寒으로 寒熱과 虛實을 구분하는 것은 지나친 논리이다. 內經에 邪氣가 盛하면 實하고 精氣가 손상되면 虛라고 하였는데 이에 대한 해석에 邪氣는 風寒暑濕의 邪이고 精氣는 榮衛의 氣라고 하는데 邪氣를 위주로 논하면 實이 되고 病人를 근거로 말하면 虛가 되지만 精氣를 손상시키는 것은 外感과 內傷이 아니면 무엇이겠는가? 이런 상황에 중경은 精氣를 補하지 않고 단지 외감과 내상으로 발생한 病毒을 치료하니 왜 그런가? 다른 이유가 아니다. 病毒을 치료하면 正氣가 회복되는 것을 기약하지 않아도 정기는 저절로 회복되니 이것은 자연의 이치이다. 病毒을 제거하는 것이 당위라면 정기가 저절로 회복되는 것은 그 행위의 결과이니 이와 반대로 하면 중경의 법이 아니다. 조문에서 말한 虛實은 누군가 몰래 보충한 문자로 병증의 경중에 불과한 것이나 조문이 진정으로 알려주고 경계하려는 것은 兆朕에서 병세를 살펴서 그 劇症이 나타나는 것을 사전에 방지하려는 것이다. 그렇지 않으면 반드시 下利나 燥屎의 극증에 이르러 四逆湯이나 承氣湯으로 치료해야 한다. 소위 胃氣不和는 熱實脫液으로 이 경우에 調胃承氣湯을 사용하여 解潮熱하면서 生津液하면 胃氣는 이로 인해 당연히 조화를 이루면서 燥屎가 형성되지 않는데 調胃承氣湯이 설사시키면서 脫津液하는 것으로 단정하는 것은 잘 살피지 못한 데서 오는 과오이다.

50-太陽病 發汗後 大汗出한대 **胃中乾**하야 **煩躁不得眠**하고 **欲得飮水者**는 **少少與飮之**하야 **令胃氣和則愈**라 **若脈浮**호대 **小便不利**하야 **微熱消渴者**는 **五苓散**으로 **主之**하라.

校 : 太陽病 發汗後 煩躁不得眠 欲得飮水者 少少與飮之 則愈 若脈浮 小便不利 微熱消渴者 五苓散主之.

解 : 大汗出三字는 非發汗後更發汗이오 所謂斜揷法이니

欲明胃中乾之所來라

“胃中乾”과 與“胃氣不和”者는 是僞托文字로

言雖殊나 而意則一이니 津液脫而潮熱作也라

其症者는 煩躁不得眠 渴欲飮水 譫語 腹滿 燥屎니

若其徵不足인댄 參以胃中乾이나 其症已備하니 不要僞托이어늘

多見條文者는 以老婆心也일세라

但仲景은 因潮熱所在하야 而治之之方이 異矣하니

淸火엔 白虎湯主之하고 利水엔 五苓散主之하며

和解엔 小柴胡湯主之하고 下屎엔 承氣湯主之라

或曰 水者는 天然之白虎湯이라하니 出此條文이라

白虎湯口渴은 因亡津이오 五苓散消渴은 因蓄水니

其因相反이나 其鑑別者는 只在小便利不利니 實際臨床에선 難以別之라

譯：太陽病 發汗한 후에 크게 땀을 흘리고 나서 胃中乾하여 煩躁하여 잠을 이루지 못하면서 물을 마시려고 한다면 조금씩 마시게 하여 胃氣가 調和되면 좋아진다. 만약 脈이 浮하지만 小便不利하여 微熱이 있고 消渴이 있는 데엔 五苓散으로 치료하라.

解：大汗出 三字는 發汗 후에 다시 發汗했다는 뜻이 아니라 소위 斜插法(끼워 넣는 법)으로 胃中乾이 발생한 연유를 해명하기 위한 것이다. 소위 "胃中乾"과 "胃氣不和"는 후인들의 僞托文字로 보아야 한다. 그 용어는 비록 다르나 뜻은 동일하니 탈진하면서 潮熱이 발생한 것을 말한다. 그 증상은 煩躁不得眠, 渴欲飮水, 譫語, 腹滿, 燥屎이니 만약 그 증거가 부족하면 胃中乾을 참고해야 하지만 그 증상이 구비되어 이 僞托문자들이 필요하지 않은데 조문에 자주 보이는 것은 노파심 때문이다. 다만 중경은 潮熱의 所在에 따라 치료하는 처방이 다르니 清火에는 白虎湯으로 치료하고, 利水에는 五苓散으로 치료하며, 和解에는 小柴胡湯으로 치료하고, 下屎에는 承氣湯으로 치료한다. 혹자는 水는 天然의 白虎湯이라고 하였는데 이 조문에서 유래한 것으로 보인다. 白虎湯口渴이 亡津이라면 五苓散消渴은 蓄水 때문이니 그 원인은 상반되지만 利와 不利에 있으니 실제 임상에서는 구별하기 어렵다. 桂枝湯과 苓桂甘棗湯에도 오히려 氣上衝과 奔豚이 발생하는데 하물며 五苓散은 어떠하겠는가? 수기의 상충이 잠재하고

桂枝湯 苓桂甘棗湯에도 尙有氣上衝과 奔豚이온 何況五苓散乎아

未嘗不水氣之上衝이 潛在일세

故或有心悸, 頭暈, 耳鳴, 痙攣하니 良察之라

夫小便不利者에 知其爲蓄水니 故有桂枝라

一有蓄水하면 則水氣上衝이 潛在하니 以此別之면 不亦可乎아

蓄水之爲口渴者는 五苓散 小靑龍湯 眞武湯證에도 見焉하니

雖未知其因이나 竊以爲水氣上衝之餘波라

胃中乾에 少少飮水하야 令胃氣和則愈하니 然則胃氣不和者는 胃中乾也니

胃氣不和者는 非必限於調胃承氣湯이오

而適於白虎湯,五苓散,小柴胡湯이라

於是乎 可知者는 胃中乾에 治法雖殊나 同歸乎欲存津液이라

方 : 五苓散(豬苓・白朮・茯笭 각 18銖, 澤瀉 1兩 6銖, 桂枝 半兩)

豬苓 : 主治 - 消渴, 小便不利

澤瀉 : 主治 - 小便不利, 冒眩

旁治 - 止渴

있으므로 간혹 心悸, 頭暈, 耳鳴, 痙攣이 있으니 잘 살펴야 한다. 小便不利를 통해 蓄水된 사실로 보아 桂枝가 포함된 것이다. 만약 蓄水가 있게 되면 水氣上衝이 잠재하기 때문에 이것으로 구별하는 것이 또한 옳지 않겠는가? 蓄水로 인한 口渴은 五苓散, 小青龍湯, 眞武湯證에도 나타나니 비록 그 정확한 원인을 알 수 없지만 내 생각에는 水氣上衝의 餘波라고 본다. 胃中乾에 조금씩 물을 마셔 건조된 胃가 이로 인해 조화를 이루면 병증이 해소되므로 胃氣不和는 胃中乾을 의미한다. 胃氣不和에 반드시 調胃承氣湯이 제한적으로 적용되는 것이 아니라 白虎湯, 五苓散, 小柴胡湯도 적용할 수 있다. 이 조문을 통해 알 수 있는 것은 胃中乾의 治法은 다르나 진액을 보존하기 위한 것으로 귀착된다.

豬苓 : 主로 消渴과 小便不利를 치료한다. 茯笭·澤瀉와 같은 利尿劑이나 豬苓은 解熱止渴작용이 비교적 강하고, 茯笭은 心悸亢進, 肌肉痙攣을 진정시키는 작용이 강하며, 澤瀉는 冒眩(머리가 무겁고 어지러움)을 치료한다.

澤瀉 : 主로 小便不利, 冒眩을 치료하며, 旁으로는 止渴을 치료한다. 茯笭·白朮과 같이 胃內停水를 치료하지만, 白朮이 性溫한 반면 澤瀉는 性冷한 차이가 있어 그 적응증을 잘 구별해야 한다.

51-發汗已한대 脈浮數하고 煩渴者는 五苓散으로 主之하며 傷寒 汗出而渴者도 五苓散으로 主之나 (不)小渴者는 茯笭甘草湯으로 主之하라.

解 : 但脈浮數 煩渴者에 主之以五苓散은 實非條文本意라 何以知其然가하면
條文曰 復煩 脈浮數者는 更發汗하니 宜桂枝湯이오
發汗後 脈浮滑 煩渴者는 白虎湯主之라하니 以此考之컨대
煩渴之因은 表症不解와 水飮蓄積과 脫津亡液과 潮熱燥屎오
甚至 在於三陰病하니 奚必以一症으로 而立處方乎아
且夫 小便不利도 因亡陽과 胸中有熱과 水分不足과 下利와 水飮蓄積이니
然則 但以某症으로 某方主之는 其未可夫인저
條文未備어든 守正症而通變症하고 據方藥而謨病症이라야 庶乎可也니
煩渴外에 雖不見餘症이나 多有水氣上衝과 嘔逆을 可斟也라

方 : 茯笭甘草湯(生薑 3兩, 茯笭・桂枝 각 2兩, 甘草 1兩)

譯 : 發汗을 마쳤는데 脈이 浮數하고 煩渴한 데엔 五苓散으로 치료하고, 傷寒에 땀을 흘리고 나서 渴症이 나는 데에도 五苓散으로 치료하며, 渴症이 없거나 조금 있을 때는 茯苓甘草湯으로 치료하라.

解 : 다만 脈浮數 煩渴에 五苓散으로 치료한다는 것은 실로 조문의 본의가 아니다. 어떻게 그 연유를 아는가 하면 조문에 復煩 脈浮數에 다시 發汗해야 하니 桂枝湯이 합당하고, 發汗 후에 脈浮滑 煩渴에 白虎湯으로 치료한다고 하였는데, 이것으로 보면 煩渴의 원인은 表症不解와 水飮蓄積과 脫津亡液과 潮熱燥屎 때문이며 심지어 三陰病에서도 나타나니 어찌 하나의 증상으로 처방을 정할 수 있겠는가? 또한 小便不利도 亡陽과 胸中有熱과 수분 부족과 下利와 水飮蓄積일 때도 있으니 단지 어떤 증상에는 어떤 처방으로 치료한다는 것은 옳은 것이 아니다. 조문이 미비하면 正症을 근거로 變症에 통하고 方藥을 근거로 病症을 도모 해야 그나마 좋으니 煩渴외에 비록 다른 증상이 보이지 않더라도 水氣의 上衝과 嘔逆을 짐작할 수 있다.

52-中風發熱 六七日에 不解而煩하고 有表裏症 渴欲飮水한대 水入則吐者는 名曰水逆이니 五苓散으로 主之하라.

校 : 中風發熱 六七日 不解而煩 渴欲飮水 水入則吐者 五苓散 主之.

解 : 水逆者는 水入則吐之情況이니 同意反復語나

然謀五苓散證호대 勿索於水逆하고 須求於水入則吐라

夫渴欲飮水에 槪有三方焉하니

主之以白虎湯者는 以其潮熱也며

主之以五苓散者는 以其停水也며

主之以眞武湯者는 以其伏飮也니

然則未可以一症으로 而立其方者也니라

但津液不足에 渴欲飮水者는 常事니 不足怪也나

然水飮有餘에 反有渴欲飮水者는 奚故오 惑莫甚焉이라

不敢自是나 嘗竊以爲停水의 上衝極甚之故也일세라

若不然則 奈何以水入則吐乎아

一有病症에 因爾水氣潛在면 則未嘗不水氣上衝하야

而發熱煩渴하고 頭重冒眩하며 發作轉倒가 作焉하니

夫渴欲飮水라도 須據前後病情이라야 可免誤治라

譯 : 中風으로 發熱한 지 6, 7일이 경과해도 풀리지 않고 煩하며 表裏症이 있다. 渴症으로 물을 마시고 싶어 하지만 마시면 吐할 때는 水逆이라고 하니 五苓散으로 치료하라.

解 : 水逆은 水入則吐의 정황으로 동의반복어이나 五苓散證을 도모할 때 水逆이라는 모호한 표기에서 찾아서는 안 되고 반드시 물을 마시자마자 토하는 정황에서 구해야 한다. 渴欲飮水에는 대체로 세 가지 처방이 있다. 白虎湯으로 치료하는 것은 潮熱때문이며, 五苓散으로 치료하는 것은 心下의 停水때문이며, 眞武湯으로 치료하는 것은 腸間의 伏飮때문이니 하나의 증상으로 처방을 규정해서는 안 된다. 다만 津液不足에 渴欲飮水는 일반적인 사례이니 이상할 것이 없지만 체내에 水飮이 여유가 있는데도 오히려 渴欲飮水하는 것은 어떤 이유인가? 의혹이 이보다 심한 것이 없다. 감히 내 생각이 옳다고 할 수 없으나 '체내 정수의 상충이 극심한 연고 때문이다'라고 오래전부터 생각해 왔다. 만약 그렇지 않다면 어떤 이유로 물을 마시자마자 토하겠는가? 조금이라도 병증이 발생하여 이로 인하여 水氣가 체내에 潛在하면 水氣가 上衝하여 發熱煩渴 頭重冒眩 發作轉倒가 나타나므로 渴欲飮水할지라도 반드시 전후의 상황을 고려해야 그나마 誤治를 면할 수 있다.

53-發汗吐下後에 虛煩不得眠호대 若劇者 必反覆顚倒하고 心中懊憹어든 梔子豉湯으로 主之하고 若少氣者는 梔子甘草湯으로 主之하며 若嘔者는 梔子生薑豉湯主之하라.

解 : 不云煩不得眠하고 乃云虛煩不得眠者는 非他라

心中懊憹者는 非獨爲梔子豉湯症이오 而亦爲陷胸,承氣,瀉心湯症일세

故以虛煩으로 爲梔子豉湯口實이나 虛字는 是僭補라

夫梔子香豉之藥性이 太未及乎甘遂大黃,黃芩黃蓮하니

於是 特加虛字하야 其非熱實之因者를 隱然暗示나

使其後人으로 迷於虛字하야 而先入見을 助長焉하니 誤人之辜 大矣라

夫病症은 因病勢而作焉하니

熱煩일세 故不得眠하고 反覆顚倒하며 心中懊惱라

然則 方意는 盡在熱煩하니 何必待虛字리오

若少氣 若嘔어든 隨症而治之하야 加甘草生薑이라

方 : 梔子豉湯(梔子 14個, 香豉 4合)

梔子甘草湯(梔子 14個, 香豉 4合, 甘草 2兩)

梔子生薑豉湯(梔子 14個, 生薑 5兩, 香豉 4合)

梔子 : 主治 - 心煩

譯：汗・吐・下한 후에 虛煩하여 잠을 자지 못하고 만약 극심하여 몸을 이리저리 뒤척이며 心中(胸部)에 무엇인가 답답해 할 때는 梔子豉湯으로 치료하고, 만약 少氣(呼吸淺表, 호흡이 깊지 못함)할 때는 梔子甘草湯으로 치료하며, 만약 嘔吐할 때는 梔子生薑豉湯으로 치료하라.

解：煩不得眠이라고 표기하지 않고 虛煩不得眠이라고 표기한 것은 다른 이유가 아니다. 心中懊憹는 梔子豉湯만의 증상이 아니라 陷胸, 承氣, 瀉心湯證에도 나타나기 때문에 虛煩으로 梔子豉湯의 구실을 삼은 것이나 이것은 후인이 僭補한 것이다. 梔子・香豉의 藥性이 甘遂・大黃, 黃芩・黃蓮에 크게 미치지 못하기 때문에 특히 '虛' 자를 첨부하여 熱實이 원인이 아님을 은근히 암시한 것이나 후인들을 '虛' 자에 미혹케 하여 선입견을 조장하니 오류에 빠지게 한 잘못이 크다. 대체로 病症은 病勢로 인하여 나타난다. 熱煩으로 인하여 不得眠하고 反覆顚倒하며 心中懊惱한 것이다. 그러므로 方意는 오직 熱煩에 있는 것이니 어찌 '虛' 자가 필요한가? 만약 少氣 若嘔가 있거든 隨症而治之하여 甘草와 生薑을 가한다.

梔子：主로 心煩을 치료하며, 旁으로는 發黃을 치료한다. 煩의 치료는 黃連과 유사하지만, 利尿작용의 특성이 있다. 發黃은 울열이 해소되지 않은 상태에서 小便不利가 하나의 원인이니 梔子가 發黃을 치료하는 것은 解熱과 利尿작용의 특성 때문이다.

旁治 - 發黃

香豉 : 主治 - 心中懊憹

旁治 - 心中結痛, 心中滿而煩

54-發汗 若下之한대 **而煩熱**로 **胸中窒者**는 **梔子豉湯**으로 **主之**하라.

解 : 夫煩熱者는 病性病勢오 而胸中窒者는 病位病情이라

於是 仲景之治는 在其煩熱이오 不在胸中窒이나

仲景述症에 備胸中窒者는 以此로 知其煩熱輕重일세니

夫"木者는 以其實로 而知之"라하니 此之謂乎인저

柯琴이 解此條文曰 虛煩,虛熱,虛窒이라하니

奈何之根據로 而知其爲虛症乎아

但煩熱之胸中窒이 未劇於心痛結胸일세 故云云虛煩者는 猶可也나

別無相對之症하고 而乃云云曰 虛煩,虛熱,虛窒者는 不可也라

仲景은 未嘗以虛實로 而分其病人이어늘

後人은 以病人으로 而分其虛實하고

乃曰人蔘은 虛症之適이오 黃蓮은 實症之適이라하니

此案은 非唯不宜於古方之案이오 而必然 補藥 治療藥으로 二分하니

於是乎 生人之術이 衰焉이라

香豉：主로 心中懊憹를 치료하며, 旁으로는 心中結痛, 心中滿而煩을 치료한다.

譯：發汗하거나 혹은 下하였더니 煩熱로 인하여 胸中이 窒塞(답답함)한 데엔 梔子豉湯으로 치료하라.

解：煩熱은 病性과 病勢에 해당한다면, 胸中窒은 病位와 病情에 해당한다. 이런 경우 仲景의 치료는 煩熱에 있고 胸中窒에 있지 않다. 仲景이 증상을 기술하는데 胸中窒을 구비한 것은 이것으로 그 煩熱의 경중을 파악할 수 있기 때문이니, "나무는 각각의 열매로 안다"(누가복음)고 하였는데 이런 경우를 말한 것이다. 柯琴이 이 조문을 해석하면서 虛煩, 虛熱, 虛窒이라고 하였는데 무슨 근거로 그것이 虛症임을 알았는가? 다만 煩熱로 인한 胸中窒이 아직 心痛結胸에 이르지 못했기 때문에 虛煩이라고 말하는 것은 오히려 괜찮지만 별다른 비교 대상도 없이 虛煩, 虛熱, 虛窒이라고 말하는 것은 옳지 않다. 仲景은 일찍이 虛實로 병자를 구별하지 않았으나, 후인들은 병인의 몸 상태로 虛實을 구별하면서 人蔘은 虛症에 적합하고 黃蓮은 실증에 적합하다고 하니 이와 같은 의안은 古方의 의안에 맞지 않을 뿐 아니라 필연적으로 補藥과 治療藥으로 이분되어 마침내 생명을 살리는 학술이 쇠퇴하게 된 것이다.

55-傷寒五六日 大下之後에 身熱不去하고 心中結痛者는 未欲解也니 梔子豉湯으로 主之하라.

解 : 條文所謂"病發於陽 而反下之 熱入因作結胸
病發於陰 而反下之 熱入因作痞"라하니
是凡病의 疾瀉之例로 以此考之컨대
下之太早後에 歷驗壞病하고 終乃 分其胸痞,結胸하야 而謀其方意라
夫心中結痛者 雖甚於胸中窒이나 未及於結胸하니
不主以大陷胸湯하고 主之以梔子豉湯이나
結痛과 與結胸者는 實際難別하니 梔子豉湯不效어든 可與大陷胸湯이라
不云發熱하고 而乃云身熱者는 病不在表오 而在裏故也니
病位不同하면 方亦不同하야 因其所在而分之라
若不然則 發熱,有熱,身熱,往來寒熱者는 發熱一言으로 可以足矣어늘
奈何分別가
仲景之於病症也에 或單方 或一二方으로 主之하니
於是乎 其藥力之可達處와 其藥性之效驗症을 可知焉이라
與其後世之論模糊者와 不可同列而較也라

譯 : 傷寒 5, 6일이 지나 크게 下한 후에도 身熱이 내리지 않고 心中이 結痛한 것은 아직 풀리지 않은 것이니 이럴 때는 梔子豉湯으로 치료하라.

解 : 조문에서 소위 "病發於陽 而反下之 熱入因作結胸 病發於陰 而反下之 熱入因作痞"라고 하였는데 이것은 일체의 병증에 일단 빨리 사하시킨 예이다. 이 사실을 근거로 보면 下를 너무 빨리 한 후에 壞病들을 경험하고 나서 마침내 胸痞와 結胸을 구별하여 그 方意를 모색한 것이다. 心中結痛이 비록 胸中窒보다 중증이나 結胸에는 미치지 못하니 大陷胸湯으로 치료하지 않고 梔子豉湯으로 치료한다. 結痛과 結胸을 실제 임상에서는 구별하기 어려워 梔子豉湯으로 치료가 되지 않으면 大陷胸湯을 사용한다. 또한 發熱이라고 말하지 않고 표기를 바꾸어 身熱이라고 한 것은 병증이 表位에 있지 않고 裏位에 있기 때문이니 病位가 不同하면 처방도 또한 같지 않아 그 소재에 따라 분류한 것이다. 그렇지 않다면 發熱, 有熱, 身熱, 往來寒熱은 發熱 이 한마디로 충분한데 어찌 분별하였겠는가?

중경이 병증에 대해서 어떤 경우 단방으로 어떤 경우는 한두가지의 약물로 치료하니 이것으로 그 약력이 미치는 범위와 그 약성이 치료하는 병증을 알 수 있다. 후세의 모호하고 포괄적으로 거론한 학술과는 같이 비교할 수 없다.

56-傷寒下後에 **心煩腹滿**하야 **臥起不安者**는 **梔子厚朴湯**으로 **主之**하라.

解 : 心煩腹滿者는 病性病根이오 臥起不安者는 兆朕病情이니

以此而出彼하고 以彼而知此나

須據病根 而不述病情은 則不備오

不據病根 而但述病情은 則不明하니

與其不明으론 寧不備나 其不爲成文하얀 一也라

方意가 雖在心煩腹滿하고 不在臥起不安이나

然臥起不安者 其未至於'循衣摸牀 怵惕而不安 微喘直視'어늘

是之不察하고 或曰 梔子는 適於虛煩하니 乃以心煩으로 爲虛煩이라하고

腹滿도 以爲虛滿이라하야 此心煩腹滿者는 虛煩虛滿일세

故梔子厚朴湯主之라하니

若夫然則 大承氣湯의 厚朴枳實은 適於實滿하니 不適於虛滿이 必矣어늘

仲景 果何如哉아 實不知仲景治法者也니라

方 : 梔子厚朴湯(梔子 14箇, 厚朴 4兩, 枳實 4枚)

枳實 : 主治 - 結實之毒

旁治 - 胸滿胸痺, 腹滿腹痛

譯 : 傷寒에 下한 후에 心煩, 腹滿하여 臥起不安한 데엔 梔子厚朴湯으로 치료하라.

解 : 心煩腹滿이 病性과 病根이라면 臥起不安은 兆朕으로 病情에 해당한다. 이것(병근)으로 저것(병정)이 나타나고 저것으로 이것을 파악할 수 있지만, 반드시 病根에 근거하고도 病情을 갖추지 않으면 불비이고 病根에 근거하지 않고 단지 病情만 기술한 것은 불명이니 불명보다 차라리 불비가 좋지만 成文이 아니라는 점에서는 같다. 方意가 비록 心煩腹滿에 있고 臥起不安에 있지 않지만 臥起不安이 아직 大承氣湯의 循衣摸牀, 怵惕而不安, 微喘直視에 이르지 않았는데, 이것을 살피지 않고 혹자는 梔子는 虛煩에 적용하니 이 조문의 心煩은 虛煩이니 腹滿도 虛滿이라고 하면서 心煩腹滿은 虛煩虛滿이므로 梔子厚朴湯으로 치료해야 한다고 하였는데 만약 그렇다면 大承氣湯의 厚朴枳實은 實滿에만 적용하고 虛滿에 적용할 수 없는 사실이 분명한데 중경은 과연 어떻게 하였는가? 실로 仲景의 치법을 알지 못한 해석이다.

枳實 : 主로 結實之毒을 치료하며, 旁으로는 胸滿胸痺, 腹滿腹痛을 치료한다. 水飮이 凝結한 心下痞堅, 邪熱結實한 腹滿腹痛, 食積, 痰瘕 등을 치료한다.

57-傷寒에 醫以丸藥으로 大下之한대 身熱不去하고 微煩者는 梔子乾薑湯으로 主之하라.

解 : 一說에 古醫 以巴豆甘遂로 調劑丸藥하야 種種下之라하니

但其人이 丸藥未服之前에도 身熱煩躁어늘

丸藥으로 大下之한대 後遺症 猶在에 梔子乾薑湯으로 主之라

症方對照하면 則身熱者는 梔子主治하고 微煩者는 乾薑主治하니

於是乎 其爲寒熱交錯之症과 其爲陰病之兆를 可知也라

夫身熱煩躁者는 本梔子豉湯證이나 誤下後에

或轉屬陽病者는 歷梔子厚朴湯證하야

而至于大承氣湯證 大陷胸湯證이어나

或轉屬陰病者는 歷梔子乾薑湯證하야

而至于甘草乾薑湯證 乾薑附子湯證이라

若夫此證者는 轉變之際에 經過瞬息하야 察之不易니

實未知夫病勢始終하면 莫能捕捉其症하야 以得其方이어늘

條文中 無數變方者는 臨機應變者也니 眼目未及하면 莫能如此라

方 : 梔子乾薑湯(梔子 14箇, 乾薑 1兩)

譯 : 傷寒에 의사가 丸藥을 만들어 크게 下하였지만 身熱이 내리지 않고 微煩한 데엔 梔子乾薑湯으로 치료하라.

解 : 一說에 고의가 사하시킬 목적으로 巴豆와 甘遂로 丸藥을 조제하여 사용했다고 한다. 다만 그 사람이 丸藥을 복용하기 전에도 이미 身熱煩躁한 상태에 丸藥으로 크게 下한 후에 여전히 후유증이 남아 있어서 梔子乾薑湯으로 치료한 것이다. 증상과 처방을 대조해 보면 身熱은 梔子가 치료하고 微煩은 乾薑이 치료하니 이것으로 寒熱이 交錯한 증상과 陰病의 조짐을 알 수 있다. 身熱煩躁는 본래 梔子豉湯證이지만 誤下한 후에 혹 陽病으로 전속하는 것은 梔子厚朴湯을 지나 大承氣湯이나 大陷胸湯에 이르거나, 혹 陰病으로 전속하는 것은 梔子乾薑湯을 지나 甘草乾薑湯이나 乾薑附子湯에 이른다. 이와 같은 병증은 전변하는 과정 중에 경과가 빠르기 때문에 살피기 쉽지 않으니 실로 病勢의 시종을 알지 못하면 그 병증을 포착하여 처방을 얻을 수 없다. 조문 중에 많은 변방들은 임기응변의 처방이니 안목이 변화에 미치지 못하면 능히 이처럼 하기 어렵다.

58-下之後에 復發汗한대 晝日煩躁不得眠하고 夜而安靜하며 不嘔不渴하고 無表證 脈沈微하며 身無大熱者는 乾薑附子湯으로 主之하라.

解 : 大凡煩躁는 熱性陽病之候로 不過一症이어늘

曲盡其情하야 而云云曰 晝日煩躁不得眠하고 夜而安靜하니 何則고

非他라 是非陽病之候일세 故不可不要辨焉이라

所謂陽病者는 晝夜持續하고 陰病者는 夜而安靜이나

然其徵不足하야 於是 再擧不嘔不渴하고 三擧脈沈微身無大熱하니

夫嘔者는 痰飮之症으로 而少陽病之候며

凡渴者는 潮熱之症으로 而陽明病之候니

其不嘔不渴者에 吾知其非少陽病陽明病하고

其無表證者에 吾知其非太陽病하며

其脈沈微 身無大熱者에 終乃知其少陰病하야 乾薑附子湯主之하니

某症見焉하고 某症不見焉하니 而乃知其病位라

仲景之案 所以根據者는 以此也일세라

"無表證"云云者는 以此로 爲乾薑附子湯口實이나 不過贅言이라

方 : 乾薑附子湯(乾薑 1兩, 附子 1枚)

譯 : 下한 후에 다시 發汗하였더니 낮에는 煩躁하여 잠을 자지 못하고, 밤에는 안정되고 不嘔 不渴하고 이렇다 할 表證이 없는 상태에서 脈이 沈微하고 身에 大熱이 없을 때는 乾薑附子湯으로 치료하라.

解 : 대체로 煩躁는 熱性인 陽病의 증후로 하나의 증상에 불과하지만 그 정황을 두루 다하여 晝日煩躁不得眠 夜而安靜이라고 언급한 이유는 무엇인가? 다른 뜻이 아니다. 陽病의 증후가 아니기 때문에 자세한 변론을 요구한 것이다. 陽病은 병증이 주야로 지속하는 반면 陰病은 밤에는 안정되지만 그 증거가 부족하여 두 번째로 不嘔不渴을 제시하고 세 번째로 脈沈微身無大熱을 제시한 것이다. 대체로 嘔는 痰飮으로 발생하는 증상으로 少陽病의 증후이며 渴은 潮熱로 발생하는 증상으로 陽明病의 증후이다. 그 不嘔不渴로 少陽病과 陽明病이 아님을 추정할 수 있고 그 無表證으로 太陽病이 아니라는 사실을 알 수 있으며, 그 脈沈微 身無大熱로 보아 마침내 少陰病으로 보고 乾薑附子湯으로 치료하니 어떤 증상은 보이고 어떤 증상은 보이지 않으니 이에 그 病位을 알 수 있다. 중경의 의안이 근거주의인 이유는 바로 이 때문이다. "無表證"이라고 말한 것은 이것으로 본방의 구실로 삼고자 한 것이나 군더더기에 불과하다.

59-太陽病에 **發汗**한대 **汗出不解**하고 **其人仍發熱**하며 **心下悸 頭眩**하고 **身瞤動 振振欲擗地者**는 **眞武湯**으로 **主之**하라.

解 : 太陽病 發汗에 身瞤動 振振欲擗地는 人人 難發之劇症이어늘
突然而發者는 其人이 本有亡陽而蓄水가 潛在焉이라가
當誤治後에 蓄水之症이 因益發動故也일세라
觀茯笭四逆湯 茯笭桂枝白朮甘草湯 眞武湯條文하면
則發汗過多後에 其壞病之出者는 或四肢厥逆 筋惕肉瞤하고
或心下逆滿 氣上衝胸 起則頭眩 動經 身爲振振搖하며
或心下悸 頭眩 身瞤動 振振欲擗地하니 其症相似나 其方不相似는 奚故오
其因者 其惟水氣나 然因水氣變調之如何에 而病症之有輕重焉이라
心下滿 脇下滿者는 水飮停滯之狀이오
衝胸頭眩者는 水氣上逆之狀이며 身振振而搖者는 水氣動經之狀이오
振振欲擗地 劇症者는 伏飮衝逆之狀이니
古今諸醫曰 眞武湯方意는 復其陽而行其水라하니
竊謂 與其復陽而行水론 寧逐水而復陽이라
不然則 條文間에 奚必云云曰 有水氣,伏飮上溢乎哉리오

方 : 眞武湯(茯笭・芍藥・生薑 각 3兩, 白朮 2兩, 附子 1枚)

譯：太陽病에 發汗하였는데 땀이 나도 풀리지 않고 그 사람이 오히려 發熱하며 心下悸하면서 頭眩하며, 몸이 瞤動(쥐남, 떨림)하여 擗地(땅에 넘어짐)하는 데엔 眞武湯으로 치료하라.

解：太陽病 發汗에 身瞤動, 振振欲擗地와 같은 증상은 누구에게나 나타나긴 어려운 심각한 증상이지만 갑자기 발생하는 것은 그 사람이 본래 亡陽으로 蓄水의 병인이 내재한 상태에서 오치에 蓄水의 증상이 이로 해서 더욱 발동해 나타난 것이다. 茯苓四逆湯과 茯苓桂枝白朮甘草湯과 眞武湯의 조문(48, 46조)을 보면 發汗過多 후에 壞病의 증상은 혹 四肢厥逆 筋惕肉瞤하거나, 혹 心下逆滿 氣上衝胸하면서 起則頭眩 動經 身爲振振搖하며, 혹 心下悸 頭眩 身瞤動 振振欲擗地가 나타나니 그 증상은 서로 비슷하지만 그 처방은 같지 않은 이유는 무엇인가? 그 병인은 水氣이나 즉 水氣變調가 어떤가에 따라 병증에 경중이 있기 때문이다. 心下滿 脇下滿은 水飮이 停滯한 증상이라면, 衝胸頭眩은 水氣가 上逆한 증상이며, 身振振而搖는 水氣가 動經한 증상이며, 振振欲擗地와 같은 劇症은 伏飮의 衝逆한 증상이다. 古今의 많은 의사들은 眞武湯 方意는 復其陽하여 行其水라고 하는데 내 생각에는 復陽하면서 行水라기보다는 逐水하면서 復陽한다는 관점이 옳다고 본다. 그렇지 않다면 조문 중에 하필 水氣, 伏飮上溢과 같은 병인을 논하였겠는가?

60-傷寒醫下之한대 **續得下利**하야 **淸穀不止**하고 **身疼痛者**는 **急當救裏**하고 **後身體痛**이나 **淸便自調者**는 **急當救表**니 **救裏**엔 **宜四逆湯**이오 **救表**엔 **宜桂枝湯**이라.

校 : 傷寒醫下之 續得下利 淸穀不止 身疼痛者 宜四逆湯 後身體痛 淸便自調者 宜桂枝湯.

解 : 淸穀不止 身疼痛者는 病在裏니 內有寒水之候也오
淸便自調 身體痛者는 病在表니 皮下成汗之候也니
救裏엔 宜四逆湯이오 救表엔 宜桂枝湯이라하니
於是 古今諸醫가 不敢異意於此案이나
嘗竊以爲 先救裏後救表는 是非仲景本意니 何以知其然가하면
四肢微急 難以屈伸 小便不利者는 桂枝加附子湯主之하고
甚至 桂枝湯症 實腹痛者는 桂枝加芍藥大黃湯 主之온
何況淸穀不止 身疼痛者에 桂枝加乾薑附子湯 主之라도
何不可之爲아
桂枝湯方意는 外而解肌膚邪氣하고 內而散腹中水飮하니
非獨適於太陽病中風이오 而可適於太陰病腹痛 及少陰病寒水어늘
條文18 以桂枝湯으로 爲'攻其表'而亡其陽之緖하니
其無乃助長偏見乎잇가 實不知解肌所以爲復正氣者也니라

譯：傷寒에 의사가 下하였더니 계속 下利하면서 淸穀(소화되지 않은 변)이 멈추지 않고 身이 疼痛한 데엔 급히 裏를 구하고, 후에 身이 疼痛하지만 淸便(정상적인 대변)이 조절되면 급히 表를 구해야 하니, 救裏에는 四逆湯이 마땅하고, 救表에는 桂枝湯이 마땅하다.

解：淸穀不止와 身疼痛이 병이 裏에 있다는 內有寒水의 증후라면 淸便自調와 身體痛은 병이 表에 있다는 皮下成汗의 증후이다. 救裏에는 四逆湯이 합당하고, 救表에는 桂枝湯이 합당하다고 한다. 이에 예나 지금의 대다수 의사들이 이 의안에 대해 감히 이의를 제기하지 않지만, 내 견해로는 先救裏하고 나서 後救表는 仲景의 본의가 아니다. 어떻게 그런 사실을 아는가 하면 四肢微急 難以屈伸 小便不利에 桂枝加附子湯으로 치료하고, 심지어 桂枝湯症 實腹痛에는 桂枝加芍藥大黃湯으로 치료하였는데, 하물며 淸穀不止 身疼痛에 桂枝加乾薑附子湯으로 치료한들 어찌 불가능한 것이 되겠는가? 桂枝湯 方意는 外로는 肌膚의 邪氣를 해소하고 內로는 복중의 水飮을 해산하므로 오직 太陽病 中風에만 적용하지 않고 太陰病의 腹痛과 少陰病의 寒水에도 적용할 수 있는데, 18조문에 桂枝湯을 '攻其表'하여 亡其陽하는 단서로 인식하니 편견을 조장한 것이 아닌가? 실로 解肌하는 것이 곧 正氣를 회복시키는 것임을 몰라서 그런 것이다.

桂枝湯의 藥力이 (裏位)淸穀不止에 미치지 못한다는 것은 옳지만 淸穀不止에

桂枝湯藥力이 未及於淸穀不止는 可也나
不宜於淸穀不止는 未可也며
四逆湯藥力이 未及於身體痛은 可也나
不宜於身體痛은 未可也라
然則 救裏 宜四逆湯 救表 宜桂枝湯은 是非正文이오 亦非正法이라
猶桂枝湯 合四逆湯者가 賢於先救裏後救表之繁者也라

61-傷寒五六日에 **往來寒熱**하고 **胸脇苦滿**하야 **黙黙不欲飮食**하고 **心煩喜嘔**하며 **或胸中煩 而不嘔**어나 **或渴 或腹中痛 或脇下痞鞕**이어나 **或心下悸 小便不利**어나 **或不渴 身有微熱 或咳者**는 **小柴胡湯**으로 **主之**하라.

解 : 傷寒中風히 經過五六日하면 則轉屬少陽之時者는 大約言也니
未必固執於六經名分이오 未必商量於經過日數라
邪在表하면 則發熱惡寒하고 邪在裏하면 則發熱不惡寒하며
邪在表裏之間하면 則往來寒熱은 卽以其病位之特性也일세라
往來寒熱者는 惡寒往 而發熱來하고 發熱往 而惡寒來하니
卽惡寒 與發熱이 交代發生者也니 察其發熱之狀하면 則知其病位라
成無己曰 邪在表裏之間을 謂之半表半裏라하니

합당하지 않다는 것은 옳지 못하고,

반면 四逆湯의 藥力이 (表位)身體痛에 미치지 못한다는 것은 옳지만 身體痛에 합당하지 않다는 것은 옳지 못하다.

그러므로 救裏엔 四逆湯이 합당하고 救表엔 桂枝湯이 합당하다는 것은 正文이 아니며 또한 正法도 아니다. 오히려 桂枝湯과 四逆湯을 합방하는 것이 先救裏하고 後救表하는 번거로운 것보다 좋다.

譯 : 傷寒 5, 6일에 寒熱이 왕래하고 胸脇이 苦滿하여 묵묵하기만 하고 음식을 먹을 의욕이 없고, 心煩喜嘔하며, 혹 胸中이 煩하고 不嘔하거나, 혹 渴하거나, 혹 腹中痛하거나, 혹 脇下痞鞕하거나, 혹 心下悸 小便不利하거나, 혹 不渴히거나, 身에 微熱이 있으면서 혹 咳하는 데엔 小柴胡湯으로 치료하라.

解 : 상한과 중풍이 5, 6일이 경과하면 대체로 少陽으로 전속하는 시기를 대략 말한 것이니 육경의 명분을 반드시 고집할 필요가 없고, 경과한 일수를 따질 필요도 없다. 邪氣가 표위에 있으면 發熱惡寒하고, 裏位에 있으면 發熱不惡寒하며, 表裏의 사이에 있으면 往來寒熱하는 것은 즉 그 病位의 특성 때문이다. 往來寒熱은 惡寒이 가면 發熱이 오고 發熱이 가면 惡寒이 나타나니, 즉 惡寒과 發熱이 교대로 발생하는 것이니 發熱의 양상을 관찰하면 그 病位를 알 수 있다. 成無己는 邪가 表裏之間에 있는 것을 半表半裏라고 하였는데 감히 내 생각을 말하

敢竊謂曰 否矣라 汗吐下藥力이 未達之處를 謂之半表半裏라호라

若不然則 奈何之根據로 而知其邪在表裏間乎아

夫仲景治法은 始於汗吐下三法하야 而擴於和解法이어늘

後人이 立案於六經八綱辨證하야 於是乎 仲景書讀法이 亂焉이라

自古法而論之하면

病在表者를 未可以謂之表病이오

發汗之適症者를 始可以謂之表病也라하며

病在裏者를 未可以謂之裏病이오

瀉下之適症者를 始可以謂之裏病也라하며

病在半表半裏者를 未可以謂之半表半裏病이오

汗吐下藥力 未達之處者를 始可以謂之半表半裏病也라호라

半表半裏者는 胸脅間이니 即所謂兩界之隙地者也라

夫病邪가 轉變之中에 一但挾着於胸脇間하면

則對於表裏컨대 氣血水變調가 尤雜하고 而寒熱虛實이 混亂할세

故其病症이 繁하고 而其方藥이 雜矣라

據小柴胡湯하야 而考其病毒하면

則胸脇苦滿之因者는 爲水飮,熱鬱,氣塞也라

胸脇苦滿者는 病症之根이오 黙黙不欲飮食 心煩喜嘔者는 病根之情이니

病根이 彌深固하면 則病症이 彌擴大하니 所謂必然或然之症이 作焉이라

或曰 胸脇苦滿者는 肝氣鬱結이라하니 此實不知證候之意者也니

면 아니다. 汗・吐・下의 藥力이 도달하지 못하는 영역을 半表半裏라고 한다. 만약 그렇지 않다면 도대체 무슨 근거로 사기가 표리의 사이에 있는지 알겠는가? 仲景의 치법은 한・토・하 三法에서 시작해서 和解法으로 확대된 것인데 후인이 六經八綱辨證으로 입안하면서 仲景書讀法이 혼란해진 것이다. 고법의 관점에서 보면 病이 表位에 있는 것을 表病이라고 하지 않고 발한으로 치료되는 증상들을 비로소 표병이라 하고, 病이 裏位에 있는 것을 이병이라고 하지 않고 사하로 치료되는 증상들을 비로소 이병이라 하며, 病이 半表半裏에 있는 것을 半表半裏病이라고 하지 않고 한・토・하의 藥力이 도달하지 않는 영역의 병증들을 半表半裏病이라고 한다. 半表半裏는 胸脅間이니 즉 兩界의 隙地(틈)라고 한다. 일반적으로 病邪가 轉變하는 중에 일단 胸脇間에 협착하면 表裏에 비해 상대적으로 氣・血・水 變調가 더욱 복잡하고 寒熱虛實이 혼란하므로 그 병증은 잡다하고 그 처방이 복잡해진 것이다. 小柴胡湯을 근거로 그 病毒을 살펴보면 胸脇苦滿의 원인은 水飮, 熱鬱, 氣塞이다. 胸脇苦滿이 病症의 근거라면 默默不欲飮食 心煩喜嘔는 病根의 정황이다. 病根이 深固할수록 病症은 더욱 확대되니 소위 必然의 증상과 或然의 증상이 나타나는 것이다. 혹자가 말하기를 胸脇苦滿은 肝氣鬱結이라 하니 이것은 실로 證候의 뜻을 알지 못한 것으로 仲景書의 교훈은 다른 것이 아니라 內外의 일체 병인에 관계없이 胸脇苦滿이 觸指되면 小柴胡湯을 사용할 수 있다는 것이다. 默默不欲飮食은 胸脇苦滿으로 인해 정신이 昏昏하여 말하기를 좋아하지 않게 됨이고, 心煩喜嘔는 水熱이 心胸 부위로 격동하면서 나타난 증상으로, 胸脇苦滿 默默不欲飮食 心煩喜嘔가 필연적인 症이라면

仲景書之訓은 非他니

無有一切病因히 而胸脇苦滿이 觸指어든 可與小柴胡湯이라

默默不欲飮食者는 因胸脇苦滿하야 而精神昏昏하야 不好語言也오

心煩喜嘔者는 水熱이 激動於心胸也라

胸脇苦滿 默默不欲飮食 心煩喜嘔者는 必然之症이오

或胸中煩 而不嘔 或渴 或腹中痛 或脇下痞鞕

或心下悸 小便不利 或不渴 身有微熱 或咳者는 或然之症이라

胸中煩호대 而不嘔者는 輕於心煩喜嘔오

夫嘔者는 少陽症이오 渴者는 陽明症이니 此所謂病機之症者也라

渴而嘔者는 轉屬陽明이나 而未出於少陽하니

服小柴胡湯하야 而渴解者는 以 "上焦得通 津液得下 胃氣因和"也일세라

渴甚者는 轉入陽明하야 而胃氣不和,胃中乾者也니

隨其見症하야 而白虎湯 調胃承氣湯 大承氣湯治之라

方 : 小柴胡湯(柴胡・半夏 각 半斤, 黃芩・人蔘・甘草・生薑 각 3兩, 大棗 12枚)

或胸中煩 而不嘔 或渴 或腹中痛 或脇下痞鞕 或心下悸 小便不利 或不渴 身有微熱 或咳는 개연성의 症이다. 胸中煩하지만 不嘔하면 心煩喜嘔보다 가벼운 증상이다. 嘔가 少陽症이라면 渴은 陽明症으로 이른바 病機의 症이다. 渴而嘔는 陽明으로 전속한 것이지만 완전히 少陽을 벗어난 것은 아니다. 小柴胡湯을 복용하면 渴症이 해소되는 것은 "상초가 통하면서 津液이 내려와 胃氣가 이로 해서 조화를 이루기 때문이다". 渴症이 심한 것은 陽明으로 전입하여 胃氣不和, 胃中乾한 것이니 병증의 상황에 따라 白虎湯, 調胃承氣湯, 大承氣湯으로 치료한다.

62-傷寒四五日에 **身熱惡風**하고 **頸項强 脇下痛**호대 **手足溫而渴者**는 **小柴胡湯**으로 **主之**하라.

解 : 或云 "足少陽膽經 流周於頸項 脇下 故少陽病 小柴胡湯證"이라하고

或云 "身熱而渴 陽明病 惡風項强 太陽病 脇下痛 少陽病之候

故三陽合病"이라하니 皆迷於名分하야 以不知證候之意者也니라

病邪가 一但挾着於胸脇表裏間하면

則其病勢는 未始不及於表裏二位일세

故有太陽病陽明病之嫌이나

其病根이 尙在胸脇하니 小柴胡湯 主之라

大凡渴者는 裏熱之候로 津液爲熱邪所耗나

然六經病에 皆有之하니 隨其病證하야 而淸之 利之 和之 下之 溫之라

譯 : 傷寒 4, 5일에 身熱 惡風하고 頸項이 强直되고 脇下痛이 있으면서 手足이 溫하면서 渴한 데엔 小柴胡湯으로 치료하라.

解 : 혹자는 "足少陽膽經이 流周於頸項 脇下하니 故少陽病의 小柴胡湯證"이라 하고, 혹자는 "身熱而渴은 陽明病이오, 惡風項强은 太陽病이며, 脇下痛은 少陽病의 증후로 三陽合病이라" 하니, 모두 名分에 미혹되어 실로 증후의 의미를 알지 못한 것이다. 病邪가 일단 胸脇의 表裏 間에 협착하면 그 病勢는 表裏 二位에 영향을 미치게 마련이다. 그러므로 太陽病과 陽明病의 혐의를 갖지만 그 病根은 오히려 胸脇에 있으니 小柴胡湯으로 치료한다.

대체로 渴은 裏熱의 증후로 津液이 熱邪에 의해 소모된 것이지만 六經病에 모두 나타나는 증상이므로 그 병증에 따라 淸熱, 利水, 和解, 下屎, 回陽한다.

63-傷寒에 **陽脈濇 陰脈弦**하면 **法當腹中急痛**하니 **先與小建中湯**하고 **不差者**는 **小柴胡湯**으로 **主之**하라.

校 : 傷寒 脈濇弦 腹中急痛 先與小建中湯 不差者 小柴胡湯主之.

解 : 唯脈症之據하야 而立其方하면 未免誤治라

陽脈濇 陰脈弦者는 要略之文이 誤入正文이나 模糊不明하니 不可强解라

敢竊謂 小建中湯者는 桂枝湯에 增芍藥加膠飴하니

其爲腹直筋拘攣甚하고 而急痛이라 不差 而有柴胡症者어든 小柴胡湯主之라

方 : 小建中湯(膠飴 1升, 芍藥 6兩, 桂枝・生薑 각 3兩, 甘草 2兩, 大棗 12枚)

64-傷寒中風에 **有柴胡症**이 **但見一症**이면 **便是**니 **不必悉具**니라.

解 : '寒熱往來 胸脇苦滿 黙黙不欲飮食 心煩喜嘔'의 此必然之症에

但見一症하면 有柴胡症이니 不必悉具오 或然之症은 不與焉이라

譯 : 상한에 陽脈이 濇하고 陰脈이 弦하면 대개 갑자기 배가 아플 수 있으니 먼저 小建中湯을 써보고 차도가 없다면 小柴胡湯으로 치료하라.

解 : 오직 脈症만을 근거로 처방을 구성하면 誤治를 면하기 어려우며, 陽脈濇 陰脈弦은 『要略』의 글이 잘못해서 중경의 글에 들어온 것이나 맥상이 모호하고 불분명하니 억지로 해석할 필요가 없다. 내 생각에 小建中湯은 桂枝湯에 芍藥을 증량하고 膠飴를 첨가한 것이니 腹直筋拘攣이 甚하면서 急痛이 있기 때문이다. 주어도 차도가 없으면서 柴胡症이 보이면 小柴胡湯으로 치료한다.

譯 : 傷寒 中風에 柴胡症 가운데 단 하나의 증상만 보여도 柴胡症이니 반드시 모두 갖출 필요가 없다.

解 : 寒熱往來, 胸脇苦滿, 默默不欲飮食, 心煩喜嘔의 필연적인 증상 가운데 하나의 증상만 보여도 柴胡症을 갖춘 것이니 반드시 모두 갖출 필요가 없고 或然之症은 여기에 해당하지 않는다.

65-凡柴胡湯病症에 而下之한대 若柴胡證不罷者에 復與柴胡湯하면 必蒸蒸而振호대 却發熱汗出而解니라.

解 : 誤治後에 柴胡證不罷어든 復與柴胡湯이니
非必止于柴胡湯이오 凡方如此라
鬱熱發越之前에 '蒸蒸而振 却發熱汗出而解'하면 是瞑眩反應이니
與 '服湯已渴者 寒去欲解'와 及'先煩 乃有汗而解'로 同類라
萬若 豫後未知하고 當瞑眩之症하면 則不以爲壞病變症者 鮮矣라

夫振者는 身振振而動搖니 所謂戰慄也라
邪氣與正氣 相爭之中에 自戰慄하나니
病症이 欲解之時에 必發振 而汗出解라
以此考之컨대 太陽病 惡寒惡風에 戰慄潛在者를 可知也라
至于今히 以仲景書로 爲龜鑑者는 其描寫逼眞일세니
不據實證하고 乃欲得信者 未之有也라

譯 : 일반적인 柴胡湯 病症에 下하였는데 만약 柴胡症이 치료되지 않았을 때 다시 柴胡湯을 쓰면 반드시 蒸蒸(더위를 느낌)하면서 몸을 떨다가 갑자기 發熱 汗出하고는 병증이 해소되는 경우가 있다.

解 : 誤治 후에 柴胡證이 치료되지 않았거든 다시 柴胡湯을 주면 된다. 반드시 시호탕에만 해당하는 것이 아니라 다른 처방도 이와 같다. 鬱熱이 發越하기 전에 몸을 떨면서 전율감을 느끼다가 갑자기 발열하면서 땀을 흘리고 나면 병증이 해소되는 것은 일종의 瞑眩의 반응으로 '服湯已渴者 寒去欲解'와 '先煩 乃有汗而解'처럼 같은 현상이다. 만약 이런 예후를 사전에 파악하지 못하면 이 명현반응을 당해서 壞病이나 變症으로 생각하지 않는 사람이 드물다.

대체로 振은 몸이 파르르 떨면서 동요하는 것이니 이른바 戰慄로 邪氣와 正氣가 서로 싸우는 중에 저절로 전율하는 것이니 병증이 해소되려는 상황에는 반드시 發振하면서 땀을 흘리고 해소된다. 이것으로 보면 太陽病 惡寒惡風에 戰慄이 잠재하고 있음을 알 수 있다. 오늘에 이르기까지 仲景書를 귀감으로 여기는 것은 그 묘사가 사실에 가깝기 때문이니 실증을 근거하지 않고 사람에게 신뢰감을 얻은 경우는 없다.

66-傷寒二三日에 心中悸而煩者는 小建中湯으로 主之하라.

校 : 傷寒二三日 裏急 腹皮拘急 急痛 心中悸而煩者 小建中湯 主之.

解 : 據傍例而觀之하면 當名之以桂枝加膠飴湯이어늘

奚必更名曰 小建中湯乎아

嘗竊以爲 要略之方이 誤入經方이라

建中也者는 指其方意也니 以其方意로 命名其方者는 後人手法也라

或心中悸而煩者에 可與茯苓黃連類하니

唯此症者에 與小建中湯은 未可也라

要略의 小建中湯方意가 適於虛勞하야 乃列擧症狀曰

“裏急悸衄 腹中痛 夢失精 四肢痠疼 手足煩熱 咽乾口燥”나

但見症狀之列하고 而不見病勢之症하니

於是乎 方謀仲景이나 文不謀正文을 可知라

且夫虛勞者는 病名病因이니 虛勞之爲病이 不翅千萬이어늘 豈但止此리오

須據桂枝湯證호대 而心中悸而煩者에 小建中湯 主之라

方 : 小建中湯(桂枝湯 加 膠餌 1升)

膠餌 : 作用 恰似甘草 治急迫

譯：傷寒으로 2, 3日이 지나 心中悸하면서 煩할 때는 小建中湯으로 치료하라.

解：일반적인 사례에 따르면 桂枝加膠飴湯이라고 해야 하는데 하필이면 小建中湯으로 처방의 이름을 바꾸었을까? 생각으로는『要略』의 처방이 잘못해서 중경서로 들어온 것으로 본다. 建中이라는 이름에는 方意를 지시하는 의미를 지니고 있는데 方意로 그 方을 명명하는 것은 후인들의 수법이다. 혹 心中悸而煩에는 茯苓・黃連類를 사용하니 오직 이 증상에 小建中湯을 사용하는 것은 문제가 있다.『要略』의 小建中湯 方意가 비록 虛勞에 적용하여 다음과 같은 증상 "裏急悸衄, 腹中痛, 夢失精, 四肢痠疼, 手足煩熱, 咽乾口燥"들을 나열했지만 症狀의 나열만 보이고 病勢의 증상은 보이지 않으니 이에 처방은 중경을 따랐지만 글 쓰는 방식은 正文을 도모하지 않은 것을 알 수 있다. 虛勞는 病名이며 病因으로 虛勞로 인한 병증이 헤아릴 수 없으니 어찌 이 증상으로 끝나겠는가? 반드시 桂枝湯證을 근거로 心中悸而煩한 경우에 小建中湯으로 치료한다.

膠餌：작용은 甘草와 흡사하여 급박을 치료한다. 甘草는 性平하여 表裏, 陰陽, 虛實의 각 증상에 통용되지만 膠餌는 大溫하여 예로부터 小兒와 產婦의 滋養物로 써왔다고 한다.

67-太陽病十餘日에 **反二三下之**한대 **後四五日**에 **柴胡證仍在者**는 **先與小柴胡湯**하고 **嘔不止**하야 **心下急 鬱鬱微煩者**는 **爲未解也**니 **與大柴胡湯**하야 **下之則愈**니라.

校 : 太陽病十餘日 反二三下之 後四五日 柴胡證仍在者 先與小柴胡湯 嘔不止 心下急 鬱鬱微煩者 與大柴胡湯.

解 : 誤治後에 經過無關히 柴胡證仍在어든 復與小柴胡湯하고
心下急迫하야 鬱鬱微煩 而嘔者는 甚於胸脇苦滿 心煩喜嘔者也니
加大黃枳實은 其爲內實腹滿之兆니 與大柴胡湯으로 下之則愈라
大柴胡湯 大承氣湯 大陷胸湯이 歸屬下劑者는 即以大黃이니
康平本 大柴胡湯方에 無大黃하니
註曰"加大黃二兩하니 恐不爲大柴胡湯"이라하니
然則 方之大小者는 非但以病症輕重이오 而以大黃有無也라

方 : 大柴胡湯(柴胡・半夏 각 半斤, 生薑 5兩, 黃芩・芍藥 각 3兩, 大黃 2兩, 枳實 4枚, 大棗 12枚)

譯：太陽病 10여 일 무렵에 잘못해서 2, 3차례 下하였는데도 그 뒤 4, 5일이 지나서도 柴胡證이 오히려 남아 있다면 먼저 小柴胡湯을 주고, 嘔가 그치지 않고 心下가 急하면서 鬱鬱(답답함)하게 微煩하다면 아직 풀리지 않은 것이니 大柴胡湯을 주어 下하면 낫는다.

解：誤治 후에 經過와 관계없이 柴胡證이 여전히 남아 있다면 다시 小柴胡湯을 주고, 心下가 급박하면서 鬱鬱微煩하고 嘔하는 것은 胸脇苦滿 心煩喜嘔보다 심한 중증으로 大黃과 枳實을 더한 것은 內實腹滿의 조짐 때문이니 大柴胡湯을 주어 下하면 병증이 해소된다. 大柴胡湯, 大承氣湯, 大陷胸湯이 모두 下劑로 귀속된 것은 바로 大黃 때문이다. 康平本에는 大柴胡湯方에 大黃이 없는데 그 註解에 大黃 二兩을 가하지 않으면 大柴胡湯이 될 수 없다고 의문을 제기한 것으로 보아 처방의 대소는 비단 病症의 경중 때문만이 아니라 大黃의 有無 때문이다.

68-傷寒 十三日不解하야 胸脇滿而嘔하고 日晡所發潮熱이라가 已而微利면 此本柴胡證이어늘 下之而不得利라가 今反利者는 知醫以丸藥下之니 非其治也오 潮熱者는 實也니 先宜小柴胡湯以解外하고 後以柴胡加芒硝湯으로 主之하라.

校 : 傷寒 十三日不解 胸脇滿而嘔 日晡所發潮熱者 與小柴胡湯 苦滿難解 日晡所發潮熱者 柴胡加芒硝湯主之.

解 : 此病證者 少陽病未解하야 轉屬陽明病에 宜小柴胡湯이어늘

先此時에 醫以丸藥으로 下之한대 而不得利者也라

何以知其然가하면 丸藥之效가 遲於湯藥之性일세 已而微利라

潮熱者는 實也니 可宜柴胡,承氣之湯이오 不宜巴豆,甘遂之丸이라

於是乎 非其治者를 可知也오 而當時醫案者를 可知也라

胸脇滿而嘔者는 柴胡湯證具나 日晡所發潮熱者는 陽明之候며

潮熱胃實로 因爾腹滿하고 或不大便이라도 宜小柴胡湯이라

服小柴胡湯에 胸脇滿解하야 上焦得通하고 津液得下하면 胃氣因和나

然潮熱嘔逆이 不解者는 邪氣가 轉屬內位니 柴胡加芒硝湯主之라

當時에 醫以爲芒硝主治를 與其下燥屎론 寧解潮熱이오

萬若 潮熱不解하야 而至其劇하면 則燥屎之將至나 其未然旣然에 可用之라

且夫仲景 未嘗囿於虛實일세 故人蔘과 與芒硝를 倂用之나

譯 : 傷寒이 13일이 경과하였는데도 풀리지 않으면서 胸脇이 滿하여 嘔하며 日晡所(일몰 시)에 熱을 발하다가 바로 뒤에 조금 하리하거든 이것은 본래 柴胡證이어늘 下하였지만 不得利하다가 이제 도리어 下利하는 것은 의사가 丸藥으로 下한 것을 알 수 있으니 그것은 올바른 치료가 아니다. 潮熱은 實이니 먼저 마땅히 小柴胡湯으로 外를 풀고, 후에 柴胡加芒硝湯으로 치료하라.

解 : 이 조문의 병증은 少陽病이 아직 해소되지 않은 상태에서 陽明病으로 일부 전속된 상황에 小柴胡湯을 사용해야 하는데 이에 앞서 의사가 丸藥으로 下하려고 하였지만 下하지 못한 경우이다. 어떻게 그런 사실을 아는가 하면 대체로 환약의 효과는 湯藥의 속성보다 더디므로 얼마의 시간이 경과하고 나서 조금 下利한 것이다. 潮熱은 實症이니 柴胡湯이나 承氣湯이 합당하고, 巴豆와 甘遂로 만든 丸藥은 합당하지 않다. 이것으로 그 올바른 치료가 아님을 알 수 있으며, 또한 당시의 의안도 알 수 있다. 胸脇滿而嘔는 시호탕증을 갖춘 것이나 日晡所發潮熱은 陽明의 증후이며 潮熱胃實로 해서 腹滿하고 或 不大便한 경우에도 小柴胡湯으로 치료할 수 있다. 小柴胡湯을 복용하면 막혀 있던 흉협 부위가 해소되면서 上焦가 통하여 津液이 胃部로 내려오면 胃氣가 조화를 이룬다. 만약 潮熱과 嘔逆이 해소되지 않은 것은 邪氣가 보다 內位로 전속한 것이니 柴胡加芒硝湯으로 치료한다. 당시 의사들은 芒硝의 主治를 下燥屎보다는 解潮熱하는 것으

然嚴分於虛實者는 難以併用하니 不囿於名分이라야 可以知古醫眞境이라

方 : 柴胡加芒硝湯(柴胡 2兩 16銖, 人蔘・芒硝 각 2兩, 黃芩・甘草・生薑 각 1兩, 半夏 20枚, 大棗 4枚)

69-傷寒 十三日不解하고 過經時譫語者는 以有熱也니 當以湯下之오. 若小便利者는 大便當鞕이어늘 而反下利하고 脈調和者는 知醫以丸藥下之니 非其治也라. 若自下利者는 脈當微하고 厥이어늘 今反和者는 此爲內實也니 調胃承氣湯으로 主之하라.

校 : 傷寒 十三日不解 時譫語 大便鞕者 調胃承氣湯主之.

解 : 吾聞之하니 "過經不解者는 由七八日已後로 至十三日已後히 病轉에 一候二候도 猶不痊解也"라하니

然則 過經譫語者는 至十三日히 病症不解하고 而譫語者也라

凡譫語者는 以內熱之候일세 故不可發汗이오 而可下之症者也니

發汗不可하니 病不在表오 而在裏니 以此로 知其病位하고

可下(解潮熱而生津液)則愈하니 以此로 知其病性病因이니

로 여겼다. 만약 潮熱이 해소되지 않아 극한 상황에 이르면 燥屎가 형성될 수 있지만 그런 상황이 발생하기 전이나 발생한 후라도 芒硝를 사용할 수 있다. 또한 仲景은 일찍이 虛實의 개념에 얽매이지 않아 人蔘과 芒硝를 병용했지만 虛實을 지나치게 구분하는 사람은 병용하기 어렵다. 명분에 구애받지 않아야 고의의 본 모습을 알 수 있다.

譯 : 傷寒으로 13일이 지나도 풀리지 않고 過經하여 때로 譫語하는 것은 熱이 있기 때문이니 마땅히 湯劑로 下해야 한다. 만약 小便이 利하면 大便은 마땅히 굳어야 하는데 반대로 下利하고 脈이 調和한 것은 의사가 丸藥으로 조제하여 瀉下한 때문이니 올바른 치료가 아니다. 만약 스스로 下利하는 경우에는 맥은 마땅히 微하고 사지는 厥冷해야 하는데 지금 오히려 和한 것은 內實(潮熱) 때문이니 調胃承氣湯으로 치료하라.

解 : 내가 듣기로는 "過經不解는 七八日이후 十三日에 이르도록 병증이 전변하면서 한가지 증후나 두가지 증후가 오히려 온전히 해소되지 않는 것"이라고 하니 過經譫語는 十三日이 지나도 병증이 해소되지 않다가 섬어증이 생긴 것을 뜻한다. 대체로 譫語는 內熱에 의한 증후이기 때문에 發汗해서는 안 되고 下해야 하는 증상이다. 不可發汗의 관점에서 보면 병증이 表에 있지 않고 裏에 있다는 것이니 이것으로 그 病位를 알 수 있으며, 下(解潮熱而生津液)하면 치료되니 이 사실로 보아 그 熱이라는 病性과 脫津이라는 病因을 알 수 있으니

志仲景者 宜以病症之徵으로 謀病位, 病性, 病毒之案이라

但不云譫語하고 而特云時譫語者는 以潮熱發作也니

當潮熱發作하야 發譫語하고 當潛伏하야 未發하나니 故云曰 時譫語라

仲景微意도 在此오 潮熱情況도 亦在此라

內有潮熱에 以小便利不利로 知大便鞕不鞕者는

當時에 以小便自利로 爲津液偏滲할세 故云曰 大便當鞕이라하니

是非經驗之得하면 則莫能如此之述也라

然則 潮熱호대 而小便利하면 則大便當鞕이어늘

而反下利者는 醫以丸藥下之故也일세라

夫自下利者는 當脈微而厥이어늘 反脈調和而不厥하면

此爲內實者也니 調胃承氣湯 主之라

雖然 譫語者는 潮熱之候로 已有實熱之意하니

不待竄入有熱이라도 而知其有熱이오

亦以內實로 爲調胃承氣湯之口實이나 是後人僭補며

但以脈和로 爲內實者는 無乃其徵不足乎잇가

須察譫語 潮熱 腹滿 大便鞕이라야 始知其爲內實者也니라

중경서를 공부하는 사람은 마땅히 病症의 근거로 病位, 病性, 病毒의 의안을 도모해야 한다. 다만 譫語라고 언급하지 않고 時譫語라고 특히 언급한 것은 潮熱發作의 연고 때문이니 潮熱이 發作할 때는 譫語가 발하고 潛伏할 때는 未發하기 때문에 時譫語라고 말한 것이다. 중경의 깊은 뜻도 여기에 있으며 조열의 정황도 여기에 있다. 潮熱이 있는 경우 小便의 利不利로 大便의 鞕不鞕을 파악한 것은 당시에 小便自利로 津液이 한쪽으로 새어나간다고 여겨 大便當鞕이라고 말한 것이니 경험적 사실이 아니면 이처럼 기술할 수 없다. 그러므로 潮熱이 있으면서 小便이 利하면 大便은 마땅히 鞕해야 하는데 도리어 下利하는 것으로 보아 의사가 사전에 丸藥으로 下利했기 때문이다. 下利하면 마땅히 脈微하고 사지가 厥冷해야 하는데 도리어 脈이 調和를 이루고 厥冷하지 않으면 이것은 內實로 보이니 調胃承氣湯으로 치료한다. 그러나 譫語는 潮熱의 증후이므로 이미 實熱의 뜻이 내포되어 있으니 有熱이라는 말을 몰래 삽입하지 않아도 熱이 있다는 사실을 알 수 있고 또한 內實이라는 말로 調胃承氣湯의 구실로 삼았지만 이것은 후인의 僭補이며 단지 脈調和만을 근거로 內實로 여기는 것은 그 증거가 부족한 것이 아닌가? 반드시 譫語, 潮熱, 腹滿, 大便鞕을 살펴 이것에 근거해야 비로소 內實이 된 사실을 알 수 있다.

70-太陽病不解에 **熱結膀胱**하야 **其人如狂**이어든 **血自下 下者愈**하나니. **其外不解者**는 **尙未可攻**이오 **當先解外**하야 **外解已**하고 **但小腹急結者**는 **乃可攻之**니 **宜桃核承氣湯**이라.

校 : 其人如狂 煩躁 小腹急結者 宜桃核承氣湯 血自下 則愈.

解 : '熱結膀胱, 熱入血室, 熱在下焦' 若是之案은 足以資條文이나
然此案所來를 不訊하고 而欲信其病因하면 '僭而無徵'者也라
乃以小腹急結과 煩躁狂症으로 謀其熱結膀胱者는 猶可也나
此病症不察하고 但據熱結膀胱하야 而謀方意者는 不可也라
若不然則하면 奈何之根據로 而知其爲熱結膀胱乎哉리오
小腹急結者는 瘀血蓄固之狀이니 病根也오
其人如狂者는 瘀血上衝之候니 病情也라
熱結膀胱은 非他라 卽以其病根病情으로 始可以推其病因也라
觸診小腹에 急結之痛이 設不應이라도 而煩躁狂症이 乃見이어든
瘀血潛在者也니 與桃核承氣湯은 是經方活用之法이라
血自下者愈는 經驗之事니 於是乎 桃核承氣湯方意를 可知焉이라
太陽病不解에 下之太早면 或'陽氣內陷 心下因鞕 則爲結胸'일세
故云云曰 "其外不解者 尙未可攻"이라

譯：太陽病이 해소되지 않은 상태에서 熱이 膀胱에 結하여 그 사람이 마치 狂(미친 사람처럼 날뜀)한 것 같고 저절로 下血한다. (血自下는 문맥상 불통하기 때문에 下血하면 자연히 낫는다는 의미로 읽는 게 맞다.) 그러나 外症이 不解한 데는 오히려 공격해서는 안 되므로 먼저 外症을 해결하고, 少腹이 急結한 데엔 공격할 수 있으니 桃核承氣湯이 합당하다.

解：'熱結膀胱, 熱入血室, 熱在下焦'와 같은 의안은 조문해석에 도움이 되지만 이런 의안이 나타난 연유를 파악하지 않고 오직 이 병인의 개념을 믿으면 참람하여 증거가 없는 것이 된다. 그러므로 小腹急結과 煩躁狂症으로 熱結膀胱의 개념을 이해하는 것은 옳지만 이 병증을 살피지 않고 단지 熱結膀胱을 근거로 方意를 모색하는 것은 옳지 않다. 만약 그렇지 않다면 무슨 근거로 熱結膀胱된 사실을 알 수 있겠는가? 小腹急結은 하복부에 瘀血이 蓄固한 증상으로 病根이라면, 其人如狂은 瘀血이 上衝하면서 나타나는 病情이다. 熱結膀胱은 다름이 아니라 病根과 病情의 증상을 통해 비로소 그 病因을 추론한 것이다. 小腹을 촉진하여 急結한 통증이 설령 반응하지 않더라도 煩躁狂症이 나타나면 瘀血이 잠재한 것으로 보고 桃核承氣湯을 사용할 수 있다. 이것이 經方을 활용하는 방법이다. 복용 후에 하혈하면 치료되는 것은 경험적 사실로서 이것을 통해 桃核承氣湯의 方意를 알 수 있다. 그러나 太陽病이 해소되지 않은 상태에서 공격(下之)을 너무 서두르다 보면 혹 陽氣가 內陷하여 이로 인하여 心下에 鞕하면 結胸이 발생하기 때문에 아직 外症이 해소되지 않으면 오히려 공격해서는 안 된다고 언급한 것이다.

方 : 桃核承氣湯(桃仁 50箇, 大黃 4兩, 桂枝・甘草・芒硝 각 2兩)

桃仁 : 主治 - 瘀血, 少腹滿痛

旁治 - 腸癰, 婦人經水不利

71-傷寒八九日에 **下之**한대 **胸滿煩驚**하야 **小便不利**하고 **譫語**하며 **一身盡重 不可轉側者**는 **柴胡加龍骨牡蠣湯**으로 **主之**하라.

解 : 煩躁者는 手足躁急之狀이오 煩驚者는 心胸驚悸之狀이니

胸滿煩驚者는 病根이오 小便不利者는 病機며

譫語者는 病性이오 一身盡重 不可轉側者는 病情이라

夫病機病性病情者는 病根之候나 治法은 多譲於病根病機라

龍骨牡礪鉛丹의 石鑛物 主治는 大凡鎭心鎭驚하니

其甚於桂枝牡礪의 胸腹有動과 及黃連黃芩 胸中有熱을 可知라

但病根,病機,病性,病情者는 隨時隨處하야 而變焉하니 何常之有리오

小便不利하야 而胸滿하면 則其方意는 在利小便하고

熱鬱胸滿하야 而小便不利하면 則其主症은 不在小便不利라

蔡仁植曰 "此條文之證者는 少陽裏證者也니 與小柴胡湯하야

和解而逐飮通津하고 加龍骨하야 鎭定于肝膽神經之越"이라하니

敢竊謂曰 少陽裏證者는 猶可나 然經絡配屬者는 不可라

桃仁：主로 瘀血 少腹滿痛을 치료하고, 旁으로는 腸癰과 婦人 經水不利를 치료한다.

譯：傷寒 8, 9일에 下하였더니 胸滿하고 煩驚하면서 小便不利하고 譫語하며 온몸이 무거워 돌아눕기가 곤란할 때는 柴胡加龍骨牡蠣湯으로 치료하라.

解：煩躁가 手足이 躁急한 모습이라면 煩驚은 心胸의 驚悸한 증상이다. 胸滿煩驚은 病根이고, 小便不利는 病機이며, 譫語는 病性이고, 一身盡重 不可轉側은 病情이다. 病機, 病性, 病情은 病根의 증후이나 治法은 대부분 病根과 病機에서 찾는다. 龍骨・牡礪・鉛丹의 石鑛物은 대부분 鎭心鎭驚 효능이 있는데 桂枝・牡礪의 胸腹有動이나 黃連・黃芩의 胸中有熱보다 심한 데에 사용한 것을 알 수 있다. 다만 病根, 病機, 病性, 病情은 시간과 상황에 따라 변하니 어찌 고정된 개념이겠는가? 小便不利로 胸滿하게 되면 그 처방의 방향은 利小便에 있으며 熱鬱胸滿하여 小便不利가 발생했다면 그 主症은 小便自利에 있지 않다.

蔡仁植은 "이 조문의 證은 少陽裏證이니 小柴胡湯을 주어 和解시켜 逐飮通津하고 加龍骨하여 肝膽神經의 浮越을 진정시킨다"고 하였다.

감히 말하건대 少陽裏證은 그래도 옳지만 經絡配屬은 옳지 못하다. 학술을 논하는데 세상 어떤 사람도 가설이 없지 않고 하자가 없지 않지만 大節이 범위를

夫學術之論에 天下何人도 不無假說하고 不無瑕疵나

然大節이 越出範圍하면 小節에 設有可觀이라도 妨害大體어늘

不幸 爲吾醫者 習聞假說하고 樂其誕 而安住妄想하니 厥辜不少라

方 : 柴胡加龍骨牡蠣湯(柴胡 4兩, 大黃 2兩, 龍骨・黃芩・生薑・鉛丹・人蔘・桂枝・茯笭・牡礪 각 1.5兩, 半夏 2合, 大棗 6枚)

龍骨 : 主治 - 臍下動氣

旁治 - 煩驚失精

牡蠣 : 主治 - 胸腹動氣

旁治 - 驚狂煩躁

넘어가면 小節에 설령 참고할 만한 것이 있어도 大體를 방해하기 마련이다. 불행히도 한의학을 공부하는 사람들은 가설들을 너무나 자주 들어와 저런 허망한 소리를 달갑게 여기고 망상에 안주하니 그 잘못은 결코 작은 것이 아니다.

龍骨：主로 臍下動氣를 치료하고, 旁으로는 煩驚失精을 치료한다.

牡蠣：主로 胸腹의 動氣를 치료하고, 旁으로는 驚狂煩躁를 치료한다.

龍骨과 牡蠣는 효능은 유사하지만 龍骨은 固氣를 주하고, 牡蠣는 利水를 위주로 한다는 해설이 있다.『傷寒論』에서 龍骨은 반드시 桂枝와 함께 쓰고 牡礪와 배합될 때는 반드시 桂枝와 甘草도 함께 사용하지만, 鎮心鎮驚의 관점에서 먼저 이해해야 한다.

72-傷寒脈浮에 醫以火迫劫之한대 亡陽必驚狂하고 起臥不安者는 桂枝去芍藥加蜀漆牡蠣龍骨救逆湯으로 主之하라.

解 : 醫以火迫劫之者는 '醫以丸藥下之'之類니 其古法之緖라

大凡驚狂 起臥不安者 內熱之候니 柴胡加龍骨牡蠣湯 治之나

'驚狂 起臥不安'者에 恐後人이 以爲內熱之候일세

故以亡陽으로 爲口實이나

仲景症方은 本有憑據나 條文未備에 後人僭補하야 而彌縫闕文이라

條文之意는 非他라

火迫劫之에 脫液하야 而驚狂하고 起臥不安者는 以亡陽일세

故不可發汗하고 不可下之며 不可清火나

然火迫劫之後에 人人이 未必轉屬亡陽하니 隨症治之라

方 : 桂枝去芍藥加蜀漆牡蠣龍骨救逆湯(牡蠣 5兩, 龍骨 4兩, 桂枝 · 蜀漆 · 生薑 각 3兩, 甘草 2兩, 大棗 12枚)

蜀漆 : 主治 - 胸腹, 臍下動劇

旁治 - 驚狂, 火逆, 瘧疾

譯：傷寒으로 脈浮한데 의사가 火熱을 이용하여 억지로 땀을 내게 하여 亡陽으로 빠지면 반드시 驚狂하고 起臥가 불안한 데엔 桂枝去芍藥加蜀漆牡蠣龍骨救逆湯으로 치료하라.

解：의사가 火熱을 이용해 땀을 내게 한 것은 '丸藥으로 사하한 것'과 같은 방법으로 고법의 단서이다. 대체로 驚狂 起臥不安은 內熱의 증후로 柴胡加龍骨牡蠣湯으로 치료한다. 그러나 '驚狂 起臥不安'의 증상에 후인이 內熱의 증후로 인식할까 두려워 해 亡陽을 구실로 삼은 것이나, 仲景의 증상과 처방은 본래 근거가 있는데 조문이 미비하여 亡陽문자를 몰래 삽입하여 闕文을 억지로 봉합한 것이다. 조문의 뜻은 다른 것이 아니다. 火로 겁박하여 脫液하여 驚狂 起臥不安한 데는 亡陽 때문이므로 發汗, 瀉下, 淸火해서는 안 된다. 그러나 火熱을 이용해 땀을 흘리게 한다고 누구나 亡陽으로 귀속되지 않기 때문에 상황에 따라 치료한다.

蜀漆：主로 胸腹과 臍下動劇을 치료하며, 旁으로는 驚狂, 火逆, 瘧疾을 치료한다.

73-太陽病에 **以火熏之**한대 **不得汗**하면 **其人必躁**하고 **經過不解**하면 **必清血**하니 **名爲火邪**라.

解 : 太陽病에 不以麻黃湯 而發汗之하고 猶以火熏蒸之에

反不得汗하야 而蒸熱이 壓迫於內하야 煩躁血便者를 名爲火邪니

以火劫發汗 而衄血者는 在未經過時하고

以火劫不得汗 而便血者는 在經過不解時하니

柯琴乃曰 劫汗 而得汗者는 其患速하고

劫汗 而不得汗者는 其患遲라하니 此言有理라

若要發汗에 過猶不及이니 適當得其汗하면 何有리오

熏蒸療法에 或未免火邪나 其效全無면 若是之例가 必不傳焉이라

圊血者는 血便也라

但以熏蒸療法에 不得汗이라도 人人 未必煩躁 血便이어늘

此人 果何如哉완대 若是之壞病이 出乎아

煩躁 血便이 劇則劇이나 纔由不得汗而蜂起하니

其病理機轉을 不言可知라 是乃所謂不言之敎니 良察之라

譯 : 太陽病에 火로 熏蒸(땀을 낼 목적)하였는데 (땀이 나지 않으면) 그 사람은 반드시 躁하고 시일이 경과해도 병증이 해소되지 않으면 清血(淸은 圊으로 변소) 즉 血便을 보게 되니 이것을 火邪라고 부른다.

解 : 太陽病을 麻黃湯으로 발한하지 않고 오히려 火에 의한 熏蒸요법을 시행했는데 도리어 땀이 나지 않아 발산해야 할 蒸熱이 內로 압박하면서 煩躁와 血便이 나타나는 것을 火邪라고 부른다. 火로 겁박하여 發汗하나 衄血한 경우는 經過하지 않은 시기에 발생하고 火로 겁박하였지만 땀을 흘리지 않아 便血한 경우는 經過해도 병증이 해소되지 못한 경우에 발생한다. 이에 대해 柯琴은 劫汗하여 땀이 나면 그 위험성은 빨리 발생하고 劫汗하였지만 땀을 흘리지 않으면 그 위험성은 더디게 발생 한다고 하였는데 이 말에 타당성이 있나. 發汗하는데 過한 것도 不及한 것도 문제가 되니 적당하게 땀을 흘린다면 무슨 문제가 되겠는가? 熏蒸療法으로 간혹 火邪가 발생할 수 있지만 그 효험이 전혀 없었다면 이와 같은 사례는 반드시 전해오질 않았을 것이다. 圊血은 血便을 뜻한다.

단지 훈증요법에 땀을 흘리지 않았다고 모든 사람이 반드시 煩躁,血便을 일으키지 않는다. 이 사람은 과연 어떤 부류이길래 이와 같은 壞病을 일으킨 것인가? 煩躁와 血便의 증상이 심하다면 심하지만 겨우 땀을 흘리지 못하여 다투어 발생한 것이니 이 병리기전을 말하지 않아도 알 수 있다. 이것이 바로 중경의 不言之教(말하지 않은 가운데서 가르침)니 깊이 살펴야 한다.

74-燒鍼令其汗한대 鍼處被寒하야 核起而赤者는 必發奔豚하니 氣從小腹上衝心者는 灸其核上各一壯하고 與桂枝加桂枝湯이라.

解 : 燒鍼하야 令其汗後에 壞病所來와 與其症方을 備錄之하야 以傳後世하니

今讀仲景書컨대 宛然如聞親見之訓이라

或曰 鍼處被寒에 核起而赤者는 今所謂細菌感染之候라호니 此言有理라

奔豚者는 病名이오 氣從小腹上衝心者는 病情이니 此同意反復語나

若要仲景文인댄 在氣從小腹上衝心이오 而不在奔豚이라

不然則 奔豚之爲上衝動悸를 奈何以知之乎리오

傳曰 奔豚者는 如江豚之狀也라호라

桂枝湯에 加桂枝하니 氣上衝之甚者를 可知也라

設不見奔豚이라도 其潛在焉하니 所謂表虛者가 豈止于表病이리오

水氣上衝이 內應하야 氣從小腹上衝心하면 則其餘症者는 不言可知라

東洞은 以本方으로 爲治桂枝湯證之上衝劇이라하고

柯琴은 云云曰 木邪挾水氣하야 以凌心할세

故於桂枝湯에 倍加桂하야 以平肝氣라하니

二賢의 聲色之是非는 不待論辨이라도 較然自著라

譯：燒鍼으로 땀을 내게 하였는데 침 자리에 寒邪가 침범하여 核이 일어나 붉게 된 사람은 반드시 氣가 小腹부터 心 부위까지 上衝(壓迫)하는 듯한 奔豚症이 발생할 것인데, 그 核上에 각 1장씩 뜸을 뜨고 桂枝加桂枝湯을 한 번 줄 만하다.

解：燒鍼으로 땀을 내게 한 후에 壞病이 발생한 경유와 처방을 기록하여 후세에 전한 중경서를 오늘날 읽어보면 마치 친히 일깨워 주는 교훈을 듣는 것처럼 느껴진다. 혹자는 鍼處被寒 核起而赤은 현재의 관점에서 보면 細菌感染의 증후라고 하는데 이 말이 설득력이 있다. 奔豚이 病名이라면 氣從小腹上衝心은 病情으로 이것은 동의반복어이나 仲景의 글을 모색한다면 氣從小腹上衝心에 있고 奔豚에 있지 않다. 그렇지 않으면 奔豚이 上衝과 動悸라는 사실을 어떻게 알 수 있겠는가? 전해오는 말로는 奔豚은 마치 江豚(강에 사는 큰 돼지)의 모습이라고 한다. 桂枝湯에 加桂枝한 것으로 보아 氣上衝이 심한 것을 알 수 있다. 桂枝湯證에 설령 奔豚의 증상이 나타나지 않더라도 잠재한 것을 고려해 본다면 소위 表虛라는 개념이 어찌 다만 表病에만 국한된 것을 말하겠는가? 水氣上衝이 내부에서 조응하여 氣從小腹上衝心하면 그 餘症은 언급하지 않아도 알 수 있다.

東洞은 이 本方으로 桂枝湯證의 上衝이 劇한 경우를 치료한다하고 柯琴은 木邪가 水氣를 끼어 心를 범하기 때문에 桂枝湯에 계지를 배가하여 肝氣를 평정한다고 하니 이 둘의 성향의 옳고 그름을 논변하지 않아도 그 차이점이 저절로 드러난다.

75-火逆下之하고 **因燒鍼**으로 **煩躁者**는 **桂枝甘草龍骨牡蠣湯**으로 **主之**하라.

解 : 火劫 火熏 燒鍼으로 因脫汗後에 煩躁者 大凡桂枝湯類主之하니

於是乎 可知者는 其人 本有亡陽者也라

雖然驚狂 煩躁 奔豚之因은 人人不同하야

或有大黃黃連瀉心湯, 白虎湯類하니

夫方意는 本無特操어늘 何必固其亡陽之因乎哉리오

仲景之於述症也에 歷歷述其誤治者는 欲明壞病之所來也니

於是에 着眼하면 庶可以知其治所以誤治와 與其人稟賦也라

方 : 桂枝甘草龍骨牡蠣湯(甘草・龍骨・牡蠣 각 2兩, 桂枝 1兩)

譯：火로 逆治하고 다시 下(일설에는 火하고)하며 燒鍼하고 나서 煩躁한 데엔 桂枝甘草龍骨牡蠣湯으로 치료하라.

解：火劫, 火熏, 燒鍼을 시행하여 이로 해서 脫汗한 후에 나타나는 煩躁는 대체로 桂枝湯類로 치료하니 이것으로 그 사람이 본시 망양의 소인이 있다는 것을 알 수 있다. 비록 그렇더라도 驚狂 煩躁 奔豚의 원인은 사람마다 달라 간혹 大黃黃連瀉心湯, 白虎湯의 종류도 있으니 처방의 기준은 특정한 것으로 규정할 수 없는 것인데 하필 亡陽의 원인만을 고집하겠는가? 중경이 병증을 기술하면서 그 오치를 낱낱이 기술한 것은 그 괴병이 어떤 연유로 발생한 것인지 밝히려 한 것이다. 이것에 착안하면 그 치료가 오치가 된 이유와 그 사람의 체질과 성향을 알 수 있다.

76-太陽病 過經 十餘日에 心下溫溫欲吐호대 而胸中痛하고 大便反溏이나 腹微滿하고 鬱鬱微煩하며 先此時에 自極吐下者는 與調胃承氣湯이오 若不爾者는 不可與오 但欲嘔 胸中痛 微溏者는 此非柴胡證이니 以嘔故니 知極吐下也일세라.

校 : 太陽病 十餘日 醫極吐下 心下溫溫欲吐 而胸中痛 大便反溏 腹微滿 鬱鬱微煩者 與調胃承氣湯.

解 : 此條文은 太不類於正文이라 何以知其然가하면

非唯註解之誤入正文이오 而亦爲顚倒하니 雖欲解之나 難矣라

極吐下者는 '醫以丸藥下之'之類者也니

心中不煩 而心下溫溫하고 腹中不痛而胸中痛者는 因極吐而傷胸矣오

大便當硬 而反溏하고 腹微滿 鬱鬱微煩者는 因極下而傷腹也니

卽欲吐而不得吐하고 當利而不利는 皆因胃氣不和라

但吐下後 欲爲調胃에 與調胃承氣湯이나

然調胃承氣湯은 可適於胃中熱實이오 而不適於停水痰飮하니

極吐下之後遺症에 欲嘔 胸中痛 微溏者는 此非柴胡證이오 與半夏瀉心湯이라

諸家之於本方也에 曰可曰否하고 文意不明일세

不敢自信하니 願待乎大方家之解호라

譯 : 太陽病으로 10여 일이 지나자 心下가 울렁거리면서 吐하고 싶고 胸中이 아프지만 大便이 의외로 묽고 腹이 微滿하며 鬱鬱하듯 微煩한 상황에 이보다 앞서 급히 吐下하였을 때는 調胃承氣湯을 주어보고 만약 그렇게 하지 않았다면 사용해서는 안 된다. 다만 嘔逆감이 있으면서 胸中痛에 微溏한 것은 柴胡證이 아니다. 嘔 때문에 극심하게 吐下를 한 것으로 알 수 있다.

解 : 이 조문은 정문과 매우 다르다. 어떻게 그 연유를 아는가 하면 註解가 정문에 잘못 들어온 것 뿐 아니라 앞뒤가 뒤바뀌어 비록 이해하려고 하나 어렵다. 極吐下는 '醫以丸藥下之'와 같은 종류다. 心中은 不煩하지만 心下에 무엇인가 치밀어 오르고 腹中은 不痛하지만 胸中痛이 있는 것은 바로 극심하게 토하게 하여 흉부위가 상한 것이며, 大便은 마땅히 굳어야 하는데 도리어 묽고 복부가 약간 팽만감이 있으면서 무엇인가 막혀 답답한 것은 극심하게 下하여 복부가 상한 것이니 즉 토하고 싶어도 토하지 못하고 용변을 보고 싶어도 볼 수 없는 것은 모두 胃氣不和로 인한 것이다. 다만 吐下 후에 調胃하기 위해 調胃承氣湯을 사용할 수 있지만 調胃承氣湯은 胃中熱實의 증상에 합당하지만 위장기능 손상으로 인한 停水痰飮에는 합당하지 않다. 극심하게 吐下한 후유증의 欲嘔, 胸中痛, 微溏의 증상은 柴胡證이 아니라 半夏瀉心湯을 사용할 수 있다.

많은 해석가들이 이 처방에 대해 왈가왈부하고 조문의 뜻이 분명하지 못해 나 또한 감히 자신할 수 없어 대가의 견해를 진정으로 기대한다.

77-太陽病六七日에 **表證仍在**한대 **脈微而沈**이어늘 **反不結胸**하고 **其人發狂者**는 **以熱在下焦**니 **小腹當鞭滿**이나 **小便自利者**는 **下血乃愈**니 **所以然者**는 **以太陽隨經**하여 **瘀熱在裏故也**니 **抵當湯**으로 **主之**하라.

校 : 太陽病六七日 脈微而沈 反不結胸 其人發狂 小腹當鞭滿 小便自利者 抵當湯 主之 下血乃愈.

解 : 太陽病 過經六七日에 表證乃解어늘 仍在하면 則脈當浮어늘
猶脈微而沈하니 病不在表일세 故陽氣內陷하야 而當作結胸이어늘
反不結胸하고 其人發狂 小腹鞭滿 小便自利者에 知其爲熱在下焦也라
夫小腹所以鞭滿, 急結者는 非他라
熱在下焦 熱結膀胱하면 血液蓄固하야
小腹因鞭滿하니 抵當湯主之하야 下血乃愈라
萬若 燥屎之爲蓄固인댄 仲景은 不書小腹鞭滿하고 但書腹鞭滿이 宜夫인저
小腹鞭滿 小便自利者에 知其非爲蓄水오 而爲瘀血也라
抵當湯發狂이 重於桃核承氣湯의 如狂者는 以其蓄血之凝蓄也니
瘀血凝蓄이 彌固하면 上衝發狂이 彌劇하나
小腹鞭滿에 雖不見發狂이라도 發狂潛在者를 可考也며
其人發狂에 雖不觸小腹鞭滿이라도 瘀血在裏者를 可考也라
但表症仍在엔 尙未可攻하니 當先解外나

譯 : 太陽病 6, 7일에 表證이 오히려 남아 있는데 脈이 微而沈하면 (結胸이 있을 것으로 예상했는데) 오히려 結胸은 없으면서 發狂하는 것은 熱이 下焦(下腹)에 있기 때문이니 이럴 때는 小腹이 당연히 鞕滿하지만 小便이 自利한 것으로 보아 (소변불리 때문이 아니라 어혈 때문이니) 下血시키면 치료되니 이와 같은 이유는 太陽이 隨經하여 瘀熱이 裏에 있기 때문이니 抵當湯으로 치료하라.

解 : 太陽病이 6, 7일 경과하면 대체로 表證이 해소되는데 오히려 남아 있다면 脈은 당연히 浮해야 하는데 오히려 脈微而沈한 것은 病이 表位에 있지 않은 것으로 보이고, 陽氣가 內陷하여 당연히 結胸을 이루어야 하는데 도리어 結胸이 없고 발광하면서 小腹은 鞕滿하지만 小便이 自利하니 熱在下焦로 추정한 것이다. 小腹이 鞕滿, 急結한 이유는 熱在下焦 또는 熱結膀胱하면 血液이 굳어지면서 小腹이 이로 인하여 鞕滿한 것이니 抵當湯으로 치료하여 下血하면 바로 치료된다. 만약 燥屎로 인하여 蓄固하였다면 仲景은 小腹鞕滿이라고 표기하지 않고 다만 腹鞕滿이라고 표기했을 것이 분명하다. 小腹鞕滿한 상태에서 小便이 自利하면 그것은 蓄水가 원인이 아니라 瘀血임을 알 수 있다. 抵當湯의 發狂症이 桃核承氣湯의 如狂보다 심한 것은 蓄血이 凝蓄된 연유이며, 어혈의 응축이 견고하면 할수록 어혈 상충에 의한 발광증이 더욱 극에 달하지만 小腹鞕滿에 비록 發狂이 나타나지 않더라도 發狂이 潛在한 것을 고려할 수 있으며, 其人發狂에 비록 小腹鞕滿이 촉지되지 않더라도 어혈이 잠재한 것을 고려할 수 있다.

然瘀血上衝에 或有類似表症하니 甚察焉이라

此條文이 雖簡略하나 展開之中에 反轉 再反轉 而三反轉焉하니

表證仍在者는 一反轉이오

脈微而沈者는 再反轉이며

反不結胸者는 三反轉하야 終乃 歸屬于小腹鞕滿하니

於是乎 病勢之向과 文章之妙를 可見矣라

雖然이나 '所以然者 以太陽隨經 瘀熱在裏故也'

若是之文은 皆後人僞托이니 其所以不可者는 以太陽隨經也일세니

太陽이 果爲何物이완대 而隨經乎아

雖謂之太陽病者는 猶可也나 病在太陽者는 不可也라

方 : 抵當湯(水蛭・蝱蟲 각 30箇, 桃仁 20개, 大黃 3兩)

水蛭 : 主治 - 血症

蝱蟲 : 主治 - 逐瘀血, 積堅痞癥瘕

다만 表症이 남아 있는 상태에서 오히려 공격하면 안 되고 마땅히 먼저 표증을 해소해야 한다. 瘀血의 上衝에도 간혹 표증으로 인한 상충증과 유사한 경우가 있으니 잘 살펴야 한다. 이 조문은 비록 간략하지만 병증을 기술하는 중에 反轉再反轉하고 또 三反轉하니, 表證仍在가 첫 번째 反轉이요, 脈微而沈이 再反轉이며, 反不結胸이 三反轉으로 마침내 小腹鞕滿으로 귀결되니 이것으로 病勢의 방향과 문장의 미묘함을 알 수 있다.

그러나 '所以然者 以太陽隨經 瘀熱在裏故也' 이와 같은 글은 모두 후인들이 僞托한 것이니 그 옳지 못한 이유는 太陽隨經 때문이다. 太陽이 과연 무엇이길래 경락을 따라간다고 하는가? 비록 태양병이라고 부르는 것은 오히려 괜찮지만 병이 태양에 있다는 말은 옳지 않다.

水蛭 : 主로 血症을 치료한다. 桃仁·牧丹皮를 비교적 新瘀血에 사용한다면 水蛭은 舊瘀血에 사용한다.

蝱蟲 : 主로 逐瘀血, 積堅痞癥瘕한다.

78-太陽病에 身黃 脈沈結하고 小腹鞭호대 小便自利하고 其人如狂者는 抵當湯으로 主之하라.

解 : 身黃者는 今所謂黃疸也니

其所以發黃者는 大凡身熱煩渴無汗 小便不利之故也일세라

然而此條文에 特書小便自利者는 何則고 非他라

其小腹鞭者는 不以其小便이오 卽以其瘀血也라

彼身黃 其人如狂者는 其症 劇則劇하나 不過乎瘀血蓄固之候者也니

是以 此際에 方意는 不在病症,病情이오 但在病毒,病根이라

是之不解하면 則其於身黃發狂에 不眩惑者 未之有也라

若是之案이 乃今에 未必盡是나 當時엔 最善之策이니 良察之호라

條文 云云曰 太陽隨經 瘀熱在裏, 太陽不解 熱結膀胱 이라할세

故或以太陽經으로 爲太陽之標하고 而以膀胱腑로 爲太陽之本者는

非徒沒於太陽之名이오 而實不知仲景之筆者也라

譯：太陽病에 身黃하고 脈沈結하며 小腹鞕하지만 小便自利하면서 마치 미친 사람처럼 發狂하는 데엔 抵當湯으로 치료하라.

解：身黃은 오늘날의 黃疸을 말하는 것으로 發黃이 나타나는 이유는 대체로 身熱煩渴하면서 無汗하고 小便不利 때문이다. 그런데 이 조문에서 小便自利를 특별히 언급한 것은 어떤 이유인가? 다름이 아니다. 저 小腹鞕의 원인은 小便때문이 아니라 바로 瘀血 때문이다. 저 身黃과 其人如狂은 그 증상이 심하다면 심하지만 瘀血이 하복부에 蓄固하여 나타난 증상에 불과한 것이다. 그렇기 때문에 이런 상황에서 처방의 기준은 病症,病情에 있지 않고 단지 病毒,病根에 있는 것이다. 이것을 잘 이해하지 못하면 身黃과 發狂에 미혹되지 않을 사람이 없다. 이와 같은 의안이 오늘날에 모두 옳다고 할 수 없지만 당시 상황에서는 최선의 방법이므로 잘 살펴야 한다. 다른 조문에 太陽隨經 瘀熱在裏, 太陽不解熱結膀胱 이라고 하여 어떤 사람은 太陽經으로 태양의 標라 하고 膀胱의 腑로 태양의 本이라고 하는데 이것은 비단 太陽이라는 명분에 매몰된것 뿐 아니라 실로 중경의 필법을 모르는 것이다.

79-傷寒有熱하고 小腹滿하면 應小便不利어늘 今反利者는 當可下之니 抵當丸이라.

解 : 不云發熱하고 乃云有熱者는 以病在裏나 然其徵不足하니 須待其病情이라

小腹滿하면 應當小便不利어늘 今反自利하니

於是乎 小腹滿者는 以瘀血이오 不以蓄水를 可知焉이라

彼也엔 小腹鞭하고 此也엔 小腹滿하니

其狀 雖相似나 其述 不相似者는 小腹滿이 未急迫於小腹鞭故也니

於是 不以抵當湯下之하고 而以抵當丸下之하니 此臨機應變者也며

瘀血潛在에 上衝未甚이나 當感風寒하얀 上衝作而發狂見이라

夫小腹滿을 或曰 臍下滿라하고 或曰 臍左下滿이라하니 參考之라

嘗竊謂 風寒之感에 百病之應者는 以此也일세라

夫小腹苦滿,急結에 見瘀血上衝之症이 設不見이라도

項强頭痛 發狂煩躁 情緒不安 血痺轉筋이 潛在焉하니

引伸觸類하야 而長之하면 雜病之能治가 畢矣라 何必强記萬方乎아

方 : 抵當丸(抵當湯을 丸으로)

譯 : 傷寒에 有熱하고 小腹滿하면 응당 小便不利의 蓄水로 예상했는데, 이제는 반대로 利한 데엔 (瘀血로 의심되니) 抵當丸으로 下해야 한다.

解 : 發熱이라고 하지 않고 有熱이라고 표기한 것은 病이 裏位에 있다는 의미이다. 하지만 그 증거가 부족하므로 반드시 이에 해당하는 병정의 증상에 근거해야 한다. 대체로 小腹滿하면 당연히 小便不利여야 하는데 이제 自利한 것으로 보아 小腹滿은 瘀血 때문이며 蓄水 때문이 아님을 알 수 있다. 앞 조문에서는 小腹鞕이라 하고 이 조문에서는 小腹滿이라 하니 그 증상은 비슷하지만 그 표기가 같지 않은 것은 小腹滿이 小腹鞕보다 급박하지 않다는 의미를 지닌다. 이런 경우 抵當湯으로 직접 공격하지 않고 抵當丸으로 약성을 완화하는 것은 임기응변이다. 瘀血이 잠재해 있지만 上衝이 심하지 않다가 風寒에 노출되면 이로 해서 上衝이 발생하면서 發狂이 나타난다. 小腹滿을 어떤 사람은 臍下滿이라 하고 어떤 사람은 臍左下滿이라 하는데 참고 할만하다. 일찍이 풍한의 외감으로 인체 내의 많은 병증이 반응한다고 한 것은 바로 이 때문이다. 小腹苦滿, 急結에 설령 瘀血上衝이 나타나지 않더라도 項强頭痛, 發狂煩躁, 情緒不安, 血痺轉筋(『금궤요략』)과 같은 증후가 잠재해 있으니 잡아당기고 비슷한 종류에 접촉하여 확장하면 잡병 치료에 다할 수 있다. 하필 수많은 처방을 억지로 암기할 필요가 있겠는가?

80-結胸者 項亦强호대 **如柔痓狀**하면 **下之則和**하니 **宜大陷胸丸**이라.

校 : 結胸者 項亦强 如柔痓狀 宜大陷胸丸.

解 : 不云項强하고 而特云項亦强者는 何則고 非他라

甚有微意하니 病症은 在此로대 病根은 猶在彼라

何以知其然가하면 仲景方意가 不在項强이오 而在結胸故也일세라

項强者는 彼結胸의 反應之症일세 故云云曰 項亦强이라하니

病勢는 自結胸而作이오 不自項强而作을 可知니

卽心胸水熱之毒이 彌鞕滿하면 則壓迫於項背하야 彌强痛이라

是以 項强이 如柔痓狀하면 和而下之니 宜大陷胸丸이오

如强痓狀하면 急下之니 宜大陷胸湯이라

卽以其病情之强柔로 考其病毒之鞕滿하니 是仲景書特徵인저

反面 葛根湯 項背强도 未嘗不壓迫於心胸하니

項背彌强하면 則心胸彌滿이어늘

此際 不知病勢하고 胸滿是主하야 立其方藥하면 則欲不主客顚倒나 未可得矣라

方 : 大陷胸丸(大黃 半斤, 葶藶子 · 芒硝 · 杏仁 각 半升)

葶藶子 : 主治 - 水病

旁治 - 肺癰結胸

譯：結胸에 項 또한 强하면서 가벼운 筋肉痙攣과 같은 증상이 있는 데에 下하면 和하니 大陷胸丸이 좋다.

解：項强이라고 언급하지 않고 項亦强이라고 특히 표기한 것은 왜 그런가? 다른 뜻이 아니다. 깊은 의미가 담겨 있으니 병증은 여기에 있는데 병근은 오히려 다른 곳에 있다. 어떻게 그 사실을 아는가 하면 중경의 方意가 항강에 있지 않고 結胸에 있기 때문이다. 項强은 저 結胸이 반응한 증상이므로 項亦强이라고 표기한 것이다. 病勢가 結胸에서 발생한 것이지 項强에서 발생한 것이 아님을 알 수 있다. 즉 心胸 부위 水熱의 毒으로 鞕滿이 심할수록 項背 부위로 압박이 심해지면서 强痛이 심해지므로 項强이 柔痙하면 和解하면서 下해야 하니 大陷胸丸이 마땅하고, 强痙하면 급히 下해야 하니 大陷胸湯이 마땅하다. 즉 病情의 强柔로 그 病毒의 鞕滿한 정도를 파악하니 이것이 仲景書의 특징이다. 반면에 葛根湯의 項背强도 심해지면 반드시 心胸 부위를 압박하기 때문에 項背의 강통이 심하면 심할수록 心胸 부위에 팽만감이 나타날 수 있는데 이런 상황에서 病勢를 파악하지 않고 다만 胸滿을 근거로 처방을 구성하면 주증과 객증이 顚倒되기를 바라지 않아도 전도되기 마련이다.

葶藶子：主로 水病을 치료하고, 旁으로는 肺癰結胸을 치료한다. 肺中의 瘀水를 瀉하고 消腫制痰 작용이 강하다.

81-太陽病에 **脈浮而動數**하고 **頭痛發熱 微盜汗出**호대 **而反惡寒者**는 **表未解也**어늘 **醫反下之**하야 **動數變遲**하고 **膈內拒痛**하며 **短氣躁煩 心中懊憹**는 **陽氣內陷**하야 **心下因鞕**하면 **則爲結胸**하니 **大陷胸湯**으로 **主之**하고 **若不大結胸**하고 **但頭汗出**하고 **餘處無汗**이나 **劑頸而還**하고 **小便不利**하면 **身必發黃也**니 **宜大陷胸丸**이라.

校 : 太陽病 脈浮而動數 頭痛發熱 微盜汗出 而惡寒者 宜桂枝湯. 醫反下之 脈遲 膈內拒痛 短氣躁煩 心中懊憹 心下石鞕者 大陷胸湯主之. ….

解 : 此條文은 所謂'病發於陽 而反下之 熱入因作結胸'之例로

凡病에 下之太早後에 多驗結胸하고 終乃知其爲逆治하고

於是乎 病因,病理,病名之案을 竄入條文하야 以欲明本意나

是非正文이라

自其病勢而觀之하면 此案之所來者를 固可得而知也라

夫太陽病은 大凡脈浮緩,浮緊한대 脈浮而動數者는 其有急迫之變일세

故當不惡寒이어늘 其人反惡寒하니 表未解者 宜桂枝湯하면 表乃解어늘

反下之後에 動數之脈이 變爲脈遲者는 熱入內陷故也라

此際에 結胸之症을 不察하고 而乃脈遲是主하면 不以爲少陰病者 無之라

結胸者는 病名이오 陽氣內陷 心下因鞕者는 病理며

膈內拒痛 短氣躁煩 心中懊憹 心下石鞕者는 病症이라

譯：太陽病으로 脈이 浮하면서 動數하고 頭痛發熱 微盜汗出하나 도리어 惡寒하는 것은 表未解한 것인데 의사가 반대로 下하였더니 動數했던 脈이 遲脈으로 변하면서 胸膈 부위를 壓診이나 觸診하면 통증으로 거부하고 短氣 躁煩하며, 心中懊憹한 것은 陽氣가 胸膈으로 陷하여 心下 부위가 이로 해서 硬鞕해지면 結胸이 된 것이니 大陷胸湯으로 치료하고, 만약 크게 結胸이 되지 않았더라도 머리와 목 주위로 땀을 흘리는 반면 다른 곳에서는 땀을 흘리지 않고 小便不利하면 身에 반드시 發黃하게 되니 이럴 때는 마땅히 大陷胸丸으로 치료해야 한다.

解：이 조문은 '病發於陽 而反下之 熱入因作結胸'의 예로 일반적인 병증에 너무나 빨리 下한 후에 여러 차례 結胸을 경험하고 나서 下한 것이 逆治임을 알고 (후세의 관점에서 말하는) 病因, 病理, 病名의 의안을 조문에 竄入하여 본의를 밝히려고 했으나 이것은 正文이 아니다. 病勢의 관점에서 보면 이 의안들이 유래한 연유를 잘 알 수 있다. 太陽病은 대체로 脈浮緩, 浮緊한대 脈이 浮하면서 動數한 것은 무엇인가 급박한 변화가 있다는 것을 짐작할 수 있고 이런 상황에서 당연히 不惡寒해야 하나 그 사람은 오히려 惡寒을 느끼니 表未解한 것으로 마땅히 桂枝湯을 사용하면 表症이 해소된다. 그러나 반대로 下한 후에 動數하던 脈이 遲로 변한 것은 熱이 이로 해서 內陷한 연유이다. 이런 상황에 結胸을 관찰하지 않고 脈遲에만 근거하면 少陰病으로 여기지 않을 사람이 없다. 結胸은 病名이고 陽氣內陷 心下因鞕은 일종의 病理이며, 膈內拒痛 短氣躁煩 心中懊憹

病名病理가 雖註解文字나 須據病症하야 而參其醫案하면 何有리오

大凡心下滿과 心下悸者는 以其停水니 主之以茯苓,半夏,白朮하나

反面 心下石鞭者도 其亦蓄水로대 茯苓,半夏,白朮로 難以逐水오

甘遂라야 可以逐水일세 故不書心下滿하고 特書心下石鞭이라

古醫之於凡病也에 疾瀉之法과 利水之劑를 未嘗多驗하면

奈何知其藥力之達不達乎哉며

奈何辨其蓄水之固不固乎哉리오

陽氣內陷하야 不大結胸者는 雖未至於心下石鞭이나

不可謂之無結胸也라

但頭汗出 小便不利를 特書者는 病毒不泄하야 因作發黃也일세라

古所謂發黃者가 今所謂黃疸과 其與否를 不敢自信일세 暫待後人之辯호라

方 : 大陷胸湯(大黃 6兩, 芒硝 1升, 甘遂 1錢)

甘遂 : 主治 - 利水

旁治 - 掣痛, 咳煩, 短氣, 小便難, 心下滿

心下石鞕은 결흉의 病症이 된다. 病名病理가 註解文字이나 반드시 病症에 근거해서 이 醫案들을 참고한다면 무슨 문제가 되겠는가? 대체로 心下滿과 心下悸는 停水로 인해서 발생한 것이니 茯苓·半夏·白朮로 치료되는 반면, 心下石鞕도 蓄水로 인한 것이지만 茯苓·半夏·白朮로는 逐水하기 어렵고 甘遂를 사용해야 逐水할 수 있기 때문에 心下滿이라고 언급하지 않고 특별히 心下石鞕이라고 표기한 것이다. 옛 의사들이 일반적인 병증에 일단 빨리 瀉下하던 법과 利水의 약제들을 일찍이 많이 경험하지 않았다면 어떻게 藥力이 達할지 不達할지 알 수 있었으며 어떻게 蓄水가 완고한지 완고하지 않은지를 판단할 수 있었겠는가? 陽氣가 內陷하여 크게 結胸을 형성하지 않았다는 것은 비록 心下石鞕까지는 이르지 못했다 하더라도 結胸이 없다고 말한 것은 아니다. 이런 상황에서 단지 머리 부위에만 제한적으로 땀이 나는 것과 小便不利를 특별히 기술한 것은 체내의 病毒이 배출되지 못하여 이로 인해서 황달이 발생하기 때문이다. 옛사람이 언급한 發黃이 오늘날의 黃疸과 같은 것인지 다른지 감히 자신 있게 말할 수 없다. 잠시 다른 사람의 의견을 듣고 싶다.

甘遂 : 主로 利水하고, 旁으로는 掣痛, 咳煩, 短氣, 小便難, 心下滿을 치료한다. 下水의 聖藥으로 水飮凝結한 것을 通水하는 작용이 강하다.

82-傷寒六七日에 **結胸熱實**하고 **脈沈而緊**하며 **心下痛 按之石鞭者**는 **大陷胸湯**으로 **主之**하라.

校 : 傷寒六七日 脈沈而緊 心下痛 按之石鞭者 大陷胸湯 主之.

解 : 傷寒六七日에 突然發出劇症者는

非必以傷寒之外感也오 而以病毒之內應이니

其人 素有胸中熱水라가 當傷寒하야 而作結胸者也라

脈沈而緊者는 照應熱實者也니 乃以熱實로 爲結胸之因이나

然結胸之因者는 熱實蓄水니 何以知其然가하면

大黃芒硝는 解熱下屎之名藥이나 甘遂는 下水之聖藥故也라

但其病毒者 仲景之所謂病毒이니 以今追古컨대 未免假說이나

未有不由此案하고 而能入乎古方者也니 非得已 取之라

大陷胸湯之徵者는 實在脈沈而緊 心下痛 按之石鞭이오

而不在結胸熱實이라

熱實者는 病因이오 脈沈而緊 心下痛 按之石鞭者는 病症이니

見病知源者는 嘗聞之나 見源知病者는 未嘗聞之라

譯：傷寒 6, 7일에 結胸熱實하고 脈이 沈하면서 緊하며 心下 부위가 痛하여 눌러보면 石鞕과 같은 데엔 大陷胸湯으로 치료하라.

解：傷寒 6,7일에 갑자기 劇症이 나타난 것은 반드시 상한의 외감 때문만이 아니라 잠재한 병독이 내응한 것이니 그 사람이 본래 胸中에 熱水가 축적해 있다가 傷寒을 당하여 結胸이 형성된 것이다. 脈沈而緊은 熱實과 조응한 것이며 熱實로 結胸의 원인으로 언급했지만 結胸의 원인은 熱實蓄水이다. 어떻게 그런지 아는가 하면 大黃・芒硝는 解熱下屎의 대표적인 약제이나 甘遂는 下水의 聖藥으로 알려졌기 때문이다. 다만 이런 病毒은 仲景이 생삭하딘 病毒이니 오늘날의 관점에서 보면 이 또한 가설을 면할 수 없지만 이 의안을 따르지 않고 고방의 영역으로 들어갈 수 없으므로 부득이 취한다. 大陷胸湯의 증거는 實在로 脈沈而緊 心下痛 按之石鞕에 있고, 結胸이라는 병명과 熱實蓄水라는 병인에 있지 않다. 熱實은 病因이며 脈沈而緊 心下痛 按之石鞕은 病症이니, 見病知源이라는 말은 일찍이 들었지만 見源知病이라는 말은 일찍이 들어보지 못했다.

83-傷寒十餘日에 熱結在裏하고 復往來寒熱者는 與大柴胡湯이나 但結胸호대 無大熱者는 此爲水結在胸脇也오. 但頭微汗出者는 大陷胸湯으로 主之하라.

校 : 傷寒十餘日 胸脇苦滿 心下鞕塞 復往來寒熱者 與大柴胡湯 心下痛 按之石鞕 無大熱 但頭微汗出者 大陷胸湯 主之.

解 : 仲景正文은 須據病根病勢之症이오도 而亦備病性病情之症이어늘

若夫此條文者는 僞托病因病名하야 而包藏仲景이나 實亂仲景者也라

熱結在裏와 及水結在胸脇者는 病因이나

其徵不足이어늘 奈何知其病因乎아 僭而無徵하니 是非仲景之筆也라

有柴胡症에 但見一症이면 便是나 然往來寒熱은 宜小柴胡湯이어늘

與大柴胡湯은 恰似大陷胸湯證故也라

結胸 無大熱者는 熱入內陷하야 而潛伏胸中일세

故表無大熱이나 實不無熱也라

其徵者는 在心下痛 按之石鞕,心下鞕滿而痛 不可近也오

不在水結在胸脇이라

夫病因者는 非徒仲景當時오 而至于今히 推論之說로

未必斷定之事者也라

但頭微汗出者는 熱實鬱塞於胸中하야 不得外越하고 而但迫於頸項하니

大陷胸湯 主之하면 未然에 治黃疸也라

譯 : 傷寒 10여 일이 경과하여 熱이 裏位에 結하고 다시 往來寒熱한 데는 大柴胡湯을 써 보고, 다만 結胸이 있으면서 大熱이 없는 것은 水가 胸脇에 結한 것이다. 다만 머리 부위에만 땀을 조금 흘린다면 大陷胸湯으로 치료하라.

解 : 仲景의 正文은 반드시 病根病勢의 증상에 근거하면서도 또한 病性病情의 증상을 갖추므로 이 조문과 같은 것은 병인과 병명을 僞托하여 중경을 포장했지만 실제로는 중경을 혼란케 하는 조문이다. 熱結在裏와 水結在胸脇은 病因이나 그 증거가 부족한데 어떻게 그 병인이라고 알 수 있는가? 僭濫하여 증거가 없으니 이것은 중경의 필법이 아니다. 柴胡症 가운데 필연의 증상이 하나라도 보이면 적용되니 往來寒熱이 보이면 小柴胡湯이 합당하지만 大柴胡湯을 사용한 것은 大陷胸湯證과 유사하기 때문이다. 結胸에 無大熱은 熱이 內陷하여 胸中에 잠복하였기 때문이니 表位에 大熱이 없으나 실제로 熱이 없다는 것은 아니다. 그 증거는 실로 心下痛 按之石鞕이나 心下鞕滿而痛 不可近이라는 증상에 있고 水結在胸脇이라는 병인에 있는 것이 아니다. 대체로 病因은 仲景시대뿐 아니라 오늘날에도 추론적인 說로 반드시 단정할 수 있는 일이 아니다. 다만 머리 부위로 제한적인 땀이 나는 것은 熱이 흉중에 鬱塞하여 외부로 발출하지 못하고 頸項 부위로만 압박하기 때문이니 大陷胸湯으로 치료하면 아울러 사전에 黃疸을 막을 수 있다.

84-太陽病에 **重發汗而復下之**한대 **不大便五六日**에 **舌上燥而渴**하고 **日晡所小有潮熱**로 **發心胸大煩**하고 **從心下 至少腹**히 **鞕滿而痛**하야 **不可近者**는 **大陷胸湯**으로 **主之**하라.

解 : 吾聞之하니 不大便 舌上燥而渴 日晡所小有潮熱者는 宜承氣湯類나
心胸鞕滿者는 與其適大承氣湯으론 寧適大柴胡湯이오
從心下 至少腹 鞕滿而痛 不可近者는
與其適大柴胡湯으론 寧適大陷胸湯이라하니
於是乎 可知者는 心胸間 病症에 大凡大承氣湯으로 下之後에
心中懊憹와 心胸鞕滿과 心下鞕痛者에 其藥力이 或達 或未達을
歷歷經驗하고 而乃謀梔子豉湯 大柴胡湯 大陷胸湯이라
若不然則 其病位相近하고 其病症相似어늘 奈何以分別乎哉리오
又聞之하니 夫仲景書의 一字一句도 本無苟且라
觀其誤治逆治하고 察其壞病劇症하면 則其所謂病因者를 可知也니
不書發汗而下之하고 特書重發汗而復下之者는 以此也일세라

譯：太陽病에 거듭 發汗하고 다시 下하였더니 大便을 못 본 지 5, 6일이 지나 舌이 燥하고 渴하면서 초저녁 무렵에 조금 潮熱(심흉에 大煩)이 있으며 心下로부터 少腹까지 鞕滿하고 疼痛하여 손을 댈 수 없을 정도라면 大陷胸湯으로 치료하라.

解：내가 듣기로는 不大便 舌上燥而渴 日晡所小有潮熱에는 承氣湯의 종류가 합당하나 心胸鞕滿에는 大承氣湯보다는 大柴胡湯이 적합하고, 從心下 至少腹 鞕滿而痛 不可近에는 大柴胡湯보다는 大陷胸湯이 적합하다고 한다. 이것을 통해 알 수 있는 것은 心胸 間 일체의 병증에 대체로 大承氣湯으로 下한 후에 心中懊憹와 心胸鞕滿과 心下鞕痛에 그 藥力이 혹 미치거나 혹 미치지 못하는 것을 낱낱이 경험하고 나서 梔子豉湯과 大柴胡湯과 大陷胸湯을 도모한 것이다. 만약 그렇지 않다면 그 병위가 거의 가깝고 그 病症이 유사한데 어떻게 분별할 수 있었겠는가? 또 듣기로는 중경서의 일자일구도 본래 구차함이 없다고 한다. 그 誤治와 逆治를 보고 그 壞病과 劇症을 살피면 중경이 생각하는 病因을 알 수 있다. 發汗하고 下라고 기술하지 않고 重發汗하고 復下라고 특히 기술한 것은 다 이 때문이다.

85-小結胸者는 **正在心下**하니 **按之則痛**하고 **脈浮滑者**는 **小陷胸湯**으로 **主之**하라.

解 : 結胸에 有輕重일세 故陷胸湯 有大小라

大陷胸湯은 蓄水熱實이 頑固於心下胸脇하야 按之石鞭하니

非甘遂大黃之峻劑면 難以逐水飮解潮熱이나

小陷胸湯은 熱痰이 壅滯於心下하야 按之則痛하니

黃連半夏栝蔞로 可以濟之니

按之則痛者는 觸指心下에 即痛症呼訴나

然未及於手不可近痛劇者也니

其方名은 雖有大小나 其方藥은 大有徑庭하니 不可不察之라

方 : 小陷胸湯(黃連 1兩, 半夏 半升, 栝蔞仁 1枚)

栝蔞仁 : 主治 - 胸痺

旁治 - 痰飮

譯：小結胸은 바로 心下 부위에 있으며 심하 부위를 가볍게 촉지하자마자 아프고 脈이 浮滑한 데엔 小陷胸湯으로 치료하라.

解：結胸에 경중이 있으니 陷胸湯에 대소가 있다. 大陷胸湯은 蓄水와 熱實이 心下 胸脇 부위에 완고하여 누르면 石鞕과 같아 甘遂와 大黃과 같은 준열한 약제가 아니면 逐水飮하고 解潮熱하기 어려운 반면 小陷胸湯은 熱痰이 心下 부위에 壅滯하여 누르면 통증을 호소하는 정도인데 黃連・半夏・栝蔞로 어느 정도 해소할 수 있다. 按之則痛은 心下 부위에 촉지하자마자 통증을 호소하지만 손을 댈 수 없을 정도의 극심한 것에는 미치지 못하는 것이다. 처방의 명칭은 비록 大小로 나누어지나 약물의 구성은 큰 차이가 있으니 잘 살펴야 한다.

栝蔞仁：主로 胸痺를 치료하고, 旁으로는 痰飮을 치료한다. 痰飮結實을 解하고 胸膈鬱熱을 去하여 結胸과 胸痺를 치료한다.

86-病在陽하면 應以汗解之어늘 反以冷水로 潠之 若灌之한대 其熱被劫不得去하야 彌更益煩하고 肉上粟起하며 意欲飮水나 反少渴者는 服文蛤散하고 若不差者는 與五苓散하며 寒實結胸하야 無熱症者는 與三物小陷胸湯이며 白散亦可服이라.

解 : 所謂病在陽者는 終乃不知其爲何病이나

然應以汗解之하니 其無乃太陽病乎잇가 是非仲景之筆이라

發汗以火劫,火熏,燒鍼하고 解熱以冷水 而潠之灌之는 古醫手法이나

發汗解熱에 不得其治로 表熱이 被劫冷水하야 不得去하고 而反迫於內하야

一時益煩하고 意欲飮水나 反少渴者에 知其非爲五苓散證하고

而乃服文蛤散이라

若不差者는 與五苓散하고 或寒實結胸 無熱症者는 服三物白散이라하나

已云寒實結胸하고 又云無熱症者에 知其非爲大陷胸湯證이나

但寒實結胸之症이 不備어늘 但以此僞托文字로 爲證據하니 其未可夫인저

方 : 文蛤散(文蛤 5兩)

三物白散(桔梗・貝母 각 3分, 巴豆 1分)

文蛤 : 除煩渴 利小便 淸熱滌飮

貝母 : 主治 - 胸膈 鬱結 痰飮

巴豆 : 猛烈藥性 攻寒逐毒 開竅通滯

譯：病이 陽에 있으면 응당 汗으로 解해야 하는데, 반대로 冷水로 潠하거나 灌하면 그 열이 갑작스런 冷水에 의해 劫迫되어 解熱되지 않고 더욱 煩하게 되어 피부에 좁쌀 같은 것이 일어나고 飮水하고 싶지만 반대로 渴症이 심하지 않다면 文蛤散을 복용케 하고, 만약 그래도 차도가 없으면 五苓散을 주어보고, 寒實結胸으로 熱症이 없으면 三物 白散도 쓸 수 있다.

解：소위 병이 양에 있다는 말은 마침내 어떤 병인지 알 수 없지만 응당 땀 내어 해소해야 한다고 하니 태양병이 아니겠는가? 이것은 중경의 필법이 아니다. 發汗에 火劫, 火熏, 燒鍼으로 하고 解熱에 냉수욕을 한 것은 고의들의 수법이나 發汗과 解熱에 올바른 치법을 얻지 못하여 表熱이 갑작스런 冷水의 劫迫으로 해열되지 않고 도리어 표열이 내부로 압박하면서 일시적으로 더욱 煩하면서 飮水하고 싶지만 도리어 少渴한 경우는 五苓散證이 아님을 알아서 文蛤散으로 치료해야 한다. 만약 차도가 없으면 五苓散을 주어보고 혹 寒實結胸으로 추정된 無熱症에는 三物白散을 사용한다. 앞서 寒實結胸이라고 언급하고 다시 無熱症이라고 언급한 사실로 보면 大陷胸湯證이 아님을 알 수 있으나 寒實結胸의 증상이 불비한 상태에서 단지 이런 僞托文字를 증거로 삼는 것은 잘못된 것이다.

文蛤：除煩渴 利小便 淸熱滌飮하는 공이 있다고 한다.

貝母：主로 胸膈에 鬱結된 痰飮을 치료한다. (潤肺)祛痰 鎭咳작용을 한다.

巴豆：猛烈한 약성으로 攻寒逐毒하며 開竅通滯한다. 胸膈의 壅滯를 驅逐하며 腸胃의 閉塞을 蕩滌하는 작용이 강하다. 大黃・巴豆는 峻下劑이나 寒性인 大黃을 熱實할 때 사용한다면 熱性인 巴豆는 水寒結實에 사용한다.

87-婦人中風 七八日에 續得寒熱하고 發作有時하며 經水適斷者는 此爲熱入血室이니 其血必結이라 故使如瘧狀이 發作有時하면 小柴胡湯으로 主之하라.

校 : 婦人中風 七八日 續得寒熱 使如瘧狀 發作有時 經水適斷者 小柴胡湯 主之.

解 : 婦人이 月經週期에 偶然 當風寒하야 經水適斷者는 以熱入血室也일세니

因瘀血上衝으로 使如瘧狀이 發作有時者는

恰似往來寒熱之狀하니 小柴胡湯主之라

傳曰 衝脈이 爲血之海니 卽血實也오 男女俱有也라호라

熱入血室하야 其血必結은 所謂病理機轉으로 不過假說이라

夫以經水適斷으로 料之以熱入血室者는

據病症하야 以料病因하니 猶可也나

然熱入血室하면 則爲經水適斷者는

以假說로 斷病症하니 未必可也라

此熱入血室의 病因文字가 種種見於金匱要略과 及諸病源候論하니

於是乎 後人이 以此醫案으로 竄入條文을 可知라

仲景以後로 證候亡而病名作하고 病名作而病因謀하며

病因謀而萬方起하고 萬方起而吾醫亂이라

譯：부인이 中風(외감 상태)으로 7, 8일 지나도록 계속해서 寒熱에 의한 발작이 때때로 발생하는 상황에서 월경주기에 생리가 멈춘 것은 熱入血室이니 배출되어야 할 혈액이 반드시 凝結되어 瘧狀과 같은 발작이 하루에도 몇 차례씩 발생한다면 小柴胡湯으로 치료하라.

解：婦人이 월경주기에 우연히 風寒에 노출되어 생리가 때맞추어 멈춘 것은 熱入血室 때문이니 이로 해서 瘀血이 上衝하여 마치 瘧狀같이 발작이 수시로 나타나는 것은 往來寒熱의 증상과 흡사한 경우이니 小柴胡湯으로 치료한다. 전해 내려오는 말로는 衝脈이 血之海로 즉 이것이 血實로 男女 모두 있다고 한다. 熱入血室로 인하여 出血해야 할 혈액이 凝結한 것은 病理機轉이나 가설에 불과하다. 그나마 經水適斷을 熱入血室로 파악하는 것은 병증을 근거로 병인을 추리한 것이므로 옳다고 할 수 있어도 熱入血室하면 經水適斷하게 된다는 것은 假說로 병증을 단정한 것이기 때문에 반드시 옳다고 할 수 없다. 이 熱入血室이라는 病因文字가『金匱要略』과『諸病源候論』에 종종 보이는 것으로 보아 후세에 누군가 조문에 몰래 삽입한 것임을 알 수 있다. 仲景 이후 證候의 개념이 쇠퇴하면서 病名이 일어났고, 病名이 일어나면서 病因을 모색하고, 病因을 모색하면서 수많은 처방이 나타나고, 무수한 처방이 일어나면서 우리 의학이 혼란해진 것이다.

88-婦人 傷寒發熱에 **經水適來**라가 **晝日明了**하고 **暮則譫語**호대 **如見鬼狀者**는 **此爲熱入血室**이니 **無犯胃氣 及上二焦**하면 **必自愈**라.

校 : 婦人 傷寒發熱 經水適來 晝日明了 暮則譫語 如見鬼狀者 小柴胡湯 主之.

解 : 婦人이 中風傷寒에 經水가 因適斷者는 瘧狀 發作有時하나

適來者는 晝日明了하고 暮則譫語 如見鬼狀하니

其熱入血室에 或應以身體發作하고 或應以精神昏懜하나

仲景文字 但據特徵하야 簡略是主하고 不肯重複하니

以爲互文이라도 非不可나

凡婦人病에 下血乃解하니 經水適來之爲症者는

未劇於適斷之時일세 故未至發作이라

病勢甚하면 則轉屬陽明하야 而胃中乾하니

未然에 小柴胡湯主之하야 無犯胃氣하야

上焦得通하고 津液得下하면 胃氣因和하니 必自愈라

夫譫語者는 大凡心爲熱冒로 神思昏迷하야 妄有所見而言也나

其所來者는 蓋非一端이니 須據證候하야 以察之라

譯：부인이 傷寒으로 發熱하는 중에 월경이 때맞추어 시작될 때 낮에는 정신이 멀쩡하다가 저녁에는 譫語하면서 귀신에 홀린 것 같은 모습을 보이면 이것은 熱入血室로서 胃氣와 上二焦에까지 침범하지 않으면 반드시 저절로 낫는다.

解：婦人이 中風이나 傷寒으로 인하여 經水適斷한 경우에는 瘧狀이 때때로 발작하지만 經水適來한 경우는 낮에는 정신이 명료했다가 저녁에는 譫語하면서 헛것을 보기도 한다. 熱入血室이라는 같은 병인에 어떤 경우는 신체의 발작으로 나타나고 어떤 경우는 정신이 昏懵해 지는데, 이것은 仲景書가 단지 특징만을 근거해 간략하게 기술하고 중복되는 것을 좋아하지 않아 互文으로 보아도 잘못된 것은 아니다. 그러나 일반적인 부인의 병증에 下血하면 다소 해소되므로 經水가 適來하면서 나타나는 증상은 適斷의 시기보다 劇하지 않으므로 발작에는 이르지 않는다. 病勢가 심하면 陽明으로 전속되면서 胃中乾으로 빠질 수 있으므로 未然에 小柴胡湯을 주어 胃氣不和로 빠지지 않게 하고 藥力으로 上焦가 통하면서 津液이 胃部로 내려오면 이로 해서 胃氣가 조화를 이루게 되어 치료된다.
譫語은 대체로 심부위가 열에 울체되면 정신이 혼미해져 망령되게 보고 말하는 것이나 섬어가 발생하는 원인은 하나만이 아니므로 반드시 증후를 근거로 살펴야 한다.

89-傷寒六七日에 **發熱微惡寒**하고 **支節煩疼 微嘔**하며 **心下支結**호대 **外證未去者**는 **柴胡桂枝湯**으로 **主之**하라.

校 : 傷寒六七日 發熱微惡寒 支節煩疼 微嘔 心下支結者 柴胡桂枝湯主之.

解 : 發熱微惡寒 支節煩疼者는 外證未去之徵이오

微嘔 心下支結者는 雖未至於胸脇苦滿,心煩喜嘔나

然柴胡兆朕之症이니

此轉變之中에 桂枝症未解하고 而柴胡症未甚者也라

一說에 桂枝湯症과 與小柴胡湯症이 合併矣라하고

條文云 心下支結하고 不云 胸脇苦滿이나

此省略法이고 非無此症之意라하니 參考之라

抑柴胡桂枝湯證은 見之나 柴胡麻黃湯證은 不見하니

何則고 非他라 其病勢之始終이 異矣라

大凡條文의 表裏案에 或有可取者 在焉하고 或有未可取者 在焉하니

條文未備에 不得已 參考其案이나

病症旣備인댄 病源이 在其中하니 何待僞托가

方 : 柴胡桂枝湯(少柴胡湯 加 桂枝・芍藥 1.5兩)

譯：傷寒 6, 7일에 發熱하면서 약간 惡寒하고 支節(관절 마디)이 煩疼하며 微嘔하고 心下支結한 상태에서 外證未去한 데엔 柴胡桂枝湯으로 치료하라.

解：發熱微惡寒 支節煩疼한 것은 外證이 아직 해소되지 않은 증거이고, 微嘔 心下支結은 비록 胸脇苦滿, 心煩喜嘔에 이르지 않았지만 柴胡湯의 兆朕에 해당하는 증상이다. 이 조문은 전변하는 과정 중에 桂枝湯症이 해소되지 않은 상태에서 柴胡湯症이 아직 심하지 않은 상태이다. 일설에 桂枝湯症과 小柴胡湯症이 合併한 것이라 하고 條文에 心下支結이라 언급하고 胸脇苦滿을 언급하지 않았지만 이것은 생략한 것이고 胸脇苦滿이 없다는 뜻이 아니라고 하니 참고할 만하다. 그런데 柴胡桂枝湯證은 보이지만 柴胡麻黃湯證은 보이지 않으니 왜인가? 다른 이유가 아니다. 그 病勢의 경과 과정이 다르기 때문이다. 대체로 조문에 보이는 表裏案은 간혹 취할 만한 것이 있는 반면에 어떤 것은 취할 필요가 없는 것도 있다. 조문이 미비할 때는 부득이 그 의안을 취할 수 있지만 病症이 이미 갖추었다면 病源의 개념이 이 병증 가운데 있는데 어찌 그 僞托이 필요하겠는가?

90-傷寒五六日에 **已發汗而復下之**한대 **胸脇滿微結**하야 **小便不利**하고 **渴而不嘔**하며 **但頭汗出**하고 **往來寒熱 心煩者**는 **此爲未解也**니 **柴胡桂枝乾薑湯**으로 **主之**하라.

校 : 胸脇滿微結 往來寒熱 小便不利 渴而不嘔 但頭汗出 胸腹有動 煩驚者 柴胡桂枝乾薑湯主之.

解 : 小柴胡湯證이 轉變之際에 變症雜出하니 未可豫斷이나
或有轉屬陽明하야 而胃氣不和者는 承氣湯類主之하고
或有轉屬少陰하야 而亡陽者는 乾薑附子湯類主之하니
自其病勢而觀之하면 則胸脇滿微結者는 其未及於胸脇苦滿이라
去半夏生薑하고 配乾薑黃芩하니 則不爲痰飮之滿이오 而爲寒熱之塞이며
渴而不嘔에 加瓜蔞根하고 去半夏生薑하니
則不有痰飮之上衝이오 而有胃中之微熱이며
加桂枝甘草牡蠣하니 則爲胸腹有動 心悸 頭汗이라
夫病在胸脇間하면 寒熱虛實이 錯雜難別하니 非通變之資면 未免强解일세
願待乎大方家之辯호라

方 : 柴胡桂枝乾薑湯(柴胡 半斤, 栝蔞根 4兩, 桂枝 · 黃芩 각 3兩, 乾薑 · 牡蠣 · 甘草 각 2兩)

栝蔞根 : 生津潤燥 止渴行水

譯：傷寒 5, 6일에 이미 發汗하고 다시 下하였는데도 胸脇滿 微結하면서 小便不利하고 渴而不嘔하며 다만 頭汗出하고 往來寒熱 心煩한 것은 아직 병증이 未解한 것이니 柴胡桂枝乾薑湯으로 치료하라.

解：小柴胡湯證이 전변 중에 變症들이 뒤섞이기 때문에 예단하기 어렵지만 혹 陽明으로 전속하여 胃氣不和한 경우는 承氣湯類로 치료하고 혹 少陰으로 전속하여 亡陽으로 빠지면 乾薑附子湯類로 치료한다. 病勢의 관점에서 보면 胸脇滿微結은 胸脇苦滿에 미치지 못한 상태로 半夏·生薑을 去하고 乾薑·黃芩을 배합한 것은 痰飮으로 胸脇滿이 형성되지 않고 寒熱로 인하여 痞塞한 이유이다. 渴하지만 不嘔에 瓜蔞根을 加하고 半夏·生薑을 去한 것은 痰飮의 上衝이 없고 胃中이 微熱한 상태이며 桂枝·甘草·牡蠣를 加한 것은 胸腹有動, 心悸, 頭汗을 위한 것이다. 병이 胸脇間에 있으면 寒熱과 虛實이 서로 뒤섞여 구별하기 어려우니 변화를 꿰뚫어 보는 자질이 아니면 견강부회를 면하기 어렵다. 여러 대가들의 가르침을 기약한다.

栝蔞根：生津潤燥 止渴行水하는 작용으로 津液枯燥하여 身體柔痙한 데에 사용한다.

91-傷寒五六日에 頭汗出호대 微惡寒 手足冷하나 心下滿하야 口不欲食하고 大便鞕하며 脈細者는 可與小柴胡湯이오. 設不了了者가 得屎而解니라.

解 : 特書頭汗出者는 發熱호대 不外越 而蒸於上하니 完異乎身汗出者也라

但據脈細 惡寒 手足冷하면 雖謂之少陰病이라도 非不可나

然察心下滿 口不欲食 大便鞕하면 則潮熱이 抑塞心胸하야

未得發越하야 因脈細惡寒하고 而手足冷이라

心下滿者는 正在心之下 胃之上에 此自滿이니

非下之而滿也오 若因下早하야 而致滿者는 此爲痞也나

然未嘗下 而有痞者는 其人之性向故也니

不善讀之면 拘於文字하야 難以通變하니 奚暇處方이리오

心下滿 口不欲食者는 雖未及於胸脇苦滿 默默不欲飮食하나

然大便鞕者는 陽明病之兆로대 猶與小柴胡湯하면 胃氣調和하야

或'却發熱汗出而解'하고 或'得屎而解'하며 或'下血結而解'하니

本不爲發汗,瀉下,驅血이로대 或汗出,得屎,下血 而乃解하니

此所謂不待其然이나 而其然者也니 半表半裏之特性故也라

譯 : 傷寒 5, 6일에 頭汗出하지만 微惡寒, 手足冷, 心下滿, 口不欲食, 大便鞕, 脈細한 데엔 小柴胡湯을 쓸 수 있다. 비록 명료하게 치료되지 못하였더라도 조금만 기다려 (燥)屎가 나오면 증상이 풀린다.

解 : 특히 頭汗出이라고 표기한 것은 發熱하지만 외부로 발설하지 않고 열증이 위로 압박한 것으로 태양병의 전신에 한출하는 것과 완연히 다른 것이다. 단지 脈細惡寒 手足冷만을 근거로 하면 비록 少陰病으로 규정해도 잘못은 아니지만, 心下滿 口不欲食 大便鞕을 살피면 潮熱이 心胸 부위에 抑塞되어 發越하지 못하고 이로 해서 脈細惡寒하고 手足冷한 것이다. 心下滿은 바로 心下와 胃上에 저절로 滿한 것으로 下하여 滿한 것이 아니오 만약 지나치게 빨리 下하여 滿이 된 것은 痞라고 하나 일찍이 下하지 않아도 痞가 있는 것은 그 사람의 성향 때문인데 글을 잘 읽지 못하면 문자에 얽매여 通變하지 못하니 어느 겨를에 經方을 사용하겠는가? 心下滿하여 口不欲食한 것은 비록 胸脇苦滿 默默不欲飮食에는 미치지 못하지만 大便鞕은 陽明病의 징조로 오히려 小柴胡湯을 주면 胃氣가 조화를 이루어 간혹 갑자기 發熱汗出하면서 병증이 해소하거나 혹은 燥屎를 배출하면서 해소되며 혹은 어혈을 배출하면서 해소된다. 본래 發汗, 下屎, 驅血을 위한 것은 아니지만 간혹 發汗, 得屎, 下血(배설)하면서 치료되니 이것을 말하자면 그렇게 되기를 기약하지 않아도 그렇게 된 것으로 半表半裏의 특성 때문이다.

92-傷寒五六日에 **嘔而發熱者 柴胡證具**어늘 **而以他藥**으로 **下之**라도 **柴胡證仍在者**어든 **復與柴胡湯**하면 **此雖已下之 不爲逆必蒸蒸而振**하고 **却發熱汗出而解**나 **若心下滿而鞕痛者**는 **此爲結胸也**니 **大陷胸湯**으로 **主之**하고 **但滿而不痛者 此爲痞**니 **柴胡不中與之**니 **宜半夏瀉心湯**이라.

校 : 傷寒五六日 嘔而發熱 下之後 柴胡證仍在者 復與柴胡湯 若心下滿而鞕痛者 大陷胸湯 主之 但滿不痛者 宜半夏瀉心湯.

解 : 仲景 述症之際에 主症先하고 而客症後하니

嘔而發熱과 與發熱而嘔는 症狀相似나 主客相反이라

條文所以柴胡證具者는 以其嘔오 不以其發熱也라

若不然則하면 奈何之證據로 而知其爲柴胡證具哉리오

柴胡湯은 適於胸脇滿하고 大陷胸湯은 適於心下鞕하니 其病位不同하고

大陷胸湯과 與半夏瀉心湯의 其病位 雖同이나 其方意는 在痛不痛하니

若非經驗之得이면 則類似之症을 難以述之니 不可不察이라

方 : 半夏瀉心湯(半夏 半升, 黃芩・乾薑・人蔘・甘草 각 3兩, 黃連 1兩, 大棗 12枚)

譯：傷寒 5, 6일에 嘔하고 發熱하는 데에 柴胡證이 구비 되었는데 다른 藥으로 下하였더라도 柴胡證이 오히려 남아 있을 때 다시 柴胡湯을 주면 이것으로 비록 이미 下하였어도 逆治가 되지 않는다. 반드시 蒸蒸한 열기로 떨면서 도리어 發熱 汗出하면 해소되나, 만약 心下가 滿하고 鞕痛한 데는 이것은 結胸이 된 것이니 大陷胸湯으로 치료하고, 다만 滿하고 不痛한 것은 痞가 된 것이니 柴胡가 맞지 않으니 이럴 때는 半夏瀉心湯이 마땅하다.

解：仲景은 병증을 기술할 때 主症을 먼저 쓰고 客症은 뒤에 썼다. 嘔而發熱과 發熱而嘔는 症狀은 서로 비슷하지만 그 主客은 서로 반대이다. 조문에서 柴胡證을 갖추었다는 것은 嘔 때문이지 發熱 때문이 아니다. 만약 그렇지 않다면 어떤 증거로 柴胡證을 갖추었음을 알 수 있는가? 柴胡湯은 胸脇滿에 적용하고 大陷胸湯은 心下鞕에 적용하니 病位는 不同하고 大陷胸湯과 半夏瀉心湯의 病位는 비록 같지만 그 方意는 痛과 不痛의 차이가 있다. 이 같은 사실을 경험으로 체득하지 않았다면 유사한 증상을 기술하기 어려우니 잘 살펴야 한다.

93-太陽中風에 下利嘔逆하고 表解者라야 乃可攻之니 其人漐漐汗出호대 發作有時하고 頭痛하며 心下痞鞕滿하야 引脇下痛하고 乾嘔短氣하며 汗出不惡寒者는 此表解裏未和也니 十棗湯으로 主之하라.

解 : 漐漐之爲言은 汗出之形容이니 不云汗出하고 而乃云漐漐汗出者는
病不在表오 而在裏故也니 表症發熱者는 常自汗出이나
漐漐汗出者는 因發作有時하야 而汗出할세 故特書'發作有時'也니
與其'蒸蒸發熱'과 及'濈濈汗出'者와 同類나
然濈濈汗出者는 以潮熱也오 漐漐微汗出者는 以伏飮也라
何以知其然가하면 十棗湯은 非解潮熱劑오 是逐伏飮劑일세라
是以 不云蒸蒸發熱 濈濈汗出하고 而乃但云漐漐汗出이나
當其發熱汗出하야 雖難分其狀이나 其所以歷歷分別者는
以其病位之差也며 以其病毒之變也일세라
考其方藥하면 則仲景之病因者는 蓄水也니
若不然則하면 奈何知其所謂'懸飮'哉리오
其是非與否는 雖未可知나 古人之案者는 但如此也라
發作有時者는 以蓄水之發作也오
心下痞鞕滿者는 以蓄水之頑固也니
蓄水於心下,脇下,胸脇, 肌肉間하면 水之爲病이

譯 : 太陽 中風으로 下利嘔逆하고 表症이 해소되어야 攻下할 수 있으니 축축하게 땀이 나면서 때때로 발작하고 頭痛이 있으며 心下가 痞鞕滿하여 脇下까지 당기면서 疼痛하고 乾嘔短氣하며 汗出不惡寒하는 데엔 이것은 表解하였지만 裏는 아직 和하지 않은 것이니 十棗湯으로 치료하라.

解 : 漐漐이라는 말은 汗出의 형용이니 汗出이라고 표기하지 않고 다만 漐漐汗出이라고 말한 것은 병이 表에 있지 않고 裏에 있기 때문이다. 表症의 發熱은 항상 스스로 땀을 흘리지만 漐漐汗出은 발작이 때때로 있는 경우에 汗出하기 때문에 '發作有時'를 특별히 표기한 것으로 '蒸蒸發熱', '濈濈汗出'과 같은 종류의 표기지만 濈濈汗出이 潮熱 때문이라면 漐漐微汗出은 伏飮 때문이다. 어떻게 그런지 아는가 하면 十棗湯은 潮熱을 해소하는 약제가 아니라 伏飮을 逐水하는 약제이므로 蒸蒸發熱 濈濈汗出이라고 언급하지 않고 단지 漐漐汗出이라고 표기한 것이나 發熱汗出을 당해서 비록 저 증상을 구별하기 어려운데 하나하나 그 차이를 분별한 것은 병위의 차이 때문이며 병독이 변했기 때문이다. 十棗湯의 약물을 살펴보면 仲景이 생각한 病因은 蓄水이다. 만약 그렇지 않다면 소위 '懸飮'을 어떻게 알 수 있겠는가? 그 옳고 그름을 비록 잘 알 수 없지만 옛 의사들의 의안이 단지 이와 같다는 것이다. 發作有時가 蓄水의 발작이라면 心下痞鞕滿은 蓄水가 頑固한 것이다. 心下, 脇下, 胸脇, 肌肉 間에 蓄水하면 水氣로 인한 병증이 '或喘 或渴 或噎 或悸 或煩 或利而不吐 或吐而下利 或吐利而無汗' 이처럼 다양한 것은 水氣의 병세가 上衝下迫하고 左衝右突하기 때문이다. 心下

‘或喘 或渴 或噎 或悸 或煩하고

或利而不吐 或吐而下利 或吐利而無汗’하니

若是之多者는 水氣之勢가 未嘗不上衝下迫하고 左衝右突故也라

心下에 彌鞕滿하면 其病勢가 彌波及하고

蓄水가 彌蓄固하면 其病症이 彌痛甚하니

‘心下痞鞕滿 引脇下痛 乾嘔短氣 漐漐汗出 發作有時 頭痛’者는

不過蓄水之狀者也라

其蓄固鞕滿也에 ‘五苓,青龍,瀉心湯’으로 難以逐之오

十棗湯의 峻烈之劑라야 可以濟之라

方 : 十棗湯(芫花 · 甘遂 · 大戟 각 等分)

芫花 : 主治 - 逐水

旁治 - 煩咳, 掣痛

大戟 : 主治 - 利水

旁治 - 掣痛, 煩咳

가 鞕滿이 심하면 심할수록 그 病勢는 더욱 파급되고 蓄水의 蓄固가 심하면 심할수록 그 病症의 통증은 더 심해진다. '心下痞鞕滿 引脇下痛 乾嘔短氣 漐漐汗出 發作有時 頭痛'은 축수의 증에 불과하다. 그 蓄固가 鞕滿하여 '五苓, 靑龍, 瀉心湯'으로는 驅逐하기 어렵고 十棗湯의 峻烈한 약제라야 해결할 수 있다.

芫花 : 主로 逐水하고, 旁으로는 煩咳, 掣痛을 치료한다.

大戟 : 主로 利水하고, 旁으로는 掣痛, 煩咳를 치료한다.

94-太陽病에 **醫發汗**한대 **遂發熱惡寒**이어늘 **因復下之**하야 **心下痞**어늘 **復加燒針**하야 **因胸煩**하고 **心下痞**나 **按之濡**하고 **其脈關上浮者**는 **大黃黃蓮瀉心湯**으로 **主之**하고 **心下痞**에 **而復惡寒 汗出者**는 **附子瀉心湯**으로 **主之**하며 **心下痞**에 **與瀉心湯**이나 **痞不解**하고 **其人 渴而口燥 煩**호대 **小便不利者**는 **五苓散**으로 **主之**하라.

解 : 醫發汗하고 復下之하며 復加燒針者는 當時之慣行也라

所謂痞者는 氣隔하야 而上下未通者也니

已云心下痞하고 又云按之濡하니 微意在此라

淺按之則濡나 深按之則痞라

其之按也에 軟弱無力하야 全無抵抗하면 不宜大黃黃連瀉心湯이어늘

但以胸煩으로 爲熱痞라하야 主之하니 其無乃太簡乎잇가

其證未備하니 據其方藥하야 而備其病情하면

所謂'顔面潮紅如醉하고 而有便秘'性向者也라

且夫心下痞에 而復惡寒 汗出者는 宜桂枝加附子人蔘湯類어늘

反用附子瀉心湯하니 終乃不知其方意나 竊謂 混用大附는 命在頃刻일세라

許叔微이 嘗云曰 但師仲景意오 不取仲景方이라하니 即此之謂也라

心下痞에 與瀉心湯者는 未必謂之大黃黃蓮瀉心湯이오

因蓄水로 而小便不利 渴而口燥 煩 心下痞者는 五苓散主之하고

因痰熱로 而心下痞滿 按之鞭而不痛者는 半夏瀉心湯類主之라

譯 : 太陽病에 의사가 發汗하였더니 마침내 發熱惡寒하는데, 다시 下하였더니 이로 해서 心下痞가 나타난 상태에 또 다시 燒鍼하였더니 이로 해서 胸煩하고, 心下痞하지만 눌러 보았더니 부드럽고 脈浮한 데는 大黃黃蓮瀉心湯으로 치료하고, 心下痞가 있으면서 다시 惡寒 汗出한 데는 附子瀉心湯으로 치료하며, 心下痞에 瀉心湯을 주었는데 痞不解하고 그 사람이 渴하고 口燥하며 煩하지만 小便不利한 데는 五苓散으로 치료하라.

解 : 의사가 發汗하고 다시 下하며 다시 燒針한 것은 당시 치료의 관행이다. 痞는 氣가 막혀서 상하 사이에 소통하지 못하는 것을 말한다. 이미 心下痞라고 언급하고 또 按之濡라고 언급한 것에는 깊은 의미가 담겨 있는데 가볍게 눌러보니 부드럽지만 깊게 눌러보니 막혀 있다는 것이다. 가볍게 또는 깊게 눌러도 연약하고 무력하여 저항감이 전혀 없으면 大黃黃連瀉心湯이 합당하지 않는데 단지 胸煩으로 熱痞라고 단정하여 大黃黃連瀉心湯으로 치료하는 것은 지나치게 간단한 것은 아닌가? 증상이 미비하기 때문에 약물을 근거로 그 병정의 증상을 유추하면 '顔面이 潮紅으로 술 취한 것 같고 便秘性向이 있다'고 볼 수 있다. 또한 心下痞의 상태에 惡寒 汗出한 데엔 桂枝加附子人蔘湯類를 사용할 수 있는데 도리어 附子瀉心湯을 사용하니 그 의도를 도대체 알 수 없으나 내 생각에 약성이 극단적으로 상반된 대황과 부자를 혼용한 것은 그만큼 생명이 경각에 처한 경우라고 본다. 許叔微가 일찍이 말하기를, "오직 중경의 뜻을 본받고 중경의 처방은 취하지 않는다"고 하였는데 이 경우를 말하는 것이다. 心下痞에

方 : 大黃黃蓮瀉心湯(大黃 2兩, 黃蓮 · 黃芩 각 1兩)

附子瀉心湯(大黃 2兩, 黃蓮 · 黃芩 각 1兩, 附子 2枚)

95-傷寒 汗出解之後에 **胃中不和**하야 **心下痞鞕**하고 **乾噫食臭**하며 **脇下有水氣**하고 **腹中雷鳴**하며 **下利者**는 **生薑瀉心湯**으로 **主之**하라.

校 : 傷寒 汗出解之後 心下痞鞕 乾噫食臭 腹中雷鳴 下利者 生薑瀉心湯 主之.

解 : 或者는 以胃中不和로 爲停水之徵하야 生薑瀉心湯主之하고

以胃氣不和로 爲燥屎之候하야 調胃承氣湯主之하니 反乎實證主義者也라

所謂胃中不和와 及胃氣不和者는 僞托文字니

條文未備엔 不得已 參而考之나 旣備인댄 奈何取之오

心下痞鞕 乾噫食臭 惡心嘔逆 腹中雷鳴者를 謂之胃中不和라하고

譫語 腹滿 潮熱 大便鞕(燥屎)者를 謂之胃氣不和라해도

知者 猶以爲未安이온

何況以僞托名分으로 立其處方者는 千萬不當이라

黃芩主治는 心下痞오 黃連主治는 胸中熱이니

瀉心湯을 사용하는 것이 반드시 大黃, 黃蓮瀉心湯을 의미하는 것은 아니다. 蓄水로 인하여 小便不利 渴而口燥 煩 心下痞한 데는 五苓散을 주고, 痰熱로 인하여 心下痞滿 按之鞕而不痛한 데는 半夏瀉心湯의 종류(생강, 감초사심탕)를 사용한다.

譯 : 傷寒에 땀이 나서 해소된 후에 胃中不和로 心下痞鞕 乾噫 食臭(입냄새)하고 脇下에 水氣가 있고 腹中雷鳴하면서 下利하는 데엔 生薑瀉心湯으로 치료하라.

解 : 혹자는 胃中不和를 停水의 증거라 하여 生薑瀉心湯으로 치료하고, 胃氣不和를 燥屎의 증후로 보아 調胃承氣湯으로 치료한다고 하는데 이것은 실증주의에 반하는 것이다. 소위 胃中不和와 胃氣不和는 후인들이 거짓으로 만든 문자로 조문이 미비한 경우 부득이 참고할 수 있겠지만 이미 갖추어진 상태에서 어찌 취할 필요가 있겠는가? 心下痞鞕 乾噫食臭 惡心嘔逆 腹中雷鳴을 胃中不和라 하고, 譫語 腹滿 潮熱 大便鞕(燥屎)을 胃氣不和라 규정해도 실증에 근거한 사람은 오히려 못마땅하게 여기는데 하물며 거짓된 명분으로 처방을 정하는 것은 부당하다. 黃芩의 主治는 心下痞이며, 黃連의 主治는 胸中熱이니 瀉心이라는 명칭은 황금과 황련에서 나온 것이므로 黃芩과 黃連을 배합하지 않으면 瀉心이

夫瀉心之名分은 出於芩連하니 不配芩連하면 未得瀉心名이라

但因病毒之性하야 而半夏,甘草,生薑瀉心湯主之라

半夏瀉心湯은 半夏之折逆으로 主治痰飮之嘔逆이라면

生薑瀉心湯은 生薑之散飮으로 主治水氣之痞일세

故乾噫食臭 下利가 甚於半夏瀉心湯하고

甘草瀉心湯은 甘草之緩急으로 主治虛熱之痞일세

故半夏瀉心湯證에 加心煩不得安 狐惑病이라

夫心下痞鞕者는 未必以下之太早로 而作痞오

多有病毒이 潛在心下故也라

方 : 生薑瀉心湯(生薑 4兩, 甘草・人蔘・黃芩 각 3兩, 乾薑・黃連 각 1兩, 半夏 半升, 大棗 12枚)

96-傷寒中風에 **醫反下之**한대 **其人下利 日數十行**에 **穀不和**하고 **腹中雷鳴**하며 **心下痞鞕而滿**하고 **乾嘔心煩**하야 **不得安**이어늘 **醫見心下痞**하고 **謂病不盡**이라하야 **復下之**한대 **其痞益甚**이어든 **此非熱結**이오 **但以胃中虛**하여 **客氣上逆**일세 **故使鞕也**니 **甘草瀉心湯**으로 **主之**하라.

校 : 傷寒中風 醫反下之 其人下利 日數十行 穀不和 腹中雷鳴 心下痞鞕而滿 乾嘔心煩 不得安者 甘草瀉心湯主之.

라는 명칭을 쓸 수 없다. 단지 病毒의 성질에 따라 半夏, 甘草, 生薑瀉心湯을 사용한다. 半夏瀉心湯이 半夏의 折逆으로 痰飮의 嘔逆을 위주로 한 치료라면, 生薑瀉心湯은 生薑의 散飮으로 水氣의 痞를 위주로 하기 때문에 乾噫食臭와 下利가 半夏瀉心湯의 경우보다 심한 데 사용하며, 甘草瀉心湯은 甘草의 緩急작용으로 虛熱의 痞를 위주로 하므로 半夏瀉心湯證에 心煩不得安이나 狐惑病이 있는 데에 사용한다. 대체로 心下痞鞕은 반드시 下劑를 너무 빨리 사용하여 痞가 발생한 것이 아니라 대부분 그 사람이 이런 病毒이 心下에 잠재해 있기 때문이다.

譯 : 傷寒中風에 의사가 반대로 下하였더니 그 사람이 下利를 하루에도 수십 번하고, 음식물이 전혀 소화되지 않은 채 腹에서 물소리가 심하게 나고, 心下痞鞕하고 滿하며, 乾嘔心煩하여 편치 못한 상황에 의사가 心下痞를 보고 병이 완전히 치료되지 못했다고 여겨 다시 下하였더니 그 痞가 더욱 심한 데엔 이것은 열결이 아니라 단지 위중이 공허하여 객기가 상역하면서 鞕한 것이다. 甘草瀉心湯으로 치료하라.

解 : 察其結胸,心下痞,胸脇滿之所來하면 仲景治法이

始於汗吐下,疾瀉하야 而擴於陷胸湯,瀉心湯,柴胡湯을 可知라

夫病位之序는 自表로 歷半表半裏하야 而至裏나

然立案之序는 自表裏로 至半表半裏라

夫心下痞,乾嘔心煩은 不可下症이어늘

醫者 以心下痞로 爲熱結하야 復下之한대 其痞益甚이나

實則 凡病에 疾瀉之法으로 下之太早也라

所謂'胃中虛 客氣上逆'과 與其梔子豉湯의 '胃中空虛 客氣動隔'은

其病理 雖同하나 其病因 相異어늘

胃中虛云云者는 未及乎大陷胸湯의 熱實蓄水也라

心下痞와 心中懊憹와 及結胸은 或難別其狀일세

故胃中虛 客氣上逆을 竄入焉하나 然實不宜甘草瀉心湯方意하니

須揆以症狀之根據오 勿解以僞托之假說이라

註解之意는 非他라 醫下之한대 下利不止하야 而心下痞者는

其非熱實結胸이오 而胃中虛하야 客氣上逆하야 使鞕일세

故不宜大陷胸湯이오 宜甘草瀉心湯이나

若夫胃中虛 客氣上逆者는 "擇焉而不精 語焉而不詳"者也라

方 : 甘草瀉心湯(甘草 4兩, 黃芩・乾薑・人蔘 각 3兩, 黃連 1兩. 半夏 半升, 大棗 12枚)

解：結胸, 心下痞, 胸脇滿이 유래한 원인을 관찰하면 仲景의 治法이 汗·吐·下와 疾瀉法에서 시작하여 陷胸湯, 瀉心湯, 柴胡湯으로 확산된 것을 알 수 있다. 병증이 전변하는 순서는 表에서 시작하여 半表半裏를 지나 裏에 이르지만 병위를 立案한 순서는 表와 裏에서 시작하여 半表半裏에 도달한 것이다. 心下痞, 乾嘔心煩은 下하면 안 되는 증상인데 의사가 心下痞를 熱結로 보고 다시 下하고 나서 痞症이 더욱 심해진 것이나 사실은 일체의 병증에 일단 빨리 瀉下한 법으로 지나치게 빨리 瀉下한 것이다. 소위 '胃中虛하여 客氣上逆'한 것과 梔子豉湯의 '胃中空虛하여 客氣動膈'은 그 病理는 비록 같으나 그 病因은 서로 다른데 胃中虛로 거론한 것은 大陷胸湯의 熱實蓄水에 미치지 못하기 때문이다. 心下痞와 心中懊憹와 結胸은 실제에서는 구별하기 어려운 증상으로 胃中虛와 客氣上逆이라는 위탁문자를 몰래 삽입했지만 실제로는 甘草瀉心湯의 方意에 맞지 않는다. 반드시 症狀의 근거를 통해 그 사실을 규명해야 하고 억지로 꾸민 가설로 해석하면 안 된다. 이런 주해문자의 뜻은 다름이 아니라 의사가 下하였더니 下利不止하여 心下痞가 있는 것은 熱實의 結胸이 아니라 胃中虛하여 客氣上逆으로 鞕滿한 것이기 때문에 大陷胸湯이 합당하지 않고 甘草瀉心湯이 합당하나 胃中虛와 客氣上逆과 같은 표현은 "선택이 정밀하지 못했고 말이 자세하지 못한" 경우이다.

97-傷寒服湯藥한대 下利不止하고 心下痞鞕에 服瀉心湯已하고 復以他藥下之한대 利不止어늘 醫以理中與之오도 利益甚엔 理中者는 理中焦니 此利在下焦일세니 赤石脂禹餘糧湯으로 主之하고 復利不止者는 當利其小便하라.

解 : 下利不止하야 心下痞鞕者는 可以瀉心湯主之나

條文에 其瀉心湯名이 不明하고 其病情之症이 不備하니

莫之的知나 其或非甘草瀉心湯乎아

理中湯은 千金에 作以人蔘湯(人蔘甘草白朮乾薑)으로

與之에 利益甚하면 此利는 病不在胃(中焦)오 而在大腸(下焦)니

一種腸滑證으로 即續下而臍下微痛이라

然而此條文은 出於後人하니 何以知其然가하면

仲景方名에 作以君藥하고 不作以方意니 理中者 非方意而何오

當利其小便者는 未必謂之五苓散이오 可用豬苓湯 眞武湯이라하니

此說取之라

方 : 赤石脂禹餘糧湯(赤石脂・禹餘糧 각 1斤)

赤石脂 : 腸澼泄利 崩帶遺精 收澁固下

禹餘糧 : 治十二種 水

譯：傷寒에 湯藥을 복용하였더니 下利가 멈추지 않으면서 心下痞鞕하여 瀉心湯을 복용하였지만 여전히 下利가 멈추지 않자 다시 다른 약으로 下하였는데도 불구하고 下利가 멈추지 않아 의사가 다시 理中湯類를 주었지만 마찬가지로 下利가 더 심해진 데에는 理中은 中焦를 다스리는 것인데 이 利의 원인은 下焦에 있으니 赤石脂禹餘糧湯으로 치료하고, 그래도 다시 下利가 멈추지 않으면 마땅히 小便을 利해야 한다.

解：下利不止하면서 心下痞鞕하면 瀉心湯으로 치료할 수 있지만 조문에 그 瀉心湯의 이름이 불명하고 그 病情에 해당하는 증상을 갖추지 않아 정확하게 알 수 없으나 甘草瀉心湯이 아니겠는가? 理中湯은『千金方』에 人蔘湯(人蔘・甘草・白朮・乾薑)으로 되어 있다. 人蔘湯을 주었는데도 하리가 더욱 심하다면 이 하리는 胃(中焦)의 원인이 아니라 大腸(下焦)에 있는 것으로 일종의 腸滑證으로 계속 하리하면서 臍下에 微痛이 있다. 그러나 이 조문을 후인에게서 나온 것으로 보는 이유는 仲景의 처방 명칭은 거의 君藥의 명칭을 따서 짓고 方意로 작명하지 않았는데 理中이라는 뜻이 方意가 아니면 무엇인가? 小便을 利하게 한다는 것이 반드시 五苓散을 말하는 것이 아니라 豬苓湯이나 眞武湯을 사용할 수 있다고 하였는데 이 말을 따른다.

赤石脂：腸澼泄利와 崩帶遺精에 收澁固下하는 작용을 한다.

禹餘糧：十二種의 水를 치료하며, 赤石脂와 같이 腸澼泄利에 收斂작용을 한다.

98-傷寒에 發汗 若吐 若下解後에 心下痞鞕하야 噫氣不除者는 旋覆花代赭石湯으로 主之하라.

解 : 心下痞鞕 噫氣不除者는 因痰飮而作하니 可與半夏,生薑瀉心湯이어늘

主之以旋覆花代赭石湯者는 以其有煩驚,驚狂也라

若不然則 瀉心湯類로 可以治之어늘 何必加代赭石哉리오

非代赭石이면 則莫能鎭定驚狂이나 敢竊謂此方은 魏晉人作이라

當時 傾倒神仙일세 鍊丹鑛物하야 而治驚이라

或以代赭石으로 鎭墜虛氣之逆이라하니 吾所以不取者는

病症이 彌微하면 其治療之藥性도 彌微하고

病症이 彌劇하면 其藥物之毒性도 彌劇하니

將鎭虛氣之逆호대 何必待重金屬哉乎아

方 : 旋覆花代赭石湯(生薑 5兩, 旋覆花・甘草 각 3兩, 人蔘 2兩, 代赭石 1兩, 半夏 半斤, 大棗 12枚)

旋覆花 : 心胸 水血 停滯 心下痞硬, 噫氣不制

代赭石 : 旋覆花 心下痞硬, 噫氣不制, 鎭墜收澁

譯：傷寒에 發汗하고 혹 吐하거나 혹 下하여 解熱된 후에 心下痞鞕하면서 噫氣(하품, 트림)가 멈추지 않을 때는 旋覆花代赭石湯으로 치료하라.

解：心下痞鞕하고 噫氣不除한 것은 痰飮으로 나타난 것이니 半夏, 生薑瀉心湯을 사용해야 하는데 旋覆花代赭石湯을 사용한 것은 煩驚이나 驚狂 때문이다. 만약 그렇지 않다면 瀉心湯類로 해소될 수 있는데 하필 代赭石과 같은 광물성의 약을 사용했겠는가? 代赭石이 아니면 鎭定驚狂할 수 없기 때문이다. 내 생각에 이 처방이 魏晉시대 누군가의 작품으로 보는 이유는 당시 상황이 신선사상에 경도되면서 광물질을 鍊丹하여 煩驚을 치료하였기 때문이다. 혹자는 代赭石으로 虛氣의 逆을 눌러 가라앉힌다고 하였는데 내가 이설을 취하지 않는 이유는 병증이 미미하면 할수록 치료의 약성도 미미하고 병증이 극심하면 할수록 약물의 독성도 극심하기 마련이다. 虛氣의 逆을 진정시키려고 하면서 어찌 중금속을 사용했겠는가?

旋覆花：心胸에 水血이 停滯하여 생긴 心下痞硬 噫氣不制를 치료한다.

代赭石：旋覆花와 같이 心下痞硬 噫氣不制를 치료하며, 鎭墜收澁한다.

99-喘家下後에 **不可更行桂枝湯**이오. **若汗出而喘**호대 **無大熱者**는 **可與麻黃杏仁甘草石膏湯**이라.

解 : 彼也엔 發汗後 喘家 不可更行桂枝湯이라하고

此也엔 喘家下後 不可更行桂枝湯이라하니 重出일세 省焉호라

柯琴은 以汗出而喘 無大熱로 爲無汗而喘 大熱하야

乃曰無汗而喘者 麻黃湯 適症이나

然有大熱 故去辛熱桂枝 加清火石膏라하니 此言有理라

100-太陽病에 **外症未除**어늘 **而數下之**한대 **遂協熱而利**하야 **利下不止**하고 **心下痞鞕**한 **表裏不解者**는 **桂枝人蔘湯**으로 **主之**하라.

校 : 太陽病未除 數下之 頭痛發熱 汗出惡風 利下不止 心下痞鞕者 桂枝人蔘湯 主之.

解 : 吾聞之하니 "傷寒自利者는 不因攻下而自瀉利라

蓋下利者는 有協熱하고 有協寒"이라호라

此條文은 太陽病에 下之太早하야 熱入因作痞,結胸之例로

當用瀉心陷胸湯이어늘 猶用桂枝人蔘湯하니

譯 : 천식기가 있는 사람에게 下한 후에 다시 桂枝湯을 사용하면 안 된다. 만약 땀이 나고 喘하지만 大熱이 없어 보이는 데에는 麻黃杏仁甘草石膏을 사용하면 된다.

解 : 앞 조문(42조)에서는 發汗後 喘家 不可更行桂枝湯이라 하고 이 조문에서는 喘家下後 不可更行桂枝湯이라 하니 반복적인 내용으로 생략한다. 柯琴은 汗出而喘無大熱을 無汗而喘大熱로 보고 無汗而喘은 麻黃湯의 적응증이나 大熱이 있기 때문에 辛熱한 桂枝는 去하고 淸火작용을 하는 石膏를 加한다 하니 이 말은 옳은 것 같다.

譯 : 太陽病 外症이 아직 해결되지 않았는데도 불구하고 여러 차례 下하였더니 마침내 表熱을 끼고(挾) 下利(裏寒)하여 결국 利下가 不止하고 心下痞鞕한 데에는 表裏의 증상이 풀리지 않은 것이니 桂枝人蔘湯으로 치료하라.

解 : 듣기로는"傷寒에 自利하는 것은 攻下하지 않아도 저절로 瀉利하는 것으로 下利는 協熱이거나 協寒"때문이라고 한다. 그런데 이 조문은 太陽病을 너무 빨리 下하여 熱이 내부로 빠져 들어오면서 痞와 結胸이 나타나는 예로 마땅히 瀉心이나 陷胸湯을 사용해야 하는데 오히려 桂枝人蔘湯을 사용하였으니 熱邪가 裏로 전하는데 裏虛(지나치게 설사시킨 결과)한 상태에 協熱하여 또한 下利 가 된 것을 알 수 있다. 다만 協熱而利와 表裏不解라는 위탁문자를 조문에 竄入하여 방의를

熱邪傳裏에 裏虛協熱하야 亦爲下利者를 可知也라

但協熱而利와 表裏不解 此二句를 竄入條文하야 而立其方意나

然敢竊謂曰 桂枝湯은 非但爲解肌熱이오 而亦爲禦停水일세

故非必爲外症未除와 協熱과 表不解하야 而主桂枝湯也라

雖無表症이라도 胃腸無力하야 而胃內停水者도 可適이온

何況胃內停水가 多有以常感風寒之中에 而表虛之所來者乎아

大凡風寒客形하야 而氣鬱於外하면

則未嘗不水分變調가 作於內하니

表裏之位가 雖若兩分하나 本是一元일세

故表亦裏之根이오 裏亦表之根이라

然則 表虛表實者는 非但止于表虛表實이오 未嘗不裏亦虛實이라

解表 所以能制乎水氣上衝하고

治水 所以回復乎一身正氣어늘

乃以桂枝湯으로 專爲解表解肌者는 知其一하고 而不知其二者也라

協熱而利는 雖爲表裏不解之徵이나

與其病症으론 寧病理니 是非正文筆法이라

方 : 桂枝人蔘湯(桂枝・甘草 각 4兩, 白朮・人蔘・乾薑 각 3兩)

규정했지만, 내 생각으로는 桂枝湯은 오직 解肌熱의 작용만 있는 것이 아니라 停水를 막아주는 효능도 있기 때문에 반드시 外症未除와 協熱과 表不解만을 위해서 桂枝湯을 사용하는 것은 아니다. 비록 表症이 없더라도 胃腸기능이 무력하여 胃內停水한 데에도 적용할 수 있는데 하물며 胃內停水가 대체로 항상 풍한에 노출되는 과정 중에 表虛로 연유하여 형성된 것에 있어서랴? 대체로 풍한이 인체에 침범하여 氣가 外에서 울체되면 미상불 수분변조가 내에서 발생하게 된다. 表裏의 위치는 비록 양분되지만 본래 一元적인 관계로 表 또한 裏의 뿌리이며 裏 또한 表의 뿌리이다. 그러므로 表虛表實은 단지 表만 虛實하다는 것 뿐만이 아니라 裏또한 虛實하다는 것이다. 解表라는 개념에는 바로 水氣의 上衝을 억제하는 의미가 담겨 있고 治水라는 개념에는 바로 一身의 正氣를 회복하는 의미가 담겨 있는데 桂枝湯은 오직 解表解肌의 작용만 한다고 주장하는 것은 하나만 알고 둘은 모르는 것이다. 協熱而利가비록 表裏不解의 증거지만 病症이라기보다는 病理에 가까운 용어로 正文의 필법이 아니다.

101-傷寒 大下後에 **復發汗**한대 **心下痞 惡寒者**는 **表未解也**니 **不可攻痞**오. **當先解表**니 **表解**라야 **乃可攻痞**라 **解表**엔 **宜桂枝湯**이오 **攻痞**엔 **宜大黃黃蓮瀉心湯**이라.

解 : 條文 以惡寒으로 爲表未解之徵이나 間或以惡寒으로 爲亡陽之候니
其徵不足이어늘 奈何知其桂枝之惡寒이오 而非其附子之惡寒乎아
且夫 攻痞엔 宜大黃黃蓮瀉心湯이라하니
其心下痞之因이 無特操하야 而瀉心湯之類가 不一二어늘
奈何之根據로 而知其爲大黃黃蓮瀉心湯證乎아
概分之하면 痰結, 氣結, 水結, 食結이니
據方藥而考之하면 則條文所謂瀉心湯者는
其非爲痰飮之痞也오 而其爲熱鬱之痞也니
大便難하야 而心下痞하고 面赤色者를 參考之라야 可免狼狽라

譯 : 傷寒병증에 크게 下한 후에 다시 發汗하여 心下痞 惡寒한 것은 表症이 未解한 것이니 攻痞해서는 안 된다. 마땅히 먼저 表症을 해결해야 하고 表症이 해결되고 나서 攻痞해야 한다. 解表에는 桂枝湯이 합당하고, 攻痞에는 大黃黃蓮瀉心湯이 합당하다.

解 : 조문에는 惡寒을 表未解의 증거로 삼았지만 간혹 惡寒은 亡陽의 증후가 된다. 그 증거가 부족한데 어떻게 그것이 桂枝의 惡寒이고 附子의 惡寒이 아님을 알 수 있는가? 또한 攻痞에는 大黃黃蓮瀉心湯이라고 언급하였으니 心下痞의 원인을 특정 지울 수 없어 瀉心湯의 종류가 하나둘도 아닌데 무슨 근거로 그것이 大黃黃蓮瀉心湯證임을 알 수 있는가? 대략 분류하면 痰結, 氣結, 水結, 食結이다. 약물을 근거로 살펴보면 조문에서 말한 瀉心湯은 痰飮으로 인한 痞가 아니라 단순한 熱鬱의 痞로 大便鞕, 心下痞, 面赤色을 참고해야 낭패를 면할 수 있다.

102-病如桂枝證이나 頭不痛 項不强하고 寸脈微浮 胸中痞鞕하며 氣上衝咽喉하야 不得息者는 此爲胸有寒也니 當吐之니 宜瓜蔕散이라.

校 : 病如桂枝症 脈微浮 胸中痞鞕 氣上衝咽喉 不得息者 宜瓜蔕散.

解 : 偉哉라 仲景文法이여 正例中有反例하고 反例中有正例라

其症見焉에 以此로 知其病位,病性,病毒者가 正例면

其症不見焉에 以此로 知其病位,病性,病毒者는 反例니

是亦非見病知源而何며 是亦非根據主義而何오

特書頭不痛 項不强者는 以此로 爲不可發汗之口實이나

自其病勢而觀之하면 胸中痞鞕하고 氣上衝하야 壓迫於咽喉하얀

不得息이온 而況頭項乎아

然則 頭不痛 項不强者는 未必斷定之徵也라

胸中有寒者는 痞鞕之因이나 不宜瓜蔕散하고 而宜四逆湯하니 未可足信者也며

且夫寸脈微浮의 寸字도 是亦僭補니 欲辯其病在上焦나

實以此로 爲瓜蔕散口實이니

立方意者는 但察之於胸中痞鞕 不得息하고 不謀於寸脈微浮 胸中有寒이라

方 : 瓜蔕散(瓜蔕・赤小豆 각 1分)

譯：病이 桂枝證같지만 頭不痛 項不强하고 寸脈微浮하나 胸中痞鞕하며 氣上衝咽喉하여 숨쉬기가 어려운 것은 흉중에 寒이 있기 때문이다. 당연히 吐해야 하니 瓜蔕散이 합당하다.

解：뛰어나다! 仲景文法이여! 正例 가운에 反例가 있고, 反例 가운데 正例가 있다. 그 증상이 보임에 이것으로 그 病位, 病性, 病毒을 아는 것이 正例라면 그 증상이 보이지 않음에 이것으로 그 病位, 病性, 病毒을 아는 것은 反例니 이 또한 見病知源이 아니면 무엇이며, 이 또한 根據主義가 아니면 무엇인가?

頭不痛과 項不强을 특히 기술한 것은 發汗해서는 안 되는 구실로 삼기 위해서이다. 病勢의 관점에서 보면 胸中痞鞕하고 氣上衝하면서 咽喉 부위로 입박하여 숨도 쉬기 어려운 지경인데 하물며 頭項 부위로 영향을 미치지 않겠는가? 그러므로 頭不痛 項不强은 반드시 단정할 수 없는 증거이다. 胸中有寒은 痞鞕의 원인이나 瓜蔕散에는 합당하지 않고 오히려 四逆湯에 합당하니 이 말은 족히 믿을 만한 것이 못된다. 굳이 寸脈이 微浮하다고 한 '寸' 자도 또한 僭補로 '病在上焦'를 위하여 변론한 것이지만 실제로는 이것(寸脈)으로 瓜蔕散證임을 입증하기 위한 口實이다. 方意를 결정하는데 단지 胸中痞鞕 不得息에서 살피고 寸脈微浮 胸中有寒에서 도모하지 않는다.

103-傷寒 若吐若下後에 七八日不解한대 熱結在裏하야 表裏俱熱하나 時時惡風하고 大渴하야 舌上乾燥而煩하고 欲飮水數升者는 白虎加人蔘湯으로 主之하라.

校 : 傷寒 若吐若下後 七八日不解 時時惡風 大渴 舌上乾燥而煩 欲飮水數升者 白虎加人蔘湯 主之.

解 : 白虎加人蔘湯之徵者는 在大渴煩燥 欲飮水數升이오

而不在熱結在裏 表裏俱熱이라

已云熱結在裏하고 又云表裏俱熱하니 其前後牴牾가 甚矣나

然裏熱이 越外之時에 或有微汗出하야 而時時惡風者가 在焉일세

故云曰表裏俱熱이나 病勢大體는 不在表오 而在裏니

與其惡風으론 寧反惡熱일세 故不云惡風하고 而特云時時惡風이라

渴欲飮水나 水入口吐하고 小便不利者는 五苓散主之하니

白虎加人蔘湯과 五苓散의 渴症은 雖相似나 病情은 不相似하니

雖據渴欲飮水로대 而特書'水入''水逆'者는 以此也일세라

譯：傷寒에 혹 吐하고 혹 下한 후 7, 8일이 경과하여도 풀리지 않고, 裏位에 熱結하여 表裏가 俱熱하여 때때로 惡風하고 大渴하여 舌上은 乾燥하고 煩하여 물을 수 되씩 마시려 하는 데엔 白虎加人蔘湯으로 치료하라.

解：白虎加人蔘湯의 증후는 大渴煩燥 欲飮水數升에 있고 熱結在裏 表裏俱熱에 있지 않다. 이미 熱結在裏라 언급하고 또 表裏俱熱이라고 하니 전후의 표현이 심하게 충돌한다. 그러나 裏熱이 發越하는 경우에 간혹 적은 땀을 흘리게 되면서 때때로 惡風이 있을 수 있어 表裏俱熱이라고 표현할 수 있다. 하지만 病勢의 大體는 表에 있지 않고 裏에 있으므로 惡風이기보다는 반대로 惡熱할 수 있기 때문에 惡風이라는 표현 대신 時時惡風이라고 특별히 표기한 것이다. 갈증으로 물을 마시고 싶지만 마시고 나서 바로 토하고 小便不利한 데에는 五苓散을 쓴다. 白虎加人蔘湯과 五苓散의 갈증은 서로 비슷하나 그 정황은 같지 않기 때문에 비록 渴欲飮水에 근거하면서도 '水入'과 '水逆'을 특히 언급한 것은 바로 이 때문이다. (52조)

104-傷寒 無大熱호대 口燥渴 心煩하고 背微惡寒者는 白虎加人蔘湯으로 主之하라.

解 : 條文所謂無大熱者는 以其潛伏也일세니 何以知其然가하면

口燥渴 心煩者에 可知其熱在裏나 然背微惡寒者는 胸中有熱이

鬱滯抑塞하야 不得外越하고 而四肢厥冷하니 是乃所謂熱厥者也라

萬若 背惡寒호대 而口中和者는 附子湯主之하니 深察之라

所謂厥者는 有寒厥 有熱厥 有食厥하니

據醫宗金鑑 而列之면

傷寒脈微細 身無熱 小便淸白而厥者는 是寒虛厥也니 當溫之하고

脈乍緊 身無熱 胸滿煩而厥者는 是寒實厥也니 當吐之하며

脈實 大小便閉 腹滿硬痛而厥者는 是熱實厥也니 當下之하고

脈滑而厥 內無腹滿痛 不大便症者는 是雖有熱 而裏未實也니

不可下 而宜淸之호라

譯 : 傷寒에 겉으로는 大熱이 없어 보이지만 口燥渴하고 心煩하며 背微惡寒한 데에는 白虎加人蔘湯으로 치료하라.

解 : 조문에서 말하는 無大熱은 열이 잠복한 것을 의미하니 어떻게 그 사실을 아는가 하면 口燥渴 心煩을 통해 熱이 裏位에 있음을 알 수 있다. 그런데 등 부위에 약간의 惡寒을 느끼는 것은 胸中의 熱이 鬱滯되고 抑塞하여 외부로 發越하지 못하면서 四肢가 厥冷한 것이니 이런 현상을 熱厥이라고 한다. 만약 背惡寒하지만 입맛이 있을 때는 附子湯으로 치료하니 잘 살펴야 한다. 소위 厥이라는 것에는 寒厥・熱厥・食厥이 있는데『醫宗金鑑』에서 언급한 예를 보면 "傷寒脈微細 身無熱 小便清白而厥은 寒虛厥이니 마땅히 溫해야 하고, 脈乍緊 身無熱 胸滿煩而厥은 寒實厥로 마땅히 吐해야 하며, 脈實 大小便閉 腹滿硬痛而厥은 熱實厥이니 마땅히 下해야 하고, 脈滑而厥 內無腹滿痛 不大便症은 비록 열이 있지만 裏未實하니 下해서는 안 되고 마땅히 清火해야 한다"고 정리되어 있다.

105-傷寒脈浮에 發熱無汗하야 其表不解者는 不可與白虎湯이오 渴欲飮水나 無表症者는 白虎加人蔘湯으로 主之하라.

校 : 傷寒脈浮 發熱無汗 渴欲飮水 心下痞鞭者 白虎加人蔘湯 主之.

解 : 傷寒脈浮 發熱無汗하니 病如麻黃證이나 有渴欲飮水하니
是非表症之候오 而裏熱之候니 故不可發汗하고 而宜淸火之라
故以一脈而索症者도 未可也오 以一症而明脈者도 未可也라
或曰 發熱無汗者는 大靑龍湯主之하고
渴欲飮水 無表症者는 白虎湯主之라하니
自其病勢而觀之하면 是亦可矣니 擇在其人이라
夫病症者는 因其病勢而轉變할세
故渴症이 見焉이어든 可知其病勢之程度니
未然不防하면 則將至於譫語 腹滿 短氣 大便鞭 而發狂이라
潮熱之性이 雖同하나 因其病位病勢하야 而其症其方이 不同할세
故見其症而知其方하고 見其始而知其終者는 其惟仲景書인저

譯：傷寒脈浮한데 發熱無汗하여 表症이 不解한 데엔 白虎湯을 쓰면 안 된다. 渴症으로 물을 마시고 싶어 하면서 表症이 없을 때는 白虎加人蔘湯으로 치료하라.

解：傷寒脈浮 發熱無汗하면 병증이 麻黃證이지만 渴欲飮水하면 이것은 表症의 증후가 아니라 裏熱의 증후이므로 發汗해서는 안 되고 마땅히 淸火해야 한다. 그러므로 하나의 맥상으로 증상을 찾는 것도 옳지 않으며, 하나의 증상으로 맥상을 밝히는 것도 옳지 않다. 혹자는 發熱無汗에는 大靑龍湯을 사용하고, 渴欲飮水하지만 表症이 없을 때는 白虎湯을 사용한다고 했는데, 病勢의 관점에서 보면 이 또한 옳으니 판단은 개인의 몫이다.

病症은 病勢로 인하여 전변하기 때문에 渴症이 나타나면 그 병세의 정도를 알 수 있다. 미연에 예방하지 않으면 장차 譫語 腹滿 短氣 大便鞕하고 發狂에 이르게 된다.

潮熱의 性이 비록 같더라도 그 病位와 病勢에 따라 그 증상과 그 처방이 같지 않으므로 그 증상을 보고 그 처방을 알 수 있고, 그 시작을 보고 그 마침을 알 수 있는 것은 오직 중경서이다.

106-太陽 與少陽合病에 **自下利者**는 **與黃芩湯**하고 **若嘔者**는 **黃芩加半夏生薑湯**으로 **主之**하라.

解 : '太陽 與陽明合病者 必自下利 葛根湯主之하고

但嘔者 葛根加半夏湯主之'하며

'太陽 與少陽合病 自下利者 黃芩湯主之하고

若嘔者 黃芩加半夏生薑湯主之'나

黃芩湯方意를 莫求於合病名分하고 須徵於心下痞,腹直筋攣急하며

若嘔者에 黃芩加半夏生薑하니 其熱痰이 錯雜於心下니

先立乎半夏瀉心湯證하고 隨症 而加減之라야 可免大謬라

仲景書 藥物이 九十餘種類나 因其配合하야 而作其處方이 百十餘個니

先解藥物特性하고 後考配合關係하면

則其於轉變之際에 其加減者가 雖不中이나 不遠矣라

方 : 黃芩湯(黃芩 3兩, 芍藥 · 甘草 각 2兩, 大棗 12枚)

黃芩加半夏生薑湯(黃芩 3兩, 芍藥 · 甘草 각 2兩, 生薑 1.5兩, 大棗 12枚 半夏 半升)

譯 : 太陽과 少陽의 合病으로 자연히 下利하는 데는 黃芩湯을 주고, 만약에 嘔하는 데에는 黃芩加半夏生薑湯으로 치료하라.

解 : 太陽과 陽明이 合病이 되면 반드시 下利하는데 이럴 때는 葛根湯을 사용하고, 다만 嘔만 있다면 葛根加半夏湯을 사용하는데, 太陽과 少陽이 合病이 되면서 下利하는 데엔 黃芩湯을 사용하고, 다만 嘔만 있다면黃芩加半夏生薑湯을 사용한다고 조문에 언급되어 있지만, 黃芩湯의 방의를 合病이라는 명분에서 구하지 말고 반드시 心下痞, 腹直筋攣急을 증거로 삼아야 한다. 嘔에 黃芩加半夏生薑한 것은 그 熱痰이 心下 부위에서 錯雜한 것이니 먼저 半夏瀉心湯證을 근거로 증상에 따라 약물을 加減해야 큰 오류를 피할 수 있다. 仲景書에 나오는 약물이 90여 종류지만 그 배합에 따라 만든 처방이 110여 개니 민지 약물의 특성을 이해하고 나서 배합관계를 고려하면 병증이 轉變하는 과정 중에 그 가감하는 것이 비록 적중하지 못하더라도 멀리 벗어나지 않는다.

107-傷寒에 **胸中有熱**하고 **胃中有邪氣**하야 **腹中痛**하고 **欲嘔吐者**는 **黃蓮湯**으로 **主之**하라.

校 : 傷寒 腹中痛 心下痞鞭 心煩 嘔吐者 黃蓮湯主之.

解 : 胸中有熱과 及胃中有邪氣者는 與其病症으론 寧病因이나
然病症不據하고 能知其病源者가 未之有也니
其徵不足이어늘 奈何之根據로 而謀此案乎아 惑滋甚焉케라
嘗竊謂 條文未備에 後人이 擬諸方意하야 而竄入病因이라호라
不然則 此案之所來者를 終乃未知也케라
若夫此案者 與其病症과 或附合 或模糊 或不宜하니
參考可也나 盡信未可라
黃芩加半夏生薑湯과 及黃蓮湯者는 屬於半夏瀉心湯範疇나
然君黃蓮호대 去黃芩하고 加桂枝,半夏,乾薑하니
則胸中有熱 心中煩悸 而嘔吐者를 槪知矣라

方 : 黃蓮湯(黃連・甘草・乾薑・桂枝 각 3兩, 人蔘 2兩, 半夏 半升, 大棗 12枚)

譯：傷寒으로 胸中에 熱이 있고, 胃中에 邪氣로 腹中痛하며, 嘔吐하는 데엔 黃連湯으로 치료하라.

解：胸中有熱과 胃中有邪氣는 病症이라기보다는 病因이나 病症을 근거로 하지 않고 그 病源을 알 수 있는 사람은 없다. 그 증거가 부족한데 어떤 근거로 이 의안을 도모했는가? 의혹이 더욱 깊어진다. 내 개인적인 생각을 말하면 조문이 미비한 경우 후인이 方意를 고려하여 병인을 몰래 삽입한 것으로 보았다. 그렇지 않다면 이 의안이 유래된 근거를 마침내 알 수 없게 된다. 이와 같은 병인의 의안은 그 병증과 혹 附合하기도 하고 혹 보호하기도 하며 혹은 합당하지 않는 경우도 있으니 참고할 수는 있어도 전적으로 믿을 필요는 없다. 黃芩加半夏生薑湯과 黃蓮湯은 半夏瀉心湯의 범주에 속하지만 黃蓮을 군약으로 삼고 黃芩을 去하고 桂枝·半夏·乾薑을 加한 것으로 보아 胸中有熱, 心中煩悸, 而嘔吐가 있음을 대략 알 수 있다.

108-傷寒八九日에 **風濕相搏**하야 **身體疼煩**하고 **不能自轉側**하며 **不嘔不渴**하고 **脈浮虛而濇者**는 **桂枝附子湯**으로 **主之**하고 **若其人大便鞕**호대 **小便自利者**는 **去桂加白朮湯**으로 **主之**하라.

校 : 傷寒八九日 身體疼煩 不能自轉側 不嘔不渴 脈浮而濇者 桂枝附子湯 主之 若其人大便鞕 小便自利者 去桂加白朮湯 主之.

解 : 風濕相搏者는 風濕之爲病이니 要略之案이 誤入正文者也라

條文之意는 非他라 本亡陽之人이 正氣鬱結하야 而水氣蓄積이라가

當外感之風하야 體內濕病이 因益發動하야 而身體疼煩하고 不能自轉側이라

不嘔不渴者로 知其非白虎柴胡證이오

脈浮虛而濇者에 知其表症之候나 然虛字는 是僭補니

乃以此로 爲亡陽口實일세 故桂枝附子湯 主之라

若其人 大便鞕하고 小便自利者에 去桂加白朮湯 主之하니

東洞 解曰 小便自利하니 無上衝일세 故去桂枝하고

成無己 解曰 小便利 大便鞕者는 津液不足이니 去桂加朮이라하니

未詳孰是일세 不敢自信하니 暫待後日호라

小便自利者는 小便不禁하야 尿利過多라

但康平本엔 "小便不利"라하고 玉函本엔 "小便自利"라하나

吾亦以小便自利 而爲正文이라

譯：傷寒 8, 9일에 風濕이 相搏하여 신체가 疼煩하고 스스로 몸을 轉側하기가 어렵고 不嘔不渴하며 脈이 浮虛而濇한 데엔 桂枝附子湯으로 치료하고, 만약 그 사람이 大便鞕하지만 小便自利한 데엔 去桂加白朮湯으로 치료하라.

解：風濕相搏은 風濕之爲病이라는 뜻으로 『要略』의 의안이 잘못해서 正文에 들어온 것이다. 조문의 뜻은 다른 것이 아니다. 본래 망양인 사람이 正氣가 鬱結하여 水氣가 축적되어 있다가 풍한에 노출되면서 체내의 濕病이 外感으로 인하여 더욱 발동하면서 身體疼煩하고 轉側하기가 곤란하다. 不嘔不渴로 白虎, 柴胡湯證이 아니라는 것을 알 수 있고, 脈浮虛而濇으로 表症의 증후라는 것을 알 수 있지만 '虛' 자는 누군가 僭補하여 이것으로 亡陽의 구실로 삼아 桂枝附子湯으로 치료한 것이다. 만약 그 사람이 大便鞕하고 小便自利한 데엔 去桂加白朮湯으로 치료한다. 이에 대해서 東洞은 小便自利한 것으로 보아 上衝이 없기 때문에 桂枝를 去하는 반면, 成無己는 小便利 大便鞕은 津液不足 때문에 去桂加朮한 것이라고 하였는데 무엇이 옳은지 자세하지 않아 감히 자신할 수 없어 후일을 기약한다. 小便自利는 小便不禁으로 尿量이 과다한 것을 뜻한다. 다만 康平本에는 "小便不利"라고 표기되어 있고, 玉函本에는 "小便自利"라고 표기 되어 있는데, 小便自利를 正文으로 보는 것이 타당하다고 본다. 古方家들이 말하

古方家 嘗曰 白朮附子茯笭이 可適於小便利不利者는
其若麻黃桂枝가 可適於無汗自汗者也라호라

方 : 桂枝附子湯(桂枝 4兩, 生薑 3兩, 甘草 2兩, 附子 3枚, 大棗 12枚)
去桂加白朮湯(白朮 4兩, 生薑・甘草 3兩, 附子 3枚, 大棗 12枚)

109-風濕相搏하야 **骨節疼煩 掣痛 不得屈伸**하고 **近之則痛劇**하며 **汗出 短氣**하야 **小便不利**하고 **惡風不欲去衣**하며 **或身微腫者**는 **甘草附子湯**으로 **主之**하라.

解 : 風濕相搏者는 非他라 其人本亡陽으로 皮下蓄水가 潛在어늘
風寒客形에 雖汗出惡風이나 濕氣沈重하야 不得發越하고
小便不利하야 而壓迫心胸하고 短氣하니 彼蓄水病症이 作焉이라
雖然 此際에 古醫治法은 與其回陽而逐水론 寧逐水而回陽이니
何以知其然가하면 無有外感內傷히 遂作痰飮,蓄水,瘀血,燥屎,食積하면
則湯熨之所宜者는 一但拔其病毒이오 而不謀病毒所來니
以此 可知者는 病毒拔에 而正氣復이라 謂余不信컨대 請看條文하라
一切病症은 非陽病則陰病이며 非寒性則熱性으로 不過二病하니
其方意는 非補陽하면 則滋陰하고 非溫寒하면 則清熱이어늘

기를, "白朮・附子・茯苓을 小便의 利・不利에 사용하는 것은 麻黃・桂枝가 無汗이나 自汗에도 적용하는 것과 같다"고 하였다.

譯 : 風濕相搏으로 骨節이 疼煩하고, 掣痛(당기어서 아픔)하여 屈伸이 어려우며, 만지면 痛劇하고, 땀이 나며, 호흡이 곤란하면서, 小便不利하며, 惡風으로 옷을 벗기 싫어하고, 혹 身이 微腫(浮腫)한 데엔 甘草附子湯으로 치료하라.

解 : 風濕相搏은 다른 뜻이 아니다. 본래 이 병인은 陽氣가 매우 부족하여 皮下에 蓄水가 잠재해 있던 차에 風寒에 노출되어 비록 땀을 흘리고 惡風하지만 濕氣가 沈重하여 체외로 철저히 배출하지 못하고 小便도 不利하면서 體表와 心胸에 압박하고 短氣(숨참)하니 저 蓄水로 인한 劇症들이 발생한 것이다. 이런 상황에서 고의들의 治法은 回陽하면서 逐水하기보다는 逐水를 통해 回陽하였다. 어떻게 그런 이유를 아는가 하면 外感과 內傷에 관계없이 마침내 痰飮, 蓄水, 瘀血, 燥屎, 食積이라는 병독이 발생하면 치료의 대상은 먼저 그 병독을 구축하는 것이지 그 병독을 발생하게 한 원인을 도모하는 것은 아니다. 이것으로 알 수 있는 것은 병독이 제거되면 正氣가 자연히 회복된다는 것이다. 내 견해

仲景書에 猶有 '發汗, 利水, 淸火, 和解, 逐水, 驅血, 催吐, 生津, 下屎, 溫寒' 之法하니 何其多樣가

其病毒이 不過一二나 因病位所在와 病人稟賦하야 而變性焉이라

方 : 甘草附子湯(甘草・白朮 각 2兩, 附子 2枚, 桂枝 4兩)

110-傷寒에 脈浮滑엔 此表有熱 裏有寒白虎湯으로 主之하라.

解 : 表有熱 裏有寒者는 後人註解니 彌縫闕略하야 而强備條文이나

然不附方意하니 與其穿鑿支離론 不若蓋闕如也라

口渴欲飮 煩躁之兆 而脈浮滑者는 白虎湯 主之라

但有人 素有積熱於內어나 積寒在下나 積痰在脇이어나 伏飮在裏라가

或因傷寒 或因逆治로 而乃熱溫爲病하고 厥冷爲病하며 水氣爲病이라

千古仲景은 直述見症하고 不述症外나

然病毒之性과 體質之賦는 只在其症일세

故講解之際에 見症之意을 大書 特書 屢書하야 不一書而已也라

方 : 白虎湯(知母 6兩, 石膏 1斤, 甘草 2兩, 粳米 6合)

가 믿기 어렵다고 생각되면 조문을 잘 살펴보라. 모든 병증은 陽病이 아니면 陰病이고, 寒性이 아니면 熱性으로 두 종류에 불과하므로, 그 方意는 補陽하지 않으면 滋陰하고 溫寒하지 않으면 淸熱해야 하는데, 중경서에는 오히려 '發汗, 利水, 淸火, 和解, 逐水, 驅血, 催吐, 生津, 瀉下, 溫寒'의 법으로 구성되었으니 어찌 그렇게도 다양한가? 病毒이 하나 둘에 불과하지만 병위의 소재와 그 사람의 타고난 성향에 따라 병독의 성질이 변하게 된다.

譯：傷寒에 脈이 浮滑한 데엔 이것은 表有熱 裏有寒이므로 白虎湯으로 치료하라.

解：表有熱 裏有寒은 후인의 주해문자로서 미비한 곳에 미봉책으로 억지로 조문을 꾸몄지만 方意에 맞지 않으니 억지로 맞추어 지리멸렬하기보다는 덮어두는 것이 낫다. 口渴欲飮 煩躁의 조짐에 脈浮滑하면 白虎湯으로 치료한다.

다만 사람은 본래 熱이 內에 쌓여 있거나, 寒이 下에 쌓여 있거나, 痰이 膈에 쌓여 있거나, 伏飮이 裏에 있다가 혹 傷寒에 의해 혹 逆治에 의해 熱溫의 병이 되거나 厥冷의 病이 되기도 하며 水氣의 病이 된다. 이 상황에서 천고의 중경은 見症을 그대로 기술하고 증상 이외는 기술하지 않았지만 그 병독의 성향과 그 타고난 체질은 실로 그 증상에 있기 때문에 내가 조문을 강해하면서 그 見症이 의미하는 뜻을 크게 쓰고, 특히 쓰고, 자주 써 한번 쓰는 것으로 그치지 않았다.

111-三陽合病에 腹滿身重하야 難以轉側하고 口不仁而面垢하며 譫語遺尿 發汗則譫語 下之則額上生汗 手足逆冷하고 若自汗出者는 白虎湯으로 主之하라.

校 : 三陽合病 腹滿身重 難以轉側 口不仁 面垢 譫語 遺尿者 白虎湯主之.

解 : 白虎湯之徵者는 不在三陽合病之名分이오 實在病症之根據니
即腹滿身重 難以轉側 口不仁而面垢 譫語遺尿의 其徵已備어늘
又何待乎三陽合病가 是非仲景之筆이라
或曰 三陽合病은 但適於白虎湯이고
其症狀은 雖類於大承氣湯이나 唯異於遺尿(小便自利)라하며
或曰 白虎湯은 有腹滿而無便秘며 有譫語而無潮熱이라하니
竊謂 此解釋은 未免二分論하니
不若腹滿 而未至於大便鞕하고 譫語 而未及於'獨語如見鬼狀'者也라
夫潮熱은 日晡所發潮熱의 不過一症이나
然因潮熱所在로 而發出之狀者가 無常하니
所謂譫語 口渴 煩躁 腹滿 大便難 燥屎 精神昏懜者가 潮熱之候라
治潮熱者 隨其所在所犯하야 而清火,利水,和解,下屎之라

譯：三陽合病에 腹滿身重하여 몸을 돌리기가 어려우며 음식의 맛을 못 보고 面垢하며 譫語遺尿하지만 發汗則譫語 下之則額上生汗 수족이 逆冷하고 마치 저절로 땀을 흘리는 데엔 白虎湯으로 치료하라.

解：白虎湯의 증거는 삼양합병이라는 명분에 있지 않고 실로 병증이라는 근거에 있다. 즉 腹滿身重 難以轉側 口不仁而面垢 譫語遺尿의 증거가 이미 갖추어져 있는데 또 어찌 삼양합병이라는 명분이 필요하겠는가? 이것은 중경의 필법이 아니다. 혹자는 삼양합병은 단지 白虎湯에만 적용되고 그 증상은 비록 大承氣湯의 부류지만 오직 遺尿(小便自利)가 다르다고 하며, 혹자는 白虎湯에는 腹滿이 있지만 便秘가 없고 譫語는 있지만 潮熱은 없다고 주장하는데, 내 견해로 이런 해석은 이분론적 사고를 피할 수 없다. 腹滿하지만 아직 大便鞕에 이르지 못했고, 譫語가 있지만 혼자서 중얼거리며 마치 귀신을 보는 것에는 미치지 못했다는 표현만 같지 못하다. 潮熱은 日晡所發潮熱이라는 하나의 증상에 불과하지만 조열의 소재에 따라 발생하는 증상은 하나로 특정할 수 없다. 소위 譫語, 口渴, 煩躁, 腹滿, 大便難, 燥屎, 精神昏懵이 바로 潮熱의 증후로서 潮熱을 치료하는 방법은 그 소재와 그 손상된 것에 따라 清火, 利水, 和解, 下屎하는 것이다.

112-傷寒 解而後에 脈結代하고 心動悸엔 炙甘草湯으로 主之하라.

解 : 結代脈狀을 莫測하니 據心動悸而論之면 今所謂不整脈이라

心動悸는 甚於心悸나 不訊其緖하고 但據脈結代 心動悸하야

炙甘草湯主之하면 則或腹痛泄瀉者가 不少하니 何以知其然가하면

藥物中 地黃,阿膠,麥門冬,人蔘,麻仁者 滋潤滋陰劑니

可適於熱病之後遺症'骨蒸勞嗽 擡肩喘急 痰中血絲 兩頰紅赤'하고

及金匱要略"憔悴羸瘦 虛勞不足,肺痿涎唾多"호라

水氣衝心 及奔豚者에 或有脈結代 心動悸하니

其脈其症이 相似나 其因은 不相似일세 故不可不察之라

方 : 炙甘草湯(甘草 4兩, 生薑・桂枝 각 3兩, 人蔘・阿膠 각 2兩, 生地黃 1斤,

麥門冬・麻仁 각 半升, 大棗 30枚)

麥門冬 : 下熱潤燥, 止咳下氣

麻仁 : 潤燥, 大便難

譯：傷寒이 풀린 후에 脈이 結代하고 心이 動悸한 데엔 炙甘草湯으로 치료하라.

解：結代라는 脈狀은 추측하기 어렵지만 心動悸를 근거로 보면 오늘날 不整脈이라고 볼 수 있다. 心動悸는 心悸보다 심한 표현으로 그 단서를 고려하지 않고 단지 脈結代와 心動悸를 근거로 炙甘草湯을 사용하면 간혹 腹痛泄瀉를 유발하는 경우가 적지 않다. 어떻게 그 이유를 아는가 하면 약물 중에 地黃・阿膠・麥門冬・人蔘・麻仁의 滋潤滋陰劑로 熱病의 후유증으로 나타나는 '骨蒸勞嗽 擡肩喘急 痰中血絲 兩頰紅赤'의 증상이 보이거나, 『金匱要略』에서 언급한 "憔悴羸瘦 虛勞不足, 肺痿涎唾多"를 적응증으로 보아야 한다. 水氣衝心이나 奔豚症에도 혹 脈結代 心動悸가 있으니 그 맥상과 증상이 비슷하더라도 그 원인은 같지 않으므로 잘 살펴야 한다.

麥門冬：下熱潤燥, 止咳下氣하는 효능이 五味子와 유사하지만, 五味子는 上焦의 燥熱을 潤하고, 麥門冬은 滋潤解熱하여 羸瘦短氣에 효능이 있다.

麻仁：潤燥하여 大便難에 좋다.

辨陽明病脈證幷治

113-陽明之爲病은 **胃家實也**라.

校 : 陽明之爲病 譫語 潮熱 不惡寒 大便鞕 短氣 腹滿而喘.

解 : 無徵而斷曰 陽明之爲病은 胃家實也라하니

提綱所謂胃家實者는 果何謂哉아

其太不類於提綱凡例니 是之不疑하고 孰可疑之리오

或云云曰 病在陽明이라하니

若夫然則 其所謂陽明者는 胃經乎아 胃腑乎아

夫六經者는 辨證之名也니 卽假名也라

然則 謂之陽明病者는 猶可也나 病在陽明者는 不可也라

柯琴曰 "陽明太陰은 同處中州나 所司各別하니

胃司納 故以陽明主實하고 脾司輸 故以太陰主利"라하니

淸代 傷寒家 解仲景書호대 主內經 而立名分하야

不據實證하고 乃務玄學하니 其若張皇幽眇나 不過假說이라

譯 : 陽明이라는 病은 胃家의 實을 뜻한다.

解 : 아무런 증거도 없이 陽明이라는 病은 胃家實이라고 단적으로 말했는데, 提綱에서 말한 胃家實은 과연 무엇을 말하는 것인가? 提綱의 凡例와 매우 다른 표현인데 이것을 의심하지 않고 무엇을 의심한다는 것인가? 혹자는 病在陽明이라고 말하는데 만약 그렇다면 그 사람이 말하는 陽明은 胃經인가? 胃腑인가? 六經은 증후를 분류한 명칭으로 즉 가명이다. 그러므로 陽明病이라고 말하는 것은 그런대로 괜찮지만 病이 陽明에 있다는 말은 옳지 않다. 柯琴은 "陽明과 太陰은 중앙에 같이 위치하나 맡은 역할이 각각 구별되니 胃司納하므로 陽明은 主實하고 脾司輸하므로 太陰은 主利한다"고 하였는데, 清代의 傷寒家들은 중경서 해석에 내경을 근거로 명분을 세워 실증에 힘쓰지 않고 현학에 치중하여 마치 오묘한 이치를 확대하여 밝힌 것 같지만 가설에 불과하다.

114-本太陽 初得病時에 發其汗한대 汗先出不徹하야 因轉屬陽明也니라.

解 : 自太陽病 至陽明病히 其轉變之由는 初得病時에 發汗不徹故也라

徹字를 或曰太陽病 病邪不除(不解)라하고 或曰汗出不徹底라하니

二解相因하니 不害本意나 然據凡例 乃曰病症不解오

不曰病症不徹이라하니 自其病勢而觀之하면 則發汗不徹이 是之라

115-傷寒에 發熱無汗호대 嘔不能食이라가 而反汗出 濈濈然者는 是轉屬陽明也니라.

解 : 發熱無汗엔 宜麻黃湯이나 嘔不能食하면 則表熱已入하니 不可發汗이라

汗不出이라가 旣而汗出일세 故反字特書라

其汗出之狀者는 裏熱發越하야 濈濈然 微汗出하니 乃知其轉屬陽明이라

特書濈濈然者는 形容粘液之狀하야 而暗示裏熱之候故也니

太陽病,傷寒에 汗出不徹과 及發熱無汗者는 轉屬陽明之兆者也라

譯：본래 太陽病 초기에 發汗하여 땀이 먼저 났지만 충분히 배설되지 않아 (병증이 해소되지 않으면) 이로 해서 陽明으로 轉屬된다.

解：太陽病으로부터 陽明病에 이르기까지 그 轉變하는 이유는 처음 병을 얻을 당시에 發汗을 철저히 하지 않았기 때문이다. '徹' 자를 혹자는 太陽病의 病邪가 해소되지 않은(不解) 것이라고 해석하거나, 혹자는 땀의 배출을 철저하게 하지 않은 것으로 해석했다. 이 두 해석은 相因하는 관계로 본의를 해치지 않지만 일반적인 사례를 보면 病症不解라 표기하고, 病症不徹이라는 표현을 쓰지 않았다. 병세의 관점에서 보면 發汗不徹이라는 뜻이 맞다.

譯：傷寒으로 發熱無汗한 상태였는데 嘔로 먹지 못하는 상황에서 도리어 흘리는 땀이 濈濈(끈적끈적)한 것은 陽明에 轉屬된 것이다.

解：發熱無汗하면 麻黃湯이 합당하지만 嘔不能食하게 되면 表熱이 이미 內로 전입한 것이니 發汗할 수 없다. 땀을 흘리지 않다가 얼마 지나지 않아 흘리기 때문에 '反' 자를 특별히 사용한 것이며, 그 汗出하는 증상은 裏熱이 외부로 發越하여 다소 끈끈한 땀을 조금씩 배출하는 것이니 이를 통해 陽明으로 전속한 것을 알 수 있다. 濈濈然이라고 특별히 표기한 것은 粘液을 형용하여 裏熱의 증후를 암시한 것이니 太陽病과 傷寒에 발한하였지만 땀이 철저히 배설되지 않거나 發熱無汗하면 陽明으로 전속하는 조짐이다.

116-陽明病에 **若中寒者 不能食**하고 **小便不利**라가 **手足濈然汗出**하면 **必大便初鞕**이나 **後溏**이라.

解 : 或曰 此條文은 與其陽明病으론 寧太陰病이라하고

乃辯曰 太陰病 條文이 不過幾條句나 猶多見于陽明病條文者는

其寒熱虛實이 雖殊나 其病位 則同이어늘

仲景이 恐後世에 以爲病位不同하야 乃以太陰病을

揭之於陽明病條文이라하니 余敢曰 此妄論이라

夫千古仲景書는 直述見症하고 立其方藥이라

但讀仲景書者는 見病知源 如此而已라

不能食 小便不利者에 可知其病不在表오

手足濈然汗出者에 始知夫熱在裏라

康平本注解에 必大便初鞕後溏'所以然者는 以胃中冷하야

水穀不別故也'라하니 條文에 胃中冷의 其徵不足하니 未可足信이나

此也엔 "陽明病 若中寒者 不能食 大便初鞕後溏"이라하고

彼也엔 "陽明病 與小承氣湯 初頭鞕後必溏 不能食"이라하니

乃以初頭鞕後必溏으로 爲其人素有胃中冷者라도 非不可라 讀者 良察之인저

譯 : 陽明病에 만약 寒邪를 맞으면 음식을 먹지 못하고 小便不利한 상태에서 手足에 濈然히 땀이 난다면 반드시 처음에는 굳은 大便을 보다가 뒤에는 묽은 便을 본다.

解 : 혹자는 이 조문은 陽明病이라기보다는 차라리 太陰病으로 보아야 한다고 하면서 변론하기를, 太陰病 조문이 얼마 되지 않지만 오히려 陽明病 조문 가운데 많이 보이는 것은 寒熱과 虛實이 비록 다르지만 그 病位는 같은데, 중경이 후세에 病位가 不同한 것으로 인식하는 것을 걱정하여 太陰病을 陽明病 조문에 게재한 것이라고 하였다. 내가 감히 말하는데, 이것은 妄論이다. 천고의 仲景書는 나타나는 증상을 그대로 기술하고 그에 합당한 方藥을 남겼을 뿐이다. 다만 仲景書를 공부하는 사람은 見病知源할 뿐이다. 不能食 小便不利에서 病이 表位에 있지 않음을 알 수 있으며, 手足濈然汗出에서 비로소 熱이 裏位에 있음을 알 수 있다. 康平本 注解에 必大便初鞕後溏은 胃中冷하여 水穀을 나누지 못한 연유라고 하였는데, 條文에 胃中冷의 증거가 부족하여 신뢰할 만한 것이 못되나 이 조문에서는 "陽明病 若中寒者 不能食 大便初鞕後溏"이라하고 아래 조문에서는 "陽明病 與小承氣湯 初頭鞕後必溏 不能食"이라하니 初頭鞕後必溏을 근거로 이 사람은 본래 胃中冷한 것으로 해석해도 잘못된 것은 아니다. 독자가 잘 살펴보기 바란다.

117-陽明病에 脈遲 雖汗出이나 不惡寒者는 其身必重하고 短氣하며 腹滿而喘하고 有潮熱로 此外欲解니 可攻裏也라 手足濈然而汗出者는 此大便已鞕也니 大承氣湯으로 主之하고 若汗多 微發熱惡寒者는 外未解也오 其熱不潮하니 未可與承氣湯이오. 若腹大滿호대 不通者는 可與小承氣湯으로 微和胃氣하고 勿令大泄下니라.

校 : 陽明病 脈遲 汗出不惡寒 身重短氣 腹滿而喘 有潮熱 手足濈然而汗出者 大承氣湯 主之 若汗多 微發熱惡寒者 未可與承氣湯 若腹大滿不通者 可與小承氣湯.

解 : 陽明病은 潮熱之候로 應當脈緊이어늘 猶脈遲者는 以潛伏也라

大凡汗出惡寒者는 病在表오 汗出而不惡寒하면 則病不在表일세

故特書雖字하야 使其後人으로 警覺之心을 起焉이라

冒頭에 以脈遲 爲裏熱之候나 其徵不足하야

乃以汗出不惡寒으로 爲裏熱之病情이라

夫裏熱이 不得外越하고 不得通下하면 則其潮熱之病勢는

必然 壓迫於上下內外하야 其身必重 短氣 腹滿而喘 手足濈然而汗出하니

此潮熱之候니 大承氣湯主之라

若汗多하야 微發熱惡寒者는 未至於潮熱하니 桂枝湯主之하고

若腹大滿 不通者는 未至於燥屎니 與小承氣湯하야

譯：陽明病에 脈遲하고 비록 汗出해도 惡寒하지 않으면 身이 반드시 무겁고 短氣하며 腹滿하여 喘하고 潮熱이 있으면서 이것은 外가 풀리는 것이니 攻裏할 수 있다. 수족에 濈然한 것 같은 땀이 날 때는 이것은 大便이 이미 굳은 것이니 大承氣湯으로 치료하고, 만약 땀이 많고 조금 發熱하고 惡寒하는 것은 아직 外症이 풀리지 않았음이니 그 熱이 潮하지 않은 상태에서 承氣湯을 주어서는 안 된다. 만약 腹이 大滿하면서 不通할 때는 일단 小承氣湯을 주어 조금 胃氣를 和하는 정도로 하고 크게 설사를 시켜서는 안 된다.

解：陽明病은 潮熱의 증후로 마땅히 脈緊이어야 하는데, 오히려 脈遲한 것은 潛伏했기 때문이다. 대체로 汗出하면서 惡寒하면 病在表를 의미하는데, 汗出하지만 不惡寒하면 病이 表에 있지 않음을 뜻한다. 그러므로 '雖' 자를 특별히 기술하여 후인들에게 경각심을 환기시킨 것이다. 冒頭에 脈遲는 裏熱의 증후로는 그 증거가 부족하여 汗出不惡寒으로 裏熱의 病情으로 표출한 것이다. 裏熱이 外越하지 못하거나 通下하지 못하면 그 潮熱의 병세는 필연적으로 상하와 내외로 압박하면서 其身必重, 短氣, 腹滿而喘, 手足濈然而汗出하니 이것이 바로 潮熱의 증후이니 大承氣湯으로 치료한다. 만약 땀이 많이 나오면서 다소의 발열감과 惡寒이 있는 것은 아직 潮熱에 도달하지 않은 상태이니 桂枝湯으로 치료하고, 만약 腹大滿 不通하면서 燥屎의 정황이 보이지 않으면 小承氣湯을 주어

微和胃氣하고 勿令大泄下라하니 以此로 可知者는

小承氣湯方意는 解潮熱 而生津液하고 通大便而下燥屎어늘

專以大黃을 爲瀉下亡津之主犯者는 不善讀仲景書之故也일세라

方 : 大承氣湯(大黃 4兩, 厚朴 半斤, 枳實 5枚, 芒硝 3合)

小承氣湯(大黃 4兩, 厚朴 2兩, 枳實 3枚)

조금만 胃氣를 조화시키고 크게 설사를 시켜서는 안 된다. 이 조문에서 알 수 있는 것은 小承氣湯의 方意는 解潮熱하면서 生津液하고 通大便하면서 下燥屎한다는 것인데, 大黃을 오로지 瀉下하고 亡津하는 주범으로 인식하는 것은 중경서를 잘 이해하지 못한 연유이다.

大承氣湯, 小承氣湯, 調胃承氣湯의 차이점을 살펴보면 다음과 같다.

大承氣湯 : 大黃・厚朴・枳實・芒硝의 배합으로 腹堅滿 燥屎를 下하는 작용이 강하지만, 오직 燥屎의 유무로 大承氣湯을 결정하는 것은 아니다. 潮熱 大便微難便한 腹滿일 때 사용한다.(燥屎의 증거로는 배꼽 아래가 돌을 쌓아 놓은 것처럼 딱딱하고 피부가 반드시 枯燥하다–고방가의 관점)

小承氣湯 : 大黃・厚朴・枳實이 배합되고 芒硝가 排除된 것으로 보아 腹大滿하지만 潮熱이 심하지 않고, 아직 燥屎가 형성되지 않고 일시적으로 制機(상황이 심해지기 전에 기선제압)할 때 사용한다. 方에 대소가 있는 것은 병에 경중완급이 있기 때문이니 잘 살펴야 한다.

調胃承氣湯 : 大黃・芒硝・甘草의 배합으로 熱實(潮熱) 초기에 급박하면서 大便不通한 소위 胃氣不和(潮熱, 燥屎)한 조짐이 있으면 사용한다.

118-陽明病에 **潮熱**로 **大便微鞭者**는 **可與小承氣湯**이오 **若不大便六七日**에 **恐有燥屎**하니 **欲知之法**인댄 **少與小承氣湯**하야 **湯入腹中**에 **轉失氣者**는 **此有燥屎**니 **乃可攻之**라. **若不轉失氣者**는 **此但初頭鞭後必溏**하니 **不可攻之**라. **攻之**하면 **必脹滿**하야 **不能食也**며 **欲飮水者**에 **與水則噦**하니 **其後發熱者**는 **必大便復鞭而少也**어든 **以小承氣湯**으로 **和之**호대 **不轉失氣者**는 **愼不可攻也**니라.

解 : 所謂陽明病也者는 因潮熱 而爲毒素化(gas化)者也니

卽裏位之熱이 轉變之際에 亡津液而發譫語하고 胃中乾而大便鞭하며

腹脹滿而燥屎成하니 此際에 劇病甚症을 何可勝數리오

玉函"大便微鞭者 可與大承氣湯"이라하고 康平本"少與小承氣湯"이라하니

未詳孰是나 不害大意하니 擇在其人이라 湯入腹中에 轉失氣者는 非他라

燥糞塊而有燥屎하야 化毒素而轉失氣어든 乃可攻之하고

若不轉失氣者는 未至於燥屎니 不可攻之라

然而大小承氣湯으로 以爲可攻不可攻하면

則不以大承氣湯으로 爲脫津亡液者 鮮矣니 不必執泥於可攻不可攻이라

且夫湯入腹中에 與其轉失氣而有燥屎론 猶下燥屎而轉失氣라 奚故오

竊謂 有燥屎로 因腸閉塞하야 而腹脹滿이라가 下燥屎에 乃轉失氣라

譯：陽明病에 潮熱로 大便이 微鞕便할 때 小承氣湯을 쓸 수 있지만, 大便을 못 본 지 6, 7일이 지났으면 아마 燥屎가 있을 수 있으니 이것을 아는 방법은 小承氣湯을 조금 복용케 하여 방귀(轉失氣)를 뀌면 이것은 燥屎가 있다는 증거이니 이럴 때는 공격할 수 있다. 그러나 만약에 방귀를 뀌지 않으면 처음에는 大便鞕하지만 나중에는 반드시 묽은 便을 볼 것이니 공격해서는 안 된다. 잘못하여 공격하면 반드시 脹滿으로 식사를 못하며, 물을 마시고 싶어서 물을 마시면 噦(딸꾹질)를 하며, 그 후에 발열하면 반드시 大便이 硬하고 양도 적어지니 小承氣湯으로 和하되 방귀를 뀌지 않을 때 함부로 공격해서는 안 된다.

解：소위 陽明病이라는 것은 潮熱로 인하여 毒素化(gas化)되는 과정을 뜻한다. 즉 裏位의 熱이 전변하는 과정 중에 津液이 소모되면서 譫語가 나타나고 胃기 건조되면서 대변이 굳어지고 腹脹滿하면서 燥屎가 형성되는 것이니 이 과정 중에 극심한 병증을 어찌 다 헤아릴 수 있겠는가?『玉函』에는 "大便微鞕便者 可與大承氣湯"이라 하고, 康平本에는 "少與小承氣湯"이라고 하니 무엇이 옳은지 잘 알 수 없으나 대의를 해치지 않으므로 각자가 선택할 문제이다. 약을 복용하면서 복중에서 방귀를 배출하는 것은 다른 이유가 아니다. 燥糞이 결괴를 이루어 燥屎가 만들어져 毒素로 변하여 轉失氣하면 이에 大承氣湯으로 공격하고, 만약 失氣하지 않으면 아직 燥屎를 형성한 것이 아니므로 공격해서는 안 된다. 그러나 大·小承氣湯으로 可攻, 不可攻으로 단정하면 大承氣湯으로 脫津亡液으로 인식하지 않는 사람이 없다. 可攻不可攻이라는 표현에 반드시 얽매일 필요가

119-傷寒에 **若吐若下後**에 **不解**하고 **不大便五六日以上**으로 **至十餘日**하야 **日晡所發潮熱**로 **不惡寒**하고 **獨語如見鬼狀**하며 **若劇者 發則不識人**하고 **循衣摸牀**하며 **怵惕而不安**하며 **微喘直視**하고 **脈弦者生 濇者死 微者 但發熱 譫語者**는 **大承氣湯**으로 **主之**하라.

解 : 余讀此條文에 未嘗不三致嘆焉하니
以潮熱之劇症也며 以逼眞之表記也며 以承氣之效力也일세라
萬若 非得於本源하면 莫能如此之記述하고 莫能如此之斷案이라
先生 千歲在前하고 吾人 千歲在後로대 讀其書에 其感興이 活潑潑焉호라
不大便 至十餘日이면 則潮熱發作하야 而至其劇症之時니
即精神昏懜 手足躁動 呼吸困難하고 獨語如見鬼狀 不識人하며
循衣摸牀 怵惕而不安 微喘直視한

없다. 또한 湯入腹中에 방귀를 배출하면 燥屎가 있다고 단정하기보다는 오히려 燥屎를 배출하고 나서 방귀를 여러 차례 배출하는 경우도 있으니 어떤 연유인가? 내 생각에 燥屎가 있으면 이로 인해 腸이 閉塞되어 복부가 脹滿하다가 燥屎를 배출하면 장에 차 있던 가스가 배출되는 것으로 본다.

譯 : 傷寒에 혹 吐하고, 혹 下한 후에 낫지 않고 大便을 5, 6일이 지나 10여 일이 지나도 못 보다가 초저녁에 潮熱이 나고 惡寒하지 않으며 혼자서 중얼거리는 것이 귀신을 본 것 같은 행동을 하며, 만약 심한 경우 발작하면 의식이 혼미하여 사람을 알아보지 못하고 옷깃을 만지작거리거나 의자를 더듬고 겁내는 듯 떨면서 불안감으로 다소 숨가쁜 상태에서 멍하니 앞만 보는 넋 나간 모습을 보이고 脈이 弦한 경우는 살고 濇한 경우는 사망하며, 병이 微한 자로서 다만 발열 섬어하는 데엔 大承氣湯으로 치료하라.

解 : 이 조문을 읽을 때마다 매번 세 차례 감탄을 하는데 그것은 潮熱의 劇症과 사실적인 표기와 承氣湯의 효력 때문이니 만약 本源에서 체득하지 못했다면 능히 이처럼 기술하지 못했을 것이며, 능히 이처럼 단안을 내리지 못했을 것이다. 선생은 옛사람이고 우리는 현대 사람이지만 그 글을 읽으면 감흥이 샘물 솟듯이 활기가 넘친다. 大便을 못 본 지 10여 일이 지나면 潮熱이 발작하면서 劇症에 이르는 시기로 즉 精神昏憹, 手足躁動, 呼吸困難하고 혼자 중얼거리며 헛것을 보는 것처럼 행동하거나 사람을 잘 알아보지 못하며 옷깃을 만지작거리거나 의자를 더듬고 겁

若是之症이 劇則劇이나 不過病情이어늘

抑仲景이 曲盡病情者는 以其潮熱之警오 不以其劇症之危이니

當其劇症하얀 仲景은 果何如哉오 無所迂廻하고 單刀直入 而拔本塞源이어늘

讀仲景書호대 下之之意를 不知하면 則欲不迷於劇症이나 未可得矣니

奚暇以承氣湯主之리오

120-陽明病에 **其人多汗**하야 **以津液外出**하야 **胃中燥**하면 **大便必鞭**하고 **鞭則譫語**하니 **小承氣湯**으로 **主之**하고 **若一服譫語止**어든 **更莫復服**하라.

校 : 陽明病 其人多汗 大便必鞭 鞭則譫語 小承氣湯主之.

解 : 凡胃中燥 大便鞭하야 而譫語者는 即以津液不足也니

條文所謂胃氣和者는 非他라 解潮熱하야 而生津液者也라

潮熱已甚호대 而譫語 腹滿하나 大便未鞭하면 則白虎,柴胡主之하고

若大便鞭하야 而譫語 腹滿하면 則承氣主之하니

其治雖殊나 其所歸者는 欲存津液也니

以此로 可知者는 古醫 以津液으로 爲生命之源者也라

먹은 듯 떨면서 불안감으로 다소 숨 가쁜 상태에서 멍하니 앞만 보는 넋 나간 모습들의 증상이 심각하다면 심각하지만 病情에 불과한 것인데 仲景이 이와 같은 병정을 낱낱이 표기한 것은 潮熱을 경고하기 위함이지 劇症의 위험성 때문이 아니다. 이 극심한 증상에 대해서 중경은 과연 어떠했는가? 돌아가지 않고 單刀直入하여 발본색원 하였는데 중경서를 공부하면서 下한다는 의미를 모르면 劇症에 미혹되지 않으려 해도 미혹되기 마련인데 어느 겨를에 大承氣湯을 쓸 수 있겠는가?

譯 : 陽明病으로 그 사람이 땀을 많이 흘려 津液이 외출하여 胃中이 燥하면 大便이 반드시 鞕하고(굳고), 대변이 굳으면 譫語하게 되니, 이럴 때는 小承氣湯으로 치료하고, 만약 한 번 복용으로 譫語가 멈추면 다시 복용할 필요가 없다.

解 : 대체로 胃中燥하면 大便이 鞕해져 譫語가 나타나는 것은 津液이 부족하기 때문이니 조문에서 말하는 胃氣和는 다른 뜻이 아니라 解潮熱하면서 生津液을 의미한다. 潮熱이 심하여 譫語와 腹滿하지만 大便이 未鞕한 데엔 白虎湯이나 柴胡湯으로 치료하고, 만약 大便이 鞕하면서 譫語와 腹滿하는 데엔 承氣湯으로 치료한다. 그 치료는 비록 다르지만 그 귀결은 津液을 존속시키는 것이니 이것으로 알 수 있는 것은 고의들은 진액을 생명의 근원으로 파악했다는 사실이다.

121-陽明病에 譫語 發潮熱하고 脈滑而疾者는 小承氣湯으로 主之하라.

解 : 潮熱이 或發作 或潛伏할세 故脈 或滑疾 或沈遲하니

唯脈是主하고 病症不考하면 是非仲景之訓이라

潮熱 譫語 脈遲에 大承氣湯主之하고 脈滑而疾에 小承氣湯主之하나

間或白虎湯主之하니 無關脈狀히 而潮熱 譫語者는 與小承氣湯이라

吾嘗讀 藥徵의 大黃辨誤하고 乃知世醫所以畏大黃호라

仲景은 動言疾病 而拔病毒하고 未嘗補나 然補는 實在其中이어늘

世醫 不知此理하고 乃曰 大黃 能治病하나 猶損內而死라하야

畏大黃을 不啻如蛇蝎者는 此實承本草之訛故也라

吾醫學術이 魏晉以後로 多沒於神仙,玄學하야

談論에 非論養氣면 則談延命하고 治病에 非補精氣면 則回眞陽이라

至于今히 其訛謬之說을 不革而踏襲之하니

卽以大黃으로 而爲損內而死者가 不亦當乎아

譯 : 陽明病으로 譫語하고 潮熱이 나고 脈이 滑하고 빠를 때는 小承氣湯으로 치료하라.

解 : 潮熱이 간혹 발작하거나 잠복하므로 脈 또한 滑疾하거나 沈遲하기도 한다. 오직 脈을 고집하고 病症을 고찰하지 않는 것은 仲景의 가르침이 아니다. 潮熱, 譫語, 脈遲에는 大承氣湯으로 치료하고, 脈滑而疾에는 小承氣湯으로 치료하나 간혹 白虎湯으로 치료하니 맥상과 관계없이 潮熱과 譫語에 小承氣湯을 사용할 수 있다.

일찍이 동동의 藥徵가운데 大黃辨誤를 읽고 나서 세상 의사들이 大黃을 두려워하는 이유를 알았다. 중경은 항상 疾病을 거론하면서 病毒을 제거하고 일찍이 補하지 않았지만 補는 실로 이 가운데 있는데 세상의 의사들은 이 이치를 알지 못하고 말하기를 대황이 능히 질병을 치료하지난 오히려 내장을 손상시켜서 죽게된다고 하여 대황을 두려워 하는 것을 뱀이나 전갈보다 더 무서운 것으로 여기는데 이것은 기존 본초서의 잘못을 계승하였기 때문이다. 우리 학술이 魏晉시대 이후로 神仙사상과, 내경의 玄學에 경도되어 담론에 養氣를 거론하지 않으면 延命을 거론하고 병증에 치료하는데 精氣를 보하지 않으면 眞陽을 회복하는 것으로 일삼았는데 오늘날까지 저 오류의 설을 개혁하지 않고 답습하고 있으니 大黃이 내장을 손상시켜서 죽는 것으로 생각하는 것이 당연한 것이 아닌가?

122-陽明病에 譫語有潮熱호대 反不能食者는 胃中에 必有燥屎 五六枚也오.

若能食者는 但鞕耳니 宜大承氣湯으로 下之하라.

校 : 陽明病 譫語有潮熱 不能食者 大承氣湯 下之 乃出燥屎 五六枚也.

解 : 譫語 有潮熱하면 凡不能食하니 反字는 衍文이니 削之可也라

何以知其然가하면 不能食者는 以其潮熱이오 不以其燥屎也어늘

隱然以燥屎로 爲不能食口實일세 故僭補反字라

設令 以其燥屎로 不能食하더라도

譫語 有潮熱 腹滿 大便鞕者는 可驗之徵이나

然胃中 必有燥屎 五六枚者는 推論之說이니

卽以譫語潮熱 腹滿而不能食으로 推其有燥屎者는 可也나

有燥屎일세 故譫語潮熱 腹滿而不能食者는 未可也라

條文之意 非他라 譫語有潮熱 不能食者에 大承氣湯主之하니

燥屎 五六枚 排出焉일세 於是 更文曰"胃中 必有燥屎 五六枚也"라호라

若不然則 胃中에 必有燥屎 五六枚를 奈何知之乎아 是轉倒之文이라

譯 : 陽明病으로 譫語하고 潮熱이 있지만 도리어 먹지 못하는 것은 胃中에 반드시 燥屎 5, 6枚가 있기 때문이다. 만약 능히 식사를 한다면 단지 大便이 굳은 것이니 大承氣湯으로 下하면 된다.

解 : 譫語하고 潮熱이 있으면 대체로 不能食하니 '反' 자는 衍文으로 삭제하는 것이 옳다. 어떻게 그 사실을 아는가 하면 不能食은 潮熱 때문이지 燥屎 때문이 아니다. 은근히 燥屎를 不能食의 빌미로 삼기 위해서 '反' 자를 僭補한 것이다. 설령 燥屎 때문에 不能食하더라도 譫語, 潮熱, 腹滿, 大便鞭은 경험되는 증거이지만 소화기에 반드시 燥屎 5~6개가 있다는 것은 추정한 가설이니, 즉 譫語潮熱과 腹滿하여 不能食으로 燥屎가 있다는 것을 주측하는 것은 옳지만 燥屎가 있기 때문에 譫語, 潮熱, 腹滿하여 不能食이라는 것은 옳지 못하다. 조문의 뜻은 다른 것이 아니라 譫語와 潮熱로 不能食한 상황에 大承氣湯으로 치료하였더니 燥屎 5~6개가 배출된 사실을 확인하고 나서 글을 바꾸어 胃中 必有燥屎 五六枚也라고 표기한 것이다. 만약 그렇지 않다면 胃中(소화기)에 반드시 燥屎 5~6개가 있다는 사실을 어떻게 알 수 있겠는가? 이것은 전도된 조문이다.

123-二陽併病에 太陽症罷하고 但發潮熱하야 手足漐漐汗出하고 大便難而譫語者는 下之則愈하니 宜大承氣湯이라.

解 : 手足漐漐汗出者는 潮熱之外候오

大便難而譫語者는 熱實之內候니

或以其外로 而酌其內하고 或以其內로 而知其外하니

於是乎 仲景述症호대 其內外之備者를 可得而知也라

124-陽明病에 脈浮而緊하고 咽燥口苦 腹滿而喘하며 發熱汗出호대 不惡寒反惡熱하고 身重이어늘 若發汗 則躁하고 心憒憒反譫語하며 若加燒鍼한대 必怵惕煩躁 不得眠하며 若下之 則胃中空虛하야 客氣動隔하야 心中懊憹하고 舌上胎者는 梔子豉湯으로 主之하고 若渴欲飮水하야 口乾舌燥者는 白虎加人蔘湯으로 主之하며 脈浮 發熱하고 渴欲飮水나 小便不利者는 猪苓湯으로 主之하라.

解 : 潮熱已甚에 若發汗 若加燒鍼하면 則如加油於火焰之屋이나

然凡病에 若發汗 若吐 若下者는 古法之慣例也라

瀉下後 胃中空虛者는 胃中에 無燥屎之意며

懊憹者는 鬱悶不舒之貌라

譯 : 二陽의 倂病으로 太陽症이 罷하고 다만 潮熱이 있으며 手足에 漐漐하게 땀이 나고 大便보기가 곤란하며 譫語하는 데엔 下하면 치료되니 大承氣湯이 마땅하다.

解 : 手足에 漐漐한 땀이 나오는 것은 潮熱의 外候이고, 大便보기가 어렵고 譫語가 있는 것은 熱實의 內候이다. 혹 외부의 증상을 통해 내적인 증상을 짐작하고 혹 내부의 증상에 근거하여 외적인 증상을 파악하니 이것으로 중경이 증상을 기술할 때 내외를 갖춘 것을 알 수 있다.

譯 : 陽明病으로 脈이 浮而緊하고 咽燥口苦 腹滿而喘하며 發熱汗出하나 惡寒하지 않고 도리어 惡熱하며 身重할 때 만약 發汗하면 躁急해지고 心憒憒(散亂)하며 반대로 譫語하고 만약 燒鍼하면 반드시 怵惕 煩躁하여 잠을 이루지 못하며, 만약 下하면 胃中이 空虛하여 客氣가 胸膈을 압박하여 心中이 懊憹하며 舌에 胎가 낀 데에는 梔子豉湯으로 치료하고, 만약 渴欲飮水하고 口乾舌燥한 데에는 白虎加人蔘湯으로 주치하며, 脈浮 發熱 渴欲飮水 小便不利한 데에는 猪苓湯으로 치료하라.

解 : 潮熱이 이미 심한 상태에 發汗하고 燒鍼하는 것은 불난 집에다 기름을 끼얹는 것과 같은 것이나 일체의 병증에 發汗, 吐下하는 것은 고법의 관례이다. 瀉下 후에 胃中空虛라는 말은 胃中에 燥屎가 없다는 뜻이며 懊憹는 가슴이 무엇인가 막혀 답답하여 펴지지 않는 모양이다.

"胃中空虛 客氣動隔"者는 心中懊憹의 病理機轉으로 是僞托文字나

然梔子豉湯煩熱이 未及於大承氣湯內實燥屎와 大陷胸湯熱實蓄水일세

故以此로 爲'虛煩''虛熱''虛窒'之口實이나

若夫虛煩,胃中空虛者는 助長偏見하니 未可盡信者也라

夫誤治後 壞病之方者를 據古方家說 而備之하니 良參之하라

1-脈浮而緊 咽燥口苦 腹滿而喘 發熱汗出 不惡寒反惡熱 身重의
 三陽合病과 熱結在裏엔 白虎湯主之하고

2-若發汗後 躁心憒憒 反譫語엔 大承氣湯主之하며

3-若加燒鍼後 必怵惕煩躁 不得眠엔 桂枝甘草龍骨牡蠣湯主之하며

4-胃中空虛 客氣動隔 心中懊憹 舌上胎엔 梔子豉湯主之하며

5-若渴欲飮水 口乾舌燥者는 白虎加人蔘湯 主之하며

6-脈浮發熱 渴欲飮水 小便不利者는 猪苓湯 主之라

"胃中空虛하여 客氣動隔하다는 것"은 心中懊憹의 병리기전으로 후인이 僞托한 문자로서, 梔子豉湯의 煩熱이 大承氣湯의 內實燥屎와 大陷胸湯의 熱實蓄水에 아직 도달하지 못했기 때문에 이와 같은 표기로 '虛煩', '虛熱', '虛窒'의 구실로 삼았는데, 虛煩과 胃中空虛와 같은 말은 偏見을 조장하므로 전적으로 믿어서는 안 된다.

誤治 후 나타난 壞病의 처방을 古方家의 견해에 따라 정리하면 다음과 같다.

1-脈浮而緊, 咽燥口苦, 腹滿而喘, 發熱汗出, 不惡寒反惡熱, 身重, 三陽合病, 熱結在裏에는 白虎湯主之하고

2-若發汗後 躁心憒憒, 反譫語에는 大承氣湯主之하며

3-若加燒鍼後 必怵惕煩躁, 不得眠에는 桂枝甘草龍骨牡蠣湯主之히머

4-胃中空虛 客氣動隔, 心中懊憹, 舌上胎에는 梔子豉湯主之하며

5-若渴欲飮水, 口乾舌燥者는 白虎加人蔘湯 主之하며

6-脈浮發熱, 渴欲飮水, 小便不利者는 猪苓湯 主之라

125-陽明病下之한대 其外有熱 手足溫하고 小結胸이나 心中懊憹하야 饑不能食호대 但頭汗出者는 梔子豉湯으로 主之하라.

解 : 其外有熱 手足溫者는 陽明潮熱之候며

心中懊憹者도 與其大陷胸湯結胸과 實難別일세

故竄入'康平本-小結胸''成本-不結胸'하야

雖以此로 欲明其非大陷胸湯證이나 是非仲景之筆이라

仲景微意는 實在"饑不能食"此病情一句할세 故不云不能食호라

特書饑不能食者는 以其'胃中空虛 煩熱'이오

不以其'胃中有燥屎'也니

煩熱不解하야 餘處無汗하고 但頭汗出者가 若小便不利하면

將爲發黃하니 未然警告할세 於是乎 "但頭汗出"者를 特書也라

玩味仲景書하면 則知其症之所來와 與其症之將劇也라

譯：陽明病에 下하여 그 外에 熱이 있고 手足이 溫하며 약간의 小結胸을 이룬 것이나 心中懊憹하여 배는 고프지만 음식을 잘 먹지 못하고 다만 머리에만 땀이 난다면 梔子豉湯으로 치료하라.

解：外로 熱이 있으면서 手足이 溫한 것은 陽明潮熱의 증후이며 心中懊憹도 大陷胸湯의 結胸과 실제로 구별하기 어렵기 때문에 "小結胸"이라는 단서를 竄入하여 大陷胸湯證이 아님을 밝히려고 했지만 이것은 仲景의 글쓰기 방식이 아니다. 仲景의 깊은 뜻은 실제 "饑不能食"이라는 이 病情의 一句에 있기 때문에 不能食이라고 언급하지 않은 것이다. 饑不能食者(먹지 못하여 배는 고프지만 능히 먹을 수 없다.) 특별히 언급한 것은 胃中空虛하지만 煩熱로 식사를 하지 못한다는 것이지 胃中有燥屎의 潮熱 때문이 아님을 뜻하는 것이다. 煩熱이 해소되지 않아 신체 전반에서 땀을 흘리지 않고 다만 頭汗出하면서 小便不利하게 되면 장차 發黃이 될 수 있기 때문에 사전에 警告하기 위해 "但頭汗出"이라고 특별히 기술한 것이다. 중경서를 음미하면 그 증상이 어디서 유래했는가와 그 증상이 장차 어떻게 극심해지는가를 알 수 있다.

126-陽明病에 發潮熱하나 大便溏하고 小便自可나 胸脇滿不去者는 與小柴胡湯하라.

解 : 發潮熱하나 大便溏하면 則未至於承氣湯證이니
內外病因을 不問하고 而觸胸脇苦滿者는 與小柴胡湯이나
若胸脇苦滿에 大便鞭者는 與大柴胡湯 柴胡加芒硝湯이라

127-陽明病에 脇下鞭滿하고 不大便而嘔하며 舌上白胎者에 可與小柴胡湯하면 上焦得通하고 津液得下하야 胃氣因和하면 身濈然汗出而解也니라.

校 : 陽明病 脇下鞭滿 不大便而嘔 舌上白胎者 可與小柴胡湯 身濈然汗出而解也.

解 : 舌上白胎者는 潮熱之外候也오 不大便鞭者는 內候也니
以外內之候로 酌其潮熱之勢하니 仲景書 雖簡略하나 曲盡其情者也라
夫脇下鞭滿 不大便鞭 而嘔 舌上白胎者는 未至於大柴胡湯證이니
可與小柴胡湯하면 脇下鞭滿이 解하고 而上焦中焦가 通하야 胃氣因和나
萬若失期하면 將至於調胃承氣湯證也라
"上焦得通 津液得下 胃氣因和"者는 今所謂藥理機轉이며
"身濈然汗出而解"者는 瞑眩反應이니
與其'必蒸蒸而振 却發熱汗出而解'로 同類之意나 或'得屎而解'호라

譯：陽明病으로 潮熱이 있으나 大便이 묽고, 小便은 잘 나오나 胸脇滿이 남아 있을 때는 柴胡湯을 쓸 수 있다.

解：潮熱이 있으나 大便이 묽으면 아직 承氣湯證에 이르지 않은 것이니 내상이나 외감에 관계없이 胸脇苦滿이 촉지되면 小柴胡湯을 주어보고, 만약 胸脇苦滿에 大便이 鞕하다면 大柴胡湯이나 柴胡加芒硝湯을 쓸 수 있다.

譯：陽明病으로 脇下가 鞕滿하고 大便을 보지 못하며 嘔하고 舌上에 白胎가 생겼을 때는 小柴胡湯을 주면 上焦가 通하고 津液이 下하여 胃氣가 이로 해서 調和로 워지면 몸에 흥건히 땀을 흘리면서 풀린다.

解：舌上白胎가 潮熱의 外候라면 不大便鞕은 內候이니 그 外內의 증후로 潮熱의 勢를 가늠할 수 있으니 仲景書가 비록 簡略하지만 그 상황을 두루두루 다 표현한 것이다. 脇下鞕滿 不大便鞕而嘔 舌上白胎는 아직 大柴胡湯證에 이른 것은 아니므로 小柴胡湯을 주면 脇下鞕滿이 해소되면서 上焦와 中焦가 서로 통하여 胃氣가 이로 해서 調和를 이루지만 만약 실기하면 조만간 調胃承氣湯證에 이른다. "上焦得通 津液得下 胃氣因和"가 오늘날의 약리기전이라면 "身濈然汗出而解"는 명현반응이니 '必蒸蒸而振 却發熱汗出而解'와 같은 뜻이나 간혹 '得屎而解'한다.

128-陽明病 中風에 脈弦浮大 而短氣하고 腹都滿하며 脇下及心痛하야 久按之氣不通하고 鼻乾不得汗하며 嗜臥하고 一身及兩目悉黃하며 小便難호대 有潮熱 時時噦하고 耳前後腫에 刺之少差나 外不解하야 病過十日히 脈續浮者는 與小柴胡湯하고 脈但浮無餘證者는 與麻黃湯하라.

解 : 古方家 多以此條文으로 爲非仲景正文이라하니

所謂正文에도 或有僞文하고 僞文에도 或有理義하니

有微意어든 啓發之하고 有雜亂이어든 單純之라

讀仲景書에 如此而已矣니 此外何有리오

此條文의 病症之列이 未得條理하야 而錯雜散漫하나

夫病症者는 不過病毒之狀者也니

自其病勢 而觀之하면 情況自著가 恰似“拔茅茹 以其彙…”라

是自然現象이니 安有以私意로 鑿於其間乎哉리오

仲景이 直述見症호대 排泄異常을 特書者는 卽以病勢之症일세라

萬若其人이 不得汗하고 小便難하야 因爾病毒不泄하고 而有潮熱하면

則其病勢가 及之胸腹하야 其餘症이 併發而錯雜이라

然而其所歸者는 身及兩目悉黃이니 是條文之意也라

但未至於不大便하야 潮熱未劇하니 與小柴胡湯하야 和解之하고

服湯 脈但浮 無餘證者는 與麻黃湯하야 發汗之는 一般之事也라

譯 : 陽明病이 진행 중에 中風으로 脈이 弦浮大하고, 短氣하며, 腹部 전체가 滿하고, 脇下 및 心痛으로 이것을 오랫동안 누르고 있으면 氣가 通하지 않고, 鼻乾하여 땀이 나지 않으며, 눕기를 좋아하고, 一身과 兩目이 모두 노랗고, 小便이 잘 나오지 않으면서 潮熱이 있고, 때때로 噦(딸꾹질)하며, 耳의 전후가 부었을 때 刺하면 조금 차도를 보이나 外는 풀리지 않고 병이 10일이 지나 脈이 여전히 弦浮할 때는 小柴胡湯을 주어보고, 脈이 다만 浮하고 다른 증상이 없다면 麻黃湯을 쓸 수 있다.

解 : 일본 고방가들은 이 條文이 중경의 정문이 아니라고 했는데, 소위 正文에도 간혹 거짓이 있고 僞文에도 간혹 바른 뜻이 있으므로 깊은 뜻이 있으면 啓發하고, 복잡하고 어지러우면 단순하게 할 뿐이다. 중경서를 공부하는데 이외에 무엇이 있겠는가? 이 條文 病症들의 나열이 條理가 없어 선후가 섞이고 산만하지만 病症은 사실 病毒으로 인한 現狀에 불과하다. 病勢의 관점에서 보면 그 情況이 저절로 드러나는 것이 마치 (『周易・泰卦・初爻』) "풀을 뽑을 때 뿌리가 서로 연결되어 여러 포기가 함께 뽑히는 것"과 같다. 이것은 자연현상이니 어찌 사견을 이 흐름에 억지로 끼워 넣을 수 있겠는가? 仲景이 나타나는 증상을 바로 기술하면서 항상 排泄異常을 특히 쓴 이유는 그것이 병세의 증상이기 때문이다. 만약 어떤 사람이 不得汗하고 小便難하여 病毒이 잘 배설되지 못해 潮熱이 발생하면 그 병세는 胸腹에 미치게 되고 그 여파의 증상들이 동시에 나타나면서 복잡하게 된다. 그러나 이 병증의 귀결은 身及兩目悉黃(황달)이라는 것이 바로 이 조문의 뜻이다. 다만 不大便에는 이르지 않아 潮熱이 극심하지 않은 상태에 小柴胡湯을 주어 화해시켜보고 만약 脈이 다만 浮하고 별다른 증상이 없으면 麻黃湯을 주어 발한하는 것은 일반적인 치료이다.

129-陽明病에 自汗出이어늘 若發汗한대 小便自利者는 此爲津液內竭雖鞭이나 不可攻之오 當須自欲大便하야 宜蜜煎導 而通之니 若土瓜根 及大猪膽汁으로 皆可爲導라.

解 : 冒頭 已云陽明病하니 其自汗出者는

裏熱越外하야 而漐漐汗出者也니

是不可發汗이어늘 若發汗하면 則津液不足하야

因潮熱甚 而譫語 小便自利 大便鞭者는

燥屎之候로 乃可攻之니 承氣湯主之로대

反不可攻者는 以津液內竭 而潮熱極甚할세

急攻下之하면 猶難通하니 暫待欲大便하야 宜蜜煎導 而通之라

竊謂"自汗出 若發汗 小便自利"를 歷歷記述者는

欲明其津液內竭之所來也라

間或 後人이 以此로 爲虛秘口實하나

然吟味"當須自欲大便"하면 須待自生津液之意를 可知也라

然則 津液枯渴에 與其急下之難通으론 不若潛待蜜煎導 而通之나

雖然 今日에 難求猪膽汁하니 加四物湯하더라도 何有리오

"宜蜜煎導 而通之" 者는 與其'脈微欲絶 通脈四逆加猪膽汁湯'으로 同類하나

其所差者는 此也陽病이오 彼也陰病이라

此條文도 自古難解라 其證不足하야 不敢自信일세 願待乎大方家之解호라

譯：陽明病으로 저절로 땀이 나는데 만약 發汗하여 小便이 自利한 데엔 이것은 津液이 內竭한 것이니 비록 대변이 鞕(굳음)하여도 공격해서는 안 되며, 반드시 대변을 보고 싶을 때까지 기다렸다가 마땅히 蜜煎導로 通하게 해야 하니, 土瓜根과 大猪膽汁은 모두 導(대변이 잘 통하도록 안내)하게 한다.

解：冒頭에 이미 陽明病이라고 언급한 상태에서 스스로 汗出하는 것은 裏熱이 越外하면서 다소 끈끈한 땀을 흘리는 것을 의미한다. 이런 상황에 발한하면 안 되는데 만약 발한하면 진액이 부족해지면서 이로 인하여 조열이 심해지고 譫語, 小便自利, 大便鞕한 것은 燥屎의 증후로서 공격해야 하니 承氣湯을 사용한다. 그런데 조문에서 도리어 不可攻이라고 언급한 것은 津液內竭하여 潮熱이 극심한 상황에 급하게 攻下하면 오히려 難通하니 대변을 보고 싶을 때까지 잠시 기다렸다가 蜜煎導로 통하게 해야 한다는 것이다. 내 생각에 "自汗出 若發汗 小便自利"를 낱낱이 기술한 이유는 津液이 內竭한 연유를 설명하기 위한 것으로 본다. 간혹 後人이 이것을 虛秘의 구실로 여기지만 "當須自欲大便"을 잘 음미해 보면 津液이 自生하기를 잠시 기다리라는 의도를 알 수 있다. 그러므로 津液이 枯渴한데 급하게 下하다가 難通하기보다는 잠시 기다렸다가 蜜煎導로 통하게 하는 것이 낫다. 현재에는 猪膽汁을 구하기 어려우니 加四物湯하더라도 무슨 문제가 있겠는가? "宜蜜煎導 而通之" 이 구절은 '脈微欲絕 通脈四逆加猪膽汁湯'의 구절과 같은 종류이나, 그 차이점은 이 조문이 陽病에 해당한다면 저 조문은 陰病에 해당한다. 이 조문도 예로부터 난해하다고 하였고 증거가 부족하여 자신할 수 없으므로 대가들의 견해를 듣고 싶다.

130-陽明病에 **發熱汗出者**는 **此爲熱越**하여 **不能發黃也**나 **但頭汗出**호대 **身無汗**하고 **劑頸而還**하며 **小便不利**로대 **渴引水漿者**는 **此爲瘀熱在裏**하여 **身必發黃**하니 **茵蔯蒿湯**으로 **主之**하라.

校 : 陽明病 身無汗 但頭汗出 劑頸而還 小便不利 渴引水漿者 身必發黃 茵蔯蒿湯 主之.

解 : "此爲熱越"과 及"瘀熱在裏"者 是雖僞托文字나

以此로 發黃之來와 與不來之緒者를 可知也라

古之所謂發黃이 與今之所謂黃疸과 其同一與否를 雖未可知나

不云裏熱하고 特云瘀熱者는 必有以也라

夫瘀者는 本瘀血이나 據方意 而考之하면

汚水也니 即瘀熱者는 所謂濕熱也라

發黃之類者는 瘀熱發黃 蓄血發黃 濕熱發黃 寒濕發黃이나

一言以蔽之曰 潮熱不泄이니 即不得熱越하고 而小便不利故也일세라

隨症治之에 抵當湯 小柴胡湯 梔子豉湯 大陷胸湯 茵蔯蒿湯主之니

古醫之治가 雖如此나 今醫之治는 不必如此니

乃今 取其意나 而不必取其方호라

方 : 茵蔯蒿湯(茵蔯 6兩, 梔子 14枚, 大黃 2兩)

茵蔯 : 主治 - 瘀熱 發黃

譯：陽明病으로 發熱하고 汗出하면 이것은 熱越하여 發黃하지 않지만 신체에는 땀이 나지 않고 다만 목 주위를 따라 머리에서만 제한적으로 땀이 나고 小便이 不利하며 渴症으로 물을 찾는다면 이것은 瘀熱在裏하여 신체에 반드시 發黃하니 茵蔯蒿湯으로 치료하라.

解："此爲熱越"과 "瘀熱在裏"는 비록 후인의 僞托文字지만 이것으로 黃疸이 발생하는 원인과 발생하지 않는 단서를 알 수 있다. 조문에서 말하는 황달이 오늘날의 황달과 그 동일 여부는 잘 알 수 없으나 裏熱이라고 언급하지 않고 특별히 瘀熱이라고 언급한 것은 깊은 뜻이 있다. 瘀는 본래 瘀血을 의미하지만 方意를 근거로 보면 汚水로서 즉 瘀熱은 濕熱이다. 옛 의시들은 發黃의 종류를 瘀熱發黃, 蓄血發黃, 濕熱發黃, 寒濕發黃으로 보았지만 한마디로 潮熱이 배설되지 못한 것이니 즉 땀으로 배출하지 못하면서 小便不利한 것이 주된 원인이다. 상황에 따라 抵當湯, 小柴胡湯, 梔子豉湯, 大陷胸湯, 茵蔯蒿湯으로 치료하던 고의들의 치료방식이 비록 이와 같더라도 오늘날의 치료는 반드시 이와 같을 필요는 없다. 현재 상황에서 그 의도는 취하고 그 처방을 취하지 않는다.

茵蔯：主로 瘀熱과 發黃을 치료한다. 소위 濕熱에 의한 黃疸을 치료한다.

131-陽明病에 **其人喜忘者**는 **必有畜血**하니 **尿(屎)雖鞭**이나 **大便反易**하고 **而其色必黑者**는 **宜抵當湯**으로 **下之**하라.

校 : 陽明病 其人喜忘者 屎雖鞭 大便反易 而其色必黑者 抵當湯主之 下血乃愈 其所以然者 本有蓄血故也.

解 : "必有畜血"과 與"必有燥屎"者는 推論之事어늘 猶斷定之하니
設令附合方意라도 是非仲景之筆也라
蓄血之人이 所以喜忘者는 其或非瘀血上衝乎아 否則今之所謂血栓乎아
難以揆之나 多少有徵하니 須察蓄血與否라도 何不可之有리오
喜忘者는 其兆朕之症이나 至其劇하얀 發狂作焉하니 可不警戒아
特據屎雖鞭 大便反易 而其色必黑者에
知其非爲燥屎之承氣湯證이오 而爲瘀血之抵當湯證也나
然大凡糞便者는 因潮熱而 化爲燥屎면 則其色近黑하니
與其瘀血之色과 或難辨일세 故以黑便으로 立其方意者는 未可也라

譯：陽明病으로 그 사람이 잘 잊어버리는 경향이 있으면 반드시 畜血이 있으니, 大便이 비록 硬鞕하더라도 오히려 용변은 보기 쉬우면서 그 색이 검다면 마땅히 抵當湯으로 下해야 한다.

解："必有畜血"과 "必有燥屎"는 추론적인 사건을 마치 사실로 단정한 것으로서 설령 처방의 뜻에 맞는다 하더라도 이것은 仲景의 필법이 아니다. 蓄血 성향이 있는 사람이 자주 건망증이 발생하는 이유는 혹 瘀血上衝 때문이 아니겠는가? 아니라면 오늘날 말하는 血栓 때문인가? 그 사실을 규명하기 어렵지만 어느 정도 근거가 있으니 반드시 蓄血 여부를 살펴보는 것이 어찌 잘못된 것이 되겠는가? 喜忘은 그 兆朕의 증상이지만 劇에 이르면 發狂하니 경계해야 하지 않겠는가? 특히 대변이 굳어도 용변보기가 容易하면서 그 색깔이 반드시 검은 것은 燥屎의 承氣湯證이 아니라 瘀血의 抵當湯證이라는 것을 알 수 있다. 그러나 대체로 糞便은 潮熱로 인하여 燥屎化 되면 그 색이 검게 되어 瘀血로 인한 분변의 색과 간혹 구별하기 어려우니 黑便으로만 方意를 정하는 것은 옳지 않다.

132-陽明病에 **下之**한대 **心中懊憹而煩**은 **胃中有燥屎者**니 **宜大承氣湯**이라.

校 : 陽明病 下之 心中懊憹而煩 (腹滿 潮熱 譫語 短氣) 宜大承氣湯.

解 : 心中懊憹而煩엔 宜梔子豉湯이나

於是 胃中有燥屎어든 宜大承氣湯이라

雖然 宜大承氣湯者는 不在燥屎오 在其燥屎之候니

夫燥屎之候者는 因潮熱 而腹滿 便鞭 譫語 短氣者也라

何則고 非他라 條文中'胃中有燥屎, 心下有水氣'

若是之類는 今所謂病因일세 故敢竊謂曰 是竄入文字라호라

此條文은 本是闕文이니 將恐後人이 以心中懊憹而煩으로 爲梔子豉湯證일세

故以此一句(胃中有燥屎)로 竄入條文하야 以爲大承氣湯證口實이나

然仲景本意는 據病證하야 而考病源이라

抑條文 猶以推論之理로 爲確證之事하니

於是乎 可知者는 仲景文法이 變하고 而根據主義가 毁矣라

厥辜가 但止文字라면 何有리오 本末顚倒하야 必然 以假爲眞이라

譯：陽明病에 下하였더니 心中懊憹하고 煩한 것은 胃中에 燥屎가 있음이니 마땅히 大承氣湯을 써야 한다.

解：心中懊憹하면서 煩에는 梔子豉湯이 마땅하지만 여기에 胃中에 燥屎가 있다면 大承氣湯이 합당하다. 그러나 大承氣湯의 당위성은 燥屎에 있지 않고 燥屎의 증후에 있다. 燥屎의 증후는 潮熱로 인하여 발생되는 腹滿 便鞕 譫語 短氣이다. 왜냐하면 다른 이유가 아니다. 조문에'胃中有燥屎, 心下有水氣'이와 같은 종류는 오늘날 병인의 개념이기 때문에 내가 감히 후인이 몰래 삽입한 문자라고 말하는 것이다. 이 조문 본래 闕文으로 앞으로 후세사람이 心中懊憹而煩을 梔子豉湯證으로 생각할까 걱정하여 이 一句(胃中有燥屎)를 조문에 竄入하여 大承氣湯證의 구실로 삼은 것이나 중경의 본의는 病證을 근거로 病源을 모색한 것이다. 그런데 조문에는 오히려 추정의 논리로 確證된 사건으로 삼고 있으니 이것으로 仲景이 文法이 변화하고 根據主義가 훼손된 것을 알 수 있다. 이런 잘못이 단순히 문자로 끝난다면 무슨 문제가 되겠는가? 本末이 顚倒되면서 필연적으로 假說을 사실로 받아들이게 된다.

133-大下後 六七日에 **不大便**하야 **煩不解**하며 **腹滿痛者**는 **此有燥屎**니 **宜大承氣湯**이라.

校 : 大下後 六七日 不大便 煩不解 腹滿痛者 宜大承氣湯.

解 : 不大便者는 謂大便不通이니 大凡有二라

或因汗吐下而亡津液하거나 或因潮熱發作而耗津液이니

其所來 雖殊나 然其所歸者는 津液不足하야 以腸胃乾燥也라

大下者에 可知其奪津液之甚하고

過六七日者에 可知其津液不滋일세 故特書不大便이라

本仲景書는 一症不苟니 草草看過면 未可也라

不大便 煩不解 腹滿痛者에 知其有燥屎니

其病症已備한대 不書燥屎라도 何有리오

後人이 其症不據하고 乃以燥屎로 爲憑據하니 其爲顚倒가 甚矣라

有潮熱 故不大便하고 不大便 故腹滿이오 腹滿 故煩躁오

煩躁 故纖語 短氣 不得眠이라

於是乎 病症之爲相因者를 可知也니

讀仲景書에 何待註解리오 仲景 未嘗誤人이어늘 後人自誤라

譯 : 크게 下한 후에 6, 7일간 大便을 보지 못하여 煩이 풀리지 않고 腹이 滿痛한 것은 燥屎가 있음이니 마땅히 大承氣湯을 써야 한다.

解 : 不大便은 대변이 불통하는 것을 말하니 대체로 두가지 원인이 있다. 혹 汗吐下법을 병행후에 진액을 망실 하거나 혹은 潮熱의 발작으로 진액이 소모되어 발생하니 그 유래가 비록 다르지만 그 귀결은 진액이 부족하여 腸胃가 乾燥한 것이다. 大下를 통해 津液이 심하게 손상된 것을 알 수 있고 六七日 경과로 津液이 자생하지 않은 것을 알 수 있기 때문에 不大便을 특서한 것이다. 본래 중경서는 하나의 증상도 구차하게 기술한 것이 아니므로 대충대충 보아 넘겨서는 안된다. 不大便하여 煩不解하고 腹滿痛한 것을 통해 燥屎가 있음을 알 수 있다. 그 病症이 이미 갖추어져 있는데 燥屎를 기술하지 않아도 무슨 문제가 되겠는가? 후인이 그 병증에 근거하지 않고 燥屎로 증거의 기준으로 삼으니 顚倒된 것이 심하다. 潮熱이 발생하여 大便이 굳어지고, 不大便하여 腹滿하고, 腹滿하여 煩躁하며, 煩躁하여 讖語 短氣 不得眠한 것이다. 이것으로 병증이 서로 원인이 되는 것을 알 수 있으니, 중경서를 읽는데 어찌 주해가 필요하겠는가? 중경이 일찍이 사람을 오류에 빠지게 하지 않았는데 후인이 스스로 오류에 빠진 것이다.

134-病人이 **小便不利**나 **大便乍難乍易**하고 **時有微熱**하며 **喘冒不能臥者**는 **有燥屎也**일세니 **宜大承氣湯**이라.

解 : 病症之根은 不在小便不利하고 而在燥屎니

不宜豬苓湯이오 宜大承氣湯이라

時有微熱 喘冒不能臥者는 潮熱發作之候오

燥屎者는 潮熱凝結之物이니

因潮熱로 而有燥屎者는 猶可也나 因燥屎로 而有潮熱者는 未可也라

自病勢而觀之면 則乍字와 與時字는 相因之關으로

有是因하면 則有是症하니

大便難하면 則作發熱하고 大便易면 則微發熱이라

大承氣湯方意가 設下燥屎라도 未嘗不解裏熱하니 何以知其然가하면

病在表 汗不出에 發汗은 雖爲皮下成汗이나

發汗하면 則表熱解故也며

陽明病 大便鞭에 下屎는 設爲胃中燥屎나

下屎하면 則潮熱解故也라

譯 : 病人이 小便不利하지만 大便보기가 나빠졌다가 좋아졌다가 하고 때로 微熱이 있으면서 呼吸곤란으로 누울 수 없을 정도라면 燥屎가 있음이니 마땅히 大承氣湯을 써야 한다.

解 : 病症의 뿌리는 小便不利에 있지 않고 燥屎에 있으니 豬苓湯은 합당하지 않고 大承氣湯이 마땅하다. 時有微熱 喘冒不能臥가 潮熱이 발작하면서 발생하는 증후라면 燥屎는 潮熱이 응결한 결과물이다. 潮熱로 인하여 燥屎가 발생한다는 것은 그래도 옳지만 燥屎로 인하여 潮熱이 발생한다는 것은 옳지 않다. 병세의 관점에서 보면 '乍' 자와 '時' 자는 서로 간에 원인이 되는 관계로 이와 같은 원인이 있으면 이와 같은 증상이 나타나니, 즉 大便이 難하면 發熱하고, 大便이 易하면 發熱이 그만큼 작아진다. 大承氣湯의 方意가 설령 燥屎를 배출하는 목적이더라도 裏熱을 해소한다. 어떻게 그 사실을 아는가 하면 病在表의 汗不出한 데에 發汗은 비록 皮下의 成汗을 발한시킬 목적이지만 發汗하면 表熱이 해소되기 때문이며, 陽明病의 大便鞕한 데에 下屎는 설령 胃中의 燥屎를 배출하기 위한 것이더라도 下屎하면 潮熱이 해소되기 때문이다.

135-食穀欲嘔者는 **屬陽明也**니 **吳茱萸湯**으로 **主之**하라. **得湯反劇者**는 **屬上焦也**일세라.

校 : 胸脇苦滿 心下痞塞 乾嘔 吐涎沫 而頭痛者 吳茱萸湯 主之.

解 : 但欲嘔者 屬陽明은 僭而無徵하니 未可足信者也라

條文未備에 據君臣之吳茱萸生薑하면

則心下有寒飮蓄積하야 而嘔吐 胸脇苦滿 頭痛之劇이

尤甚於小柴胡湯證과 人蔘湯證이라

"得湯反劇者 屬上焦"에 或曰 胸中有熱이니 小柴胡湯主之라하고

或曰 瞑眩之症이니 更服吳茱萸湯이라하니

于其劇症也에 加藥性之劇하면

則或有一時反劇하나 而漸次乃解라 "屬上焦"者는 是非正文이라

方 : 吳茱萸湯(吳茱萸 1升, 生薑 6兩, 人蔘 3兩, 大棗 12枚)

吳茱萸 : 主治 - 嘔吐胸滿

譯：음식을 먹고 嘔하려는 것은 陽明에 속하니 吳茱萸湯으로 치료하라. 약을 복용하고 나서 도리어 악화되는 것은 上焦에 속한 병이기 때문이다.

解：欲嘔만으로 陽明에 귀속한 것은 근거 없는 억지 주장이니 믿을 수 없다. 조문이 미비하므로 君藥과 臣藥인 吳茱萸와 生薑의 주치의 증상을 고려하면 心下에 寒飮이 蓄積하면서 발생한 嘔吐, 胸脇苦滿, 頭痛의 劇症으로 小柴胡湯이나 人蔘湯의 증상보다 심하다. "得湯反劇者 屬上焦"에 대해서 혹자는 胸中有熱이니 小柴胡湯으로 치료하고, 혹자는 瞑眩之症이니 다시 吳茱萸湯을 쓴다고 하나, 극심한 병증에 藥性이 강한 약을 가하게 되면 간혹 일시적으로 도리어 심해질 수 있으나 차츰 해소될 수 있다. "屬上焦"는 正文이 아니다.

吳茱萸：主로 嘔吐胸滿을 치료한다. 蜀椒가 水毒上逆을 치료하는 효능이 적은 반면, 吳茱萸는 매우 강하다는 차이가 있다.

136-太陽病三日에 **發汗不解**하고 **蒸蒸發熱者**는 **屬胃也**니 **調胃承氣湯**으로 **主之**하라.

校 : 太陽病三日 發汗不解 蒸蒸發熱 譫語 短氣 腹滿者 調胃承氣湯 主之.

解 : 蒸蒸發熱者는 裏熱發越之形容이니 蒸熱發越하야 而微汗出者也라
其爲譫語,短氣,潮熱,燥屎之兆일세 故曰"屬胃"니
即所謂與其'胃家實', '胃氣不和', '胃中乾'者로 同類나
然屬胃家實도 知者는 猶以爲不可온 何況屬胃아
此條文 太簡하고 而其着題 模糊하니
於是乎 實證毀損을 可見焉이라
夫承氣湯 蒸蒸發熱과 桂枝湯 翕翕發熱은 實際臨床엔 難以別之어늘
但以蒸蒸發熱로 爲胃家實은 其徵不足일세 於是乎 屬胃二字를
竄入條文하야 而表出內實하니 其非正文을 不待辯而可知라

譯：太陽病 3일에 發汗하였지만 풀리지 않고 蒸蒸發熱한 것은 屬胃한 것이니 調胃承氣湯으로 치료하라.

解：蒸蒸發熱은 裏熱이 發越하는 형용이니 蒸熱이 외부로 압박하면서 땀을 조금 흘리는 것이다. 蒸蒸發熱은 譫語, 短氣, 潮熱, 燥屎의 조짐이기 때문에 "屬胃"라고 한 것이나 즉 胃家實, 胃氣不和, 胃中乾과 같은 종류이나 胃家實이라는 표기도 아는 사람은 오히려 잘못된 것이라고 여기는데 하물며 屬胃에 있어서랴! 이 조문은 지나치게 간략하고 이에 대한 평가가 모호하니 이것으로 실증주의가 훼손된 것을 볼 수 있다. 승기탕의 蒸蒸發熱과 계지탕의 翕翕發熱은 실제 임상에서는 구별하기 어려운데 다만 蒸蒸發熱로 胃家實이라고 규정하는 것은 그 증거가 미약하므로 '屬胃' 두 글자를 몰래 삽입하여 內實을 표출한 것이나 正文이 아님은 변론하지 않아도 아는 사실이다.

137-傷寒六七日에 **目中不了了 睛不和**하고 **無表裏症 大便難**하며 **身微熱者**는 **此爲實也**니 **急下之**니 **宜大承氣湯**이라.

校 : 傷寒六七日 目中不了了 睛不和 大便難 身微熱者 宜大承氣湯.

解 : 大便難 身微熱者는 潮熱之候며 燥屎之兆也오

目中不了了 睛不和者는 潮熱發作하야 精神昏懵也라

其劇症不數나 特書大便難者는 不治此하고 而乃解者 無之라

無表裏症은 非唯無徵이오 而不附方意하니 不如無書오

又以內實로 爲下之口實이나 方意는 不在內實이오 只在大便難이라

138-陽明少陽合病하면 **必下利**니 **脈滑而數者**는 **有宿食也**일세 **當下之**니 **宜大承氣湯**이라.

解 : 彼也엔 "太陽與陽明 合病者 必自下利"라하고

此也엔 "陽明少陽 合病 必下利"라하나 其徵不足하니 不可强解라

有宿食과 與胃中有燥屎는 同類니 不足以資證據라

須以腹滿 心下痞鞕 脈滑而數으로 爲宿食之候한 然後 可足以立方意라

譯：傷寒으로 6, 7일이 지나 目中이 明瞭하지 않고 睛(눈동자)이 不和하면서 表裏症이 없지만 大便이 곤란하고 身에 微熱이 난다면 이것은 熱實이므로 급히 下해야 하니 마땅히 大承氣湯을 사용해야 한다.

解：大便보기가 곤란하면서 身微熱한 것은 潮熱의 증후이며, 燥屎의 조짐으로 사물이 명확하게 보이지 않고 흐릿한 것은 潮熱이 발작하면서 정신이 昏懜한 것이다. 조열로 인한 극심한 증상들이 많지만 특히 大便難을 기술한 것은 이것을 치료하지 않고 병증이 해소되는 경우가 없기 때문이다. 無表裏症은 이에 대한 증거가 없을 뿐 아니라 방의에도 부합하지 않으니 차라리 쓰지 않는 것만 못하며 內實로 大承氣湯의 구실로 삼았지만 방의는 內實에 있지 않고 단지 大便難에 있다.

譯：陽明과 少陽이 合病하면 반드시 下利하고, 脈이 滑하고 數한 것은 宿食이 있기 때문이므로 마땅히 下해야 하니 大承氣湯이 합당하다.

解：앞 조문에서는 "太陽與陽明 合病者 必自下利"라 하고 이 조문에서는 "陽明少陽合病 必下利"라하고 하였지만 그 증거가 부족하므로 억지로 해석할 필요가 없다. 有宿食과 胃中有燥屎는 같은 종류의 의안으로 증거에 도움이 되지 않는다. 반드시 腹滿, 心下痞鞕, 脈滑而數이라는 증거의 증상으로 宿食의 증후로 판단한 연후에야 方意를 세우는 데 도움이 된다.

139-傷寒七八日에 **身黃如橘子色**호대 **小便不利**하며 **腹微滿者**는 **茵蔯蒿湯**으로 **主之**하라.

校 : 傷寒七八日 小便不利 腹微滿 身黃如橘子色者 茵蔯蒿湯 主之.

解 : 小便不利로 因腹微滿者는 其爲潮熱之候며 而發黃之兆니
古醫 以爲身黃之所來者는 鬱熱也니 何以知其然가하면
方意가 盡在此일세라 但以其小便不利 腹微滿으로 候其鬱熱하니
雖此案이 古之宜오 而未必今之宜나 然小便不利 腹微滿者에
設不見身黃이라도 考其潛在하야 與茵蔯蒿湯하면 未然防止니 不亦可乎아

140-傷寒에 **身黃發熱者**는 **梔子蘗皮湯**으로 **主之**하라.

解 : 其徵不足하니 據發黃傍例 而治之라

方 : 梔子蘗皮湯(梔子 15箇, 黃蘗 2兩, 甘草 1兩)
黃蘗 : 淸熱燥濕 黃疸 熱痢

譯：傷寒으로 7, 8일이 지나 몸이 橘子色처럼 노랗게 되면서 小便이 不利하고 腹部가 微滿한 데엔 茵蔯蒿湯으로 주치하라.

解：小便不利로 인하여 腹微滿하면 潮熱의 증후가 되며 發黃의 조짐이 된다. 고의들은 身黃의 발생 이유를 鬱熱로 보았다. 어떻게 그 사실을 아는가 하면 方意가 모두 여기에 있기 때문이다. 다만 小便不利 腹微滿으로 그 鬱熱의 증후로 파악하였는데, 비록 이 의안이 과거의 관점에서는 옳을 수 있어도 오늘날 관점에서는 반드시 옳다고 할 수 없다. 그러나 小便不利하고 腹微滿에 설령 身黃이 나타나지 않더라도 發黃의 잠재성을 고려하여 茵蔯蒿湯으로 미연에 방지하는 것이 또한 옳지 않은가?

譯：傷寒으로 身黃하고 發熱하는 데엔 梔子蘗皮湯으로 치료하라.

解：그 증거가 부족하므로 發黃의 예를 근거로 치료한다.

黃蘗：淸熱燥濕작용으로 黃疸 熱痢를 치료한다.

141-傷寒에 **瘀熱在裏**하면 **身必發黃**하니 **麻黃連軺赤小豆湯**으로 **主之**하라.

解 : 瘀熱在裏者는 病因也며 僞托也라

大凡發黃之因이 由於排泄異常하나 但其徵不足하야

雖不知其爲瘀熱在裏之因이나 據方意而考之하면

無汗 小便不利로 濕熱膠着하야 因發黃癰腫(病癉)이라

拙見 亦未免强解일세 願待乎大方家之辯호라

方 : 麻黃連軺赤小豆湯(麻黃・連軺・生薑・甘草 각 2兩, 杏仁 40箇, 大棗 12枚, 赤小豆 1升, 生梓白皮 1升)

連軺 : 連翹之根 治瘀熱, 發黃. 瘡家(熱實癰腫)聖藥

赤小豆 : 下水, 利小便, 癰腫膿血

譯：傷寒으로 瘀熱이 裏에 있으면서 身에 發黃할 때는 麻黃連軺赤小豆湯으로 치료하라.

解：瘀熱在裏는 病因이며 僞托이다. 대체로 發黃의 원인은 배설이상에서 연유하지만, 그 증거가 부족하여 비록 瘀熱在裏의 원인을 알 수 없으나, 方意를 고려하면 無汗과 小便不利로 인하여 濕熱이 膠着하여 發黃과 癰腫(病癉)이 나타난 것이다. 이 견해 또한 억지 해석을 벗어나지 못하므로 능숙한 분의 논변을 기대한다.

連軺：連翹의 뿌리로서 瘀熱과 發黃을 치료한다. 瘡家(熱實癰腫)의 聖藥이라고 한다.

赤小豆：下水 利小便 癰腫膿血을 치료한다.

辨少陽病脈證幷治

142-少陽之爲病은 口苦咽乾目眩也라.

解 : 病在胸脇間하면 則汗吐下藥力이 未達하니

此之謂半表半裏位也며 少陽病也라

雖然 口苦, 咽乾, 目眩之謂少陽病者는 猶可나

病在少陽하면 則口苦, 咽乾, 目眩者는 不可라

夫口苦, 咽乾, 目眩者는 其兆朕之症者也나

然此病症者는 非必發於少陽病일세

自古 辯曰 少陽病提綱은 與其口苦咽乾目眩으론 不若小柴胡湯證이라호라

後醫所謂雜病이 多在半表半裏位하니

據小柴胡湯하야 而加減之하면 能制百病이라

譯：少陽이라는 病은 口苦, 咽乾, 目眩한 증상을 가리킨다.

解：病이 胸脇間에 자리 잡으면 汗吐下의 藥力이 미치지 못하기 때문에 이것을 半表半裏位라고 하며 少陽病이라고 부른다. 그러나 口苦, 咽乾, 目眩을 가리켜 少陽病이라고 하는 것은 옳지만 病이 少陽에 있으면 口苦, 咽乾, 目眩의 증상이 발생한다는 것은 옳지 않다. 대체로 口苦, 咽乾, 目眩은 조짐의 증상이지만 이 병증이 반드시 소양병에서만 발생하는 것이 아니므로 예로부터 少陽病提綱은 口苦 咽乾 目眩보다는 小柴胡湯證을 제강으로 삼는 것이 낫다고 하였다. 후의들이 말하는 잡병은 대부분 半表半裏位에 있으니 小柴胡湯을 근거로 加減하면 능히 온갖 병증을 제어 할 수 있다.

143-少陽病(中風)에 **兩耳無所聞**하고 **目赤**하며 **胸中滿而煩者**는 **不可吐下**니 **吐下 則悸而驚**이라.

解 : 柯琴曰 "兩耳는 爲少陽經絡出入之地오

苦乾眩者는 皆相火 上走孔竅而爲病也"라하니

若夫柯琴者 其學術病痛이 在此類니

所謂"所惡於智者는 爲其鑿"者也라

仲景方意는 只在病症이어늘

一有假借而解之하면 則適足以亂實證이라

其胸中滿而煩者에 始知其爲痰飮煩熱也니

兩耳無所聞 目赤者는 病毒의 上衝之餘症이니

方意는 不在餘症이오 多在病毒이나

以此出彼하고 以彼知此일세

故仲景書는 據其病毒이오도 未嘗不備病情이라

少陽病엔 不可汗吐下어늘 條文中에 不可吐下 不可發汗云云者는

凡病 汗吐下併行에 悸而驚 譫語를 歷驗하고 而乃警告也니

今之爲今이 是誰之功가

譯 : 少陽病에 양쪽 귀에 들리는 것이 없고 눈이 충혈되고 胸中이 滿하고 煩한 데엔 吐하거나 下하면 안 된다. 吐下하면 悸하면서 驚한다.

解 : 柯琴이 말하기를, "兩耳는 少陽經絡이 출입하는 영역이며, 苦, 乾, 眩은 모두 相火가 孔竅로 올라가 병이 된 것이다"라고 하였는데, 柯琴과 같은 사람의 그 학술의 문제점이 이와 같은 데에 있으니 소위 "지식 있는 사람들을 미워하는 것은 억지로 꿰맞추려는 것(穿鑿)"(『맹자 · 離婁』) 때문이다. 仲景의 方意는 단지 病症에 있는데 조금이라도 무엇인가를 빌려서 해석하면 한갓되이 실증(근거주의)을 혼란하게 한다. 胸中滿而煩으로 비로소 痰飮煩熱이라는 것을 알 수 있고, 兩耳無所聞 目赤은 바로 病毒이 上衝하면서 발생하는 餘症이니 方意는 그 餘症에 있지 않고 대부분 病毒에 있으나 이것 때문에 저것이 발생하고 저것으로 이것을 알 수 있기 때문에 仲景書는 病毒의 증상을 근거하면서도 病情의 증상을 갖춘 것이다. 少陽病에는 汗 · 吐 · 下법이 옳지 않으니 조문 중에 "不可吐下 不可發汗"이라고 언급한 것은 일체의 병증에 汗 · 吐 · 下를 병행하면서 저 괴병들(悸而驚, 譫語)을 낱낱이 경험하고 나서 警告한 것이니 오늘이 오늘이 된 것은 누구의 공덕인가?

144-傷寒에 **脈弦細**하고 **頭痛發熱者**는 **屬少陽**이니 **少陽**엔 **不可發汗**이어늘 **發汗 則譫語**하니 **胃和則愈**니라.

解 : 頭痛發熱은 三陽病 皆有之어늘

但以脈弦細로 歸屬少陽者는 無乃未可乎잇가

必然之症에 但見一症이면 可以謂之少陽病이나 脈弦細는 不與焉이라

屬少陽에 警告不可發汗者는 以當時發汗之濫用也나

若是之類者는 轉倒之文者也니 何以知其然가하면

凡病 發汗後에 不意譫語를 目擊하고 而乃知其誤治하야

“屬少陽,少陽不可發汗”此二句를 竄入焉이라

以此로 據六經名分하야 而讀之면 不爲轉倒者가 未之有也라

少陽病에 若發汗하면 則津液脫하야 而譫語作하니

於是 與小柴胡湯하면 上焦得通하고 津液得下하면 則愈하나

未然에 失期하면 胃氣不和하야 將至於調胃承氣湯證이 必矣라

所謂少陽病에 吐下 則悸而驚하고 發汗則譫語하니

此壞病所來者는 其惟以亡津液이라

小柴胡湯이 雖適於胸脇苦滿이나 其所歸者는 解潮熱 而存津液이라

譯 : 傷寒에 脈이 弦細하고 頭痛發熱하는 것은 少陽에 속하니 少陽病症에는 發汗하면 안 되니, 少陽病症에 發汗하면 譫語가 발생하는데 이럴 때는 胃氣가 和하면 낫는다.

解 : 頭痛發熱은 三陽病에서 모두 나타나는 병증이거늘 단지 脈弦細만으로 少陽에 귀속한 것으로 단정하는 것은 문제가 있지 않은가? 소위 필연의 증상 중에 다만 하나의 증상만 보여도 소양병이라고 할 수 있으나 脈弦細는 여기에 해당되지 않는다. 轉屬少陽에 不可發汗이라는 경고는 당시에 발한을 남용하던 분위기 때문이나 이와 같은 종류는 전도된 글이다. 어떻게 그런 사실을 아는가 하면 일반적인 병증에 고법의 관례에 따라 發汗 후에 예상하지 못한 譫語를 목격하고 나서 발한이 오치임을 알고 "屬少陽, 少陽不可發汗" 이 二句를 몰래 삽입한 것이다. 이런 이유로 육경의 명분을 근거로 공부하게 되면 의식이 전도되지 않을 사람이 없다. 少陽病에 만약 발한하면 脫津液하면서 譫語가 나타나므로 小柴胡湯을 복용하면 上焦가 通하면서 津液이 胃 부위로 내려오면 치유된다. 미연에 기회를 놓치면 胃氣不和하면서 장차 調胃承氣湯證이 반드시 발생한다. 소위 少陽病에 吐下하면 悸하면서 驚하고 發汗하면 譫語가 나타나는데 이런 壞病이 발생하는 연유는 津液이 損亡해서이다. 小柴胡湯이 비록 胸脇苦滿에 적용하는 처방이나 그 귀착은 潮熱을 해소하면서 津液을 보존하는 것이다.

145-本太陽病이어늘 不解하야 轉入少陽者는 脇下鞭滿하야 乾嘔不能食하고 往來寒熱하나 尙未吐下하고 脈沈緊者는 與小柴胡湯하라. 若已吐下 發汗 溫鍼한대 譫語어든 柴胡湯證罷하야 此爲壞病이니 知犯何逆하여 以法治之하라.

校 : 少陽病 脇下鞭滿 乾嘔不能食 往來寒熱 脈沈緊者 與小柴胡湯 若吐下 發汗溫鍼 譫語者 柴胡湯證罷 此爲壞病 知犯何逆 以法治之.

解 : 本太陽病이어늘 不解하야 轉入少陽하면 則已無太陽病이니
轉入少陽之徵者는 但在脇下鞭滿 乾嘔不能食 往來寒熱 脈沈緊이라
然則 "轉入少陽"은 其爲贅言을 不待辯而可知也라
自古 論曰 仲景이 撰用素問이라하니 吾嘗竊以爲不可者는
條文中 病位不考하고 虛實無問하야 而汗吐下 倂行하고
不已하면 則火劫 火熏 燒鍼 溫鍼을 恣行故也일세라
仲景書가 所以爲今之仲景書者는
不以其六經辨證之案이오 卽以其誤治逆治之故니
然則 察其病症壞病하면 則知其病位, 病性, 病毒也니
是以 云云曰 '知犯何逆 以法治之'라

譯：본래 太陽病이었던 것이 낫지 않아 少陽에 轉入하면 脇下鞕滿하여, 乾嘔로 음식을 제대로 먹지 못하고, 寒熱이 往來하지만 아직 吐下하지 않은 상태에서 脈이 沈緊한 데엔 小柴胡湯을 주어보라. 만약 이미 吐下, 發汗, 溫鍼을 하여 譫語가 나타나면 柴胡湯證이 그치고 壞病이 된 것이다.(어떤 역치를 범하였는지 확인하여 隨證治之하면 된다.)

解：본래 太陽病이 해소되지 않았는데 少陽에 전입했다고 하면 이미 태양병은 사라진 것이니 少陽에 전입한 증거는 脇下鞕滿, 乾嘔不能食, 往來寒熱, 脈沈緊에 있다. 그러므로 "轉入少陽"이 군더더기 말임을 변론하지 않아도 누구나 안다. 예로부터 논하기를 중경이 撰用素問했다고 하는데 내가 일찍이 옳지 않다고 주장하는 것은 조문 가운데 病位를 고찰하지 않고 虛實을 따지지 않고서 汗吐下를 병행하고 그것으로 그치지 않고 火劫 火熏 燒鍼 溫鍼을 자행한 연고 때문이다. 중경서가 오늘날의 중경서가 될 수 있었던 것은 六經辨證의 의안 때문이 아니라 바로 誤治와 逆治의 연고이다. 그러므로 病症과 壞病을 관찰하면 病位, 病性, 病毒을 알 수 있으므로 '知犯何逆 以法治之'라고 말한 것이다.

辨太陰病脈證幷治

146-太陰之爲病은 **腹滿而吐**하야 **食不下**하고 **自利益甚**하야 **時腹自痛**하니 **若下之**면 **必胸下結鞭**이니라.

解 : 太陰病은 指"腹滿而吐 食不下 自利益甚 時腹自痛"也라
病發於陰 而反下之 熱入因作痞라하니 以此考之컨대
太陰病 下之하면 則未必作胸下結鞭이오 猶作心下痞라
自陰陽家 而論之하면 則有三陽病이면 必有三陰病이나
然太陰病을 雖謂之少陰病이라도 何不可之有리오
表裏半表半裏 此三位는 自汗吐下適否之位로 而立焉하니
三陽病位는 可以劃經界나 三陰病位는 經界難分하야 莫知歸屬이어늘
或者는 難辨之證을 辨之하고 難分之位를 分之일세
故不信六經辨證이온 而況假借足太陰經하야 而配屬脾胃病症乎아
傳曰"脾爲中央之土니 所以復滿者는 多屬太陰也"라하니
若是之假說이 橫行學界오도 終乃不知其有害於吾醫也라

譯：太陰이라는 病은 腹滿하여 吐하고 음식을 잘 소화하지 못하고 自利가 더욱 甚해지면서 때때로 腹痛하는 것을 가리키니, 만약에 下하면 반드시 胸下에 結鞕하게 된다.

解：太陰病은 "腹滿而吐, 食不下, 自利益甚, 時腹自痛"을 말한다. 陰病을 오히려 下하였더니 熱이 內入하면서 이로 인하여 痞症이 발생한 것을 근거로 보면 太陰病을 下하면 반드시 胸下의 結鞕이 발생하는 것이 아니라 오히려 心下痞가 발생한다고 보아야 한다. 陰陽家의 관점에서 논하면 三陽病이 있으면 반드시 三陰病이 있게 마련이나 太陰病을 비록 少陰病이라고 인식한다 해도 어찌 잘못된 것이라고 하겠는가? 表・裏・半表半裏의 이 三位는 汗・吐・下 適否에 해당하는 病位의 기준에서 입안된 것이다. 三陽의 病位는 經界를 구획할 수 있지만 三陰의 病位는 經界를 구분하기 어려워 마침내 어디로 歸屬해야 할지 알 수 없다. 그럼에도 불구하고 어떤 사람은 분별하기 어려운 증후를 분별하고 나누기 어려운 병위를 나누므로 六經辨證을 믿을 수 없는데 하물며 足太陰經을 빌려 脾胃의 병증으로 배속함에 있어서야? "脾는 中央의 土이니 腹滿한 것은 대부분 太陰에 속한다."고 전해오는데 이와 같은 가설들이 학계에 횡행해도 마침내 그것이 우리 학술에 해악을 끼치는지 잘 모르고 있다.

147-太陰病에 **脈浮者**는 **可發汗**이니 **宜桂枝湯**이라.

解 : 非但太陰病이오 而凡病脈浮者는 宜桂枝湯이라

條文所謂可發汗은 未必要發汗이오 脈浮者 可發汗은 大略之言也니

148-自利不渴者는 **屬太陰**이니 **其藏有寒故也**라 **宜溫之**니 **宜服四逆輩**라.

解 : 自利不渴者가 屬太陰이면 則自利而渴者는 屬陽明乎아

少陰病에도 亦有自利而渴하니 名分之不足信者는 以此也라

屬太陰과 及其藏有寒者는 同意反復語니

其擇乎인댄 與其屬太陰으론 寧藏有寒이나 亂其實證하얀 一也라

"屬太陰, 藏有寒, 宜溫之"者는 一種答案이니

恰似 後人이 未讀問案之前에 告知其答案者也라

條文未備일세 不得已 以此로 爲四逆湯口實이나 太不類正文하니

夫正文者는 非他라

因藏有寒水하야 而出之之症을 直述而已矣니

卽曰 脈微 腹痛 惡寒 下利而不渴者는 宜四逆湯이라

譯：太陰病으로 脈이 浮한 데엔 發汗할 수 있으니 마땅히 桂枝湯을 써야 한다.

解：비단 太陰病만이 아니라 일체의 병증에 脈浮하면 桂枝湯이 합당하다. 조문에서 말하는 可發汗은 반드시 발한을 요구하는 것이 아니며, 脈浮에 發汗한다는 것은 大略으로 말한 것이다.

譯：自利하지만 渴하지 않는 것은 太陰에 속하니 아마 藏에 寒이 있기 때문이니, 이럴 때는 마땅히 溫해야 하니 마땅히 四逆輩를 복용해야 한다.

解：自利不渴이 太陰에 속한다면 自利而渴은 陽明에 속하는가? 少陰病에도 또한 自利而渴이 있으니 명분을 믿을 수 없는 것은 이 때문이다. 屬太陰과 其藏有寒은 동의반복어로 볼 수 있지만 선택한다면 屬太陰보다는 차라리 藏有寒이 좋으나 실증주의를 어지럽게 한 것은 같다. "屬太陰, 藏有寒, 宜溫之"는 일종의 答案이니 후인들이 問案을 확인하기도 전에 그 답안을 고지한 것과 같다. 조문이 미비하여 이것으로 四逆湯의 口實로 삼을 수밖에 없지만 정문의 종류가 아니니 정문은 다른 것이 아니다. 藏(內)에 寒水가 있음으로써 나타나는 증상을 바로 기술한 것이니 말하자면 脈微, 腹痛, 惡寒, 下利而不渴은 四逆湯으로 치료한다는 것이다.

149-本太陽病이어늘 **醫反下之**한대 **因爾腹滿時痛者**는 **屬太陰也**니 **桂枝加芍藥湯**으로 **主之**하고 **大實痛者**는 **桂枝加大黃湯**으로 **主之**하라.

校 : 本太陽病 醫反下之 因爾腹滿時痛者 桂枝加芍藥湯 主之 大痛者 桂枝加大黃湯 主之.

解 : 凡病 若下之에 不意壞病을 目擊하고 而乃更文曰
"本太陽病 醫反下之 因爾腹滿時痛者 屬太陰也"라
本字反字에 可知其後悔莫及之心이 伏焉이라
萬若 腹滿時痛者가 屬太陰인댄 則腹滿大實痛者는 屬陽明乎아
知其名分之誤인댄 桂枝湯이 不專爲太陽病者를 可知也라
雖以大實로 爲大黃口實이나 然實字는 後人僭補라
桂枝加芍藥湯證은 觸診時에 抵抗之感과 腹痛之訴가
雖未及於桂枝加大黃湯證이나 然腹直筋拘攣하고 而腹腔이 多少空虛로대
桂枝加大黃湯證은 結毒實滿하야 而抵抗壓痛이 甚矣라
然則 考腹痛輕重하야 或加芍藥하고 或加大黃은 可也나
時腹痛者는 屬太陰일세 故虛腹痛이니 加芍藥하고
大實痛者는 屬陽明일세 故實腹痛이니 加大黃은 未可也라
設未及仲景之資라도 診腹痛 而得强弱하면 何有리오

方 : 桂枝加芍藥湯(桂枝湯 倍加 芍藥)
桂枝加大黃湯(桂枝加芍藥湯加大黃2兩)

譯 : 본래 太陽病인데 醫가 오히려 下하여 이로 해서 腹滿하고 때로 痛한 것은 太陰에 속하니 桂枝加芍藥湯으로 치료하고, 크게 實하며 腹痛이 있다면 桂枝加大黃湯으로 치료하라.

解 : 일체의 병증에 下하였더니 예기치 못한 壞病을 목격하고 나서 "本太陽病 醫反下之 因爾腹滿時痛者 屬太陰也"라고 글을 바꾼 것이다. '本' 자와 '反' 자에서 그 후회막급의 심정을 알 수 있다. 만약 腹滿時痛이 太陰에 귀속한다면 腹滿大實痛은 陽明에 귀속하는가? 그 명분의 오류를 안다면 계지탕이 전적으로 태양병을 치료하기 위한 것이 아님을 알 수 있다. 비록 大實로 大黃의 구실로 삼았지만 '實' 자는 후인이 僭補한 것이다. 桂枝加芍藥湯證은 觸診 時에 저항감과 복통의 호소가 비록 桂枝加大黃湯證에는 미치지 못하나 腹直筋이 拘攣하고 복강이 다소 空虛한 반면, 桂枝加大黃湯證은 結毒實滿하여 저항감과 압통감이 심하다. 그러므로 腹痛의 경중을 살펴서 상황에 따라 芍藥을 加하거나 大黃을 加하는 것은 옳지만, 時腹痛은 屬太陰하니 虛腹痛이라 하여 加芍藥하고 大實痛은 屬陽明하니 實腹痛이라 하여 加大黃은 옳지 않다. 설령 중경의 자질에 미치지 못할지라도 복통을 진찰하면서 그 강약을 터득하면 무슨 문제가 되겠는가?

辨少陰病脈證幷治

150-少陰之爲病은 脈微細하고 但欲寐也라.

解 : 少陰病 提綱者는 以其兆朕而言者也라

蔡仁植曰 手少陰屬心하고 足少陰屬腎하니

故少陰病也者는 心腎衰弱이라하니

若是之解者 借經絡하야 而配臟腑하니 其歪曲本意가 甚矣어늘

至于今히 不脫舊殼하고 踏襲假說하니 怪莫甚焉호라

又云曰 少陰病을 以爲眞陽不足,亡陽일세 故當用附子라하니

若夫以附子大黃으로 而定其名分乎인댄

桂枝加附子湯은 與其屬太陽病으론 寧屬少陰病이오

桂枝加大黃湯은 與其屬太陽病으론 寧屬陽明病이라

夫然則 麻黃細辛附子湯은 歸屬太陽病乎아 否則 歸屬少陰病乎아

主麻黃而論之하면 則歸屬太陽病이라

甚至 少陰病에도 可與大承氣湯者가 不無하니

以此 歸屬陽明病인달 天下誰人이 反駁其名分乎아

一切名分을 莫論하고 而脈微細 惡寒 但欲寐者를 謂之少陰病이라야

可以附合提綱矣라

譯 : 少陰이라는 病은 脈이 微細하고 단지 자려고만 하는 것을 가리킨다.

解 : 少陰病의 提綱을 兆朕으로 말한 것이다. 蔡仁植은 "手少陰은 心에 속하고 足少陰은 腎에 속하기 때문에 少陰病을 心腎衰弱"이라고 하였는데, 이와 같은 의안은 經絡을 빌려서 臟腑에 배속한 것이니 중경의 본의를 왜곡한 것이 심하다. 지금까지도 옛 방식을 탈피하지 못하고 가설들을 그대로 답습하고 있으니 해괴하기가 이보다 심한 것이 없다. 또 말하기를, "少陰病은 眞陽不足, 亡陽이니 마땅히 附子를 써야 한다"고 하였는데, 만약 附子와 大黃으로 그 명분을 정한다면 桂枝加附子湯은 太陽病에 속한다기보다 少陰病에 속하고, 桂枝加大黃湯은 太陽病에 속한다기보다 陽明病에 속한다. 그렇다면 麻黃細辛附子湯은 太陽病에 歸屬하는가? 아니면 少陰病에 歸屬하는가? 麻黃을 위주로 논하면 太陽病에 歸屬해야 한다. 그러나 심지어 少陰病에도 大承氣湯을 사용할 때가 없지 않으니 이것을 빌미로 陽明病으로 歸屬한들 세상 누가 이 명분을 반박할 수 있겠는가? 그러므로 명분에 구애받지 않고 脈微細, 惡寒, 但欲寐한 증상을 少陰病이라 해야 그나마 提綱의 뜻에 부합한다.

151-少陰病에 **欲吐不吐**하고 **心煩 但欲寐**하며 **五六日**에 **自利而渴者**는 **虛故引水自救**니 **若小便色白者**는 **少陰病形**이 **悉具**라.

校 : 少陰病 欲吐不吐 心煩 但欲寐 五六日 自利而渴欲飮水 若小便色白者 少陰病形悉具.

解 : 冒頭에 若不云少陰病하면 此病證이 奈何知其之爲虛症乎리오
渴而引水自救者는 或以亡津이며 或以亡陽이니
主名分而論曰 大便不利而渴者는 屬陽明하고 自利而渴者는 屬少陰이라
大凡 大黃은 爲實熱하고 附子는 爲亡陽하니
遂以虛字로 爲亡陽口實者는 欲明伏飮之候나 是亦僭補라
欲吐不吐者는 伏飮欲動之候也며 所謂病機之症也라
且夫蓄水之心煩者도 或不得眠하니 但欲寐者는 未必之症者也라
自利而渴 若小便色白者에 知不在脫水潮熱하고 而在蓄水亡陽일세
故云云曰 少陰病形悉具라하니 與眞武湯이라
冒頭의 "少陰病"과 條文의 "虛故"와 末尾의 "少陰病形悉具"라고
再三云云者는 竊謂 恐後世에 以心煩 渴欲飮水로 爲陽明病口實일세라

譯：少陰病으로 吐하려 하나 吐하지 못하고, 心煩하며 다만 자고 싶기만 하고, 5, 6 일이 지나 自利(泄瀉)하면서 渴한 것은 虛하여 물을 마셔 자구책으로 삼는데, 만약 小便의 색이 白한 것은 少陰病의 형태가 모두 갖추어진 것이다.

解：冒頭에 少陰病이라고 언급하지 않았다면 어떻게 이 조문의 증상이 虛症임을 알 수 있겠는가? 갈증으로 물을 찾아 自救하는 것은 혹은 亡津 때문이거나 혹은 亡陽 때문이니, 명분에 따라 논하면 大便不利하면서 渴은 屬陽明하고 自利하면서 渴은 屬少陰한다. 대체로 大黃은 實熱에 적용하고, 附子는 亡陽에 적용하므로, 마침내 '虛' 자로 亡陽의 구실로 삼은 것은 伏飮의 증후임을 밝힌 것이나, 이것 또한 후인이 僭補한 문자이다. 欲吐不吐는 伏飮이 動하려는 증후이며, 소위 病機에 해당하는 증상이다. 蓄水로 인한 心煩에도 간혹 잠을 잘 수 없는데 도리어 欲寐하는 것은 반드시 그렇다는 병증이 아니다. 自利하면서 渴하며 小便色이 白인 것을 통해 脫水와 潮熱로 인한 것이 아니라 蓄水亡陽으로 인한 것임을 알 수 있다. 그러므로 少陰病形이 모두 갖추었다고 말한 것이니 진무탕을 줄 수 있다. 冒頭의 "少陰病"과 條文의 "虛故"와 末尾의 "少陰病形悉具"라고 재삼 언급한 것은 내 생각에 후세 사람들이 心煩, 渴欲飮水의 정황을 양명병의 구실로 삼을 수 있기 때문에 걱정한 것이라고 본다.

152-少陰病始得之에 **反發熱**이나 **脈沈者**는 **麻黃細辛附子湯**으로 **主之**하라.

解 : 蔡仁植曰 "少陰病者는 心腎之虛弱症也니

麻黃은 發太陽之汗하야 而解寒邪하고

附子는 溫少陰之陽하야 而補命門眞陽하며

細辛은 直通少陰經하야 而輔佐發汗"이라하니

若是之解는 臆測假說로 不過空理니 未可足信이라

大凡陰病은 不發熱이어늘 猶發熱일세 故特書反字라

唯以發熱脈沈으로 主之以麻黃細辛附子湯者는 其徵不足하니

據方藥而觀之하면 麻黃,細辛,附子之爲發汗,散飮,逐水劑니

此方之適者는 水分停滯하야 而脈沈 發熱 身體疼痛 屈伸不利者也라

此症이 見焉이어든 不拘名分하고 可以主之니 何必待少陰病,心腎衰弱哉리오

方 : 麻黃細辛附子湯(麻黃・細辛 각 2兩, 附子 1枚)

譯：少陰病이 시작된 초기에 의외로 發熱이 있으면서 脈이 沈하다면 麻黃細辛附子湯으로 치료하라.

解：蔡仁植은 "少陰病은 心腎의 虛弱症으로서 麻黃은 太陽之汗을 발하여 寒邪를 해소하고, 附子는 少陰之陽을 溫하여 命門眞陽을 補하며, 細辛은 少陰經으로 直通하면서 發汗을 輔佐한다"고 하였는데, 이와 같은 해석은 억측이며 가설로서 空理에 불과하니 믿을 수 없다. 대체로 陰病은 不發熱한데 오히려 發熱하기 때문에 '反' 자를 특히 쓴 것이다. 오직 發熱脈沈으로 麻黃細辛附子湯을 사용하기에는 그 증거가 부족하니 方藥을 근거로 보면 麻黃・細辛・附子는 發汗, 散飮, 逐水劑이므로 이 처방의 적용은 水分停滯로 脈沈, 發熱, 身體疼痛, 屈伸不利한 경우이다. 이런 증상이 나타나면 명분에 구애받지 않고 사용할 수 있으니 어찌 반드시 少陰病이나 心腎衰弱을 기대할 필요가 있겠는가?

153-少陰病 得之 二三日이어든 **麻黃附子甘草湯**으로 **微發汗**하라.

解 : 條文未備하니 不可强解나 當時 以此方으로 爲微發汗하니
可適於水氣鬱滯之症이나 其症 未及於麻黃細辛附子湯이라

方 : 麻黃附子甘草湯(麻黃 · 甘草 각 2兩, 附子 1枚)

154-少陰病得之 二三日以上에 **心中煩**하야 **不得臥者**는 **黃連阿膠湯**으로
主之하라.

解 : 夫心中煩 故不得臥나 煩者는 三陽三陰病에 皆有之症이어늘
條文未備하야 不知其所來하니 此際에 據方藥 而考之하면
則胸中有熱로 因爾津液消耗者를 可斟也라
反面 柯琴 嘗曰 "少陰之瀉心湯也"라하고
湯本求眞 乃曰 "仲景이 以本方으로 載於少陰病篇者는 以此證虛일세
是屬於少陽病瀉心湯證之虛"라하니
萬若 此症이 揭之於厥陰病條文하면 則爲厥陰之瀉心湯乎아
且夫瀉心湯證이 本屬於少陽病이어늘 反揭之於少陰病條文할세
故爲少陽病瀉心湯證之虛乎아

譯 : 少陰病이 시작된 지 2, 3일이 지나면 麻黃附子甘草湯으로 조금 發汗하라.

解 : 조문이 미비하여 억지로 해석할 수는 없지만 당시에 이 처방을 약간의 발한제로 인식하여 水氣鬱滯의 병증에 사용한 것을 알 수 있다. 그 병증이 麻黃細辛附子湯에는 미치지 못한다.

譯 : 少陰病을 얻은 지 2, 3일이 지나서 心中이 煩하여 누울 수 없을 때는 黃連阿膠湯으로 치료하라.

解 : 心中煩하여 눕지 못하지만 煩은 三陽三陰病 모두에 있는 증상인데 條文이 未備하여 그 연유를 알 수 없으니, 이럴 때 방약을 근거로 고려하면 胸中有熱로 인하여 津液이 消耗된 것을 짐작할 수 있다. 반면에 柯琴은 이 조문을 "少陰의 瀉心湯"이라 하였고, 湯本求眞은 "중경이 이 본방으로 소음병편에 실은 것은 이 증이 虛한 연유라 하면서 少陽病 瀉心湯證의 虛에 속한다"고 하였는데, 만약 이 증상(心中煩 不得臥)이 궐음병 조문에 게재되었다면 궐음의 瀉心湯이 되는 것인가? 또한 瀉心湯證이 본래 소양병에 속하는데 도리어 소음병 조문에 게재되었기 때문에 소양병 瀉心湯證의 虛가 된 것인가?

今所謂六經辨證論이 後人之編制乎인댄 若是之解에 奈若何오

"目擊而道存"은 嘗聞之나 目擊而名存은 不聞之어늘

皆囿於少陽病名分하야 而强解者也라

嗚呼라 名分之惑人이 久且甚하야 彼當代之賢도 未免이온 何況吾人가

大病差後에 胸中有熱로 津液消耗하야

心中悸而煩 不得眠 及溫毒 下利膿血者에 可以主之어늘

或曰 "本其人이肝腎精液之虛에 少陰病得之하야

二三日以上 心中煩 不得臥者는 黃連阿膠湯主之"라하니

因胸中有熱로 而津液不足者는 猶可也나

因肝腎之虛로 而精液不足者는 不可也라

以此症으로 奈何知其爲肝腎精液之虛哉며

以此方으로 奈何證其爲肝腎精液之補乎아

若夫此解者는 雖當今이라도 難以糾明이라

不可知事는 仲景所未嘗言이어늘 後醫敢言之로대

金元以後로 踏襲假說하나 而至于今히 不知其弊하니 惜哉라

方 : 黃連阿膠湯(黃連 4兩, 阿膠 3兩, 黃芩・芍藥 각 2兩, 鷄子黃 2枚)

오늘날 말하는 육경변증론이 후인의 편제라면 이와 같은 해석에 대해서 우리는 어떻게 해야 하는가? “目擊而道存”(『莊子・外篇』 : 눈이 닿는 곳에 도가 있다.)은 일찍이 들었지만 눈이 닿는 곳에 이름이 있다는 말은 듣지 못했는데, 두 분 모두 少陰病이라는 명분에 얽매어 억지로 해석한 것이다. 아! 명분이 사람을 오류에 빠지게 하는 것이 오래되고 심하여 저 당대의 뛰어난 사람들도 피할 수 없었는데 하물며 우리들은 어떠하겠는가? 大病(열병)이 차도가 있은 후에 胸中有熱로 津液消耗하면서 心中悸而煩, 不得眠과 瘟毒, 下利膿血한 데에 사용할 수 있다. 혹자는 말하기를, “본래 이 사람이 肝腎의 精液이 虛한 상태에서 少陰病을 얻어 2~3일이 지나면서 心中煩하여 눕지 못할 때 黃連阿膠湯을 사용한다”고 하였는데, 胸中有熱로 인하여 津液이 부족하다는 것은 그나마 옳지만 肝腎之虛로 인하여 精液이 부족하다는 것은 옳지 않다. 이 증상으로 어떻게 肝腎의 精液이 虛한지 알 것이며, 이 처방으로 어떻게 肝腎의 精液을 補하는지 증명할 수 있는가? 이와 같은 해설들은 비록 현대에서도 규명하기 어려운 문제이다. 알 수 없는 것은 중경도 일찍이 말하지 않았는데 후의들은 감히 말하여 금원시대 이후로 이런 가설들을 그대로 답습하면서 오늘에 이르기까지 그 폐단을 알지 못하니 애석하다.

155-少陰病 得之一二日에 **口中和**하고 **其背惡寒者**는 **當灸之**하고 **附子湯**으로 **主之**하라.

校 : 口中和 背惡寒 身體疼痛 小便不利 心下痞鞕 或腹痛者 附子湯主之.

解 : 白虎人蔘湯 背惡寒者는 以熱厥也오

附子湯 背惡寒者는 以亡陽也니

其症雖同이나 其方天壤이어늘 立方所由는 但在口中和不和라

以此考之컨대 可知其口中不和者는 熱因也오

熱厥 而背惡寒者도 不少하니 良察之라

附子湯과 與眞武湯의 藥物構成이 大同小異하니 卽人蔘生薑의 有無之差라

陽病數變이나 陰病難變하니 處方之擇에 多少有誤라도 不若熱病之甚이라

方 : 附子湯(附子 2枚, 白朮 4兩, 茯笭・芍藥 각 3兩, 人蔘 2兩)

譯：少陰病을 얻은 지 1, 2일에 口中和하고 등 부위가 惡寒한 데는 마땅히 뜸을 뜨고 附子湯으로 치료하라.

解：白虎人蔘湯의 背惡寒이 熱厥 때문이라면 附子湯의 背惡寒은 亡陽 때문이니 그 증상은 비록 같지만 그 처방은 하늘과 땅 차이거늘 처방을 결정하는 요인은 다만 입맛이 있는지 없는지에 있다. 이것으로 살펴보면 대체로 口中不和는 열의 원인임을 알 수 있고 熱厥하여 背惡寒한 경우도 적지 않으니 잘 살펴야 한다. 附子湯과 眞武湯의 藥物 구성에 큰 차이가 없고 人蔘과 生薑이 있고 없고의 차이다. 陽病은 자주 변하는 반면 陰病은 잘 변하지 않기 때문에 處方의 선택에 다소 오차가 있더라도 熱病 치료처럼 큰 영향을 미치지 않는다.

156-少陰病에 **身體痛 手足寒 骨節痛**하고 **脈沈者**는 **附子湯**으로 **主之**하라.

校 : 身體攣痛 小便不利 心下痞鞕 或腹痛者 附子湯主之.

解 : 夫身體痛 骨節痛者 多見于太陽病 無汗하고

甚至 手足寒 脈沈者도 或出於陽明病 熱厥하니

此證之所來를 不察하고 乃以少陰病名으로 爲陰病者는

文字(名分)上理解者也라

附子湯(附子・茯笭・人蔘・白朮・芍藥)

眞武湯(附子・茯笭・生薑・白朮・芍藥)

對照之하면 症之與方이 大同小異者하니

其同者는 蓄水也오 其異者는 心下痞鞕之有無也라

且夫附子湯은 非他라 四君子湯에 加附子芍藥하니

丁寧 知四君子湯證인댄 奈何不知附子湯證乎哉리오

漠然 以四君子湯으로 爲脾胃虛弱之主治者는

非徒不知四君子湯이오 而亦不知附子湯이라

譯 : 少陰病에 身體痛하고 手足寒하며 骨節痛하면서 脈沈한 데엔 附子湯으로 치료하라.

解 : 身體痛과 骨節痛은 太陽病 無汗에서 자주 나타나며, 심지어 手足寒과 脈沈도 간혹 陽明病 熱厥에서도 보인다. 이런 증상이 어떻게 유래되었는지 살피지 않고 少陰病이라는 명분으로 陰病으로 규정하는 것은 문자로만 이해한 것이다.

附子湯(附子・茯笭・人蔘・白朮・芍藥)

眞武湯(附子・茯笭・生薑・白朮・芍藥)

서로 대조해 보면 증상과 처방이 대동소이하니, 같은 점은 蓄水이고 차이점은 心下痞鞭의 有無이다.

또한 附子湯은 다른 것이 아니다. 四君子湯에 附子와 芍藥을 더한 것이니 정말로 사군자탕증을 안다면 어찌 부자탕증을 모르겠는가? 막연하게 사군자탕이 脾胃의 虛弱을 치료하는 처방으로 이해한 사람은 비단 사군자탕을 알지 못할 뿐 아니라 또한 부자탕도 알지 못한다.

157-少陰病에 **下利**호대 **便膿血者**는 **桃花湯**으로 **主之**하라.

解 : 少陰病 下利者는 四逆湯主之하고

脈微細 腹痛 下利不止호대 而便膿血者엔 桃花湯主之라하나

不知便膿血之因일세 不敢自信하니 願待乎大方家之解라

方 : 桃花湯(赤石脂 1斤, 乾薑 1兩, 粳米 1升)

158-少陰病 二三日 至四五日하여 **腹痛 小便不利**나 **下利不止**하고 **便膿血者**는 **桃花湯**으로 **主之**하라.

解 : 便膿血者가 協熱下痢어든 白頭翁湯主之하고

其裏寒滑脫엔 桃花湯主之라

傳曰 下利 膿血者는 一爲協熱 이오 一爲陰寒이나

大凡十分中에 有八九分屬熱하고 一二分屬寒하니

不可一例로 取之라호라

譯：少陰病에 下利하나 便이 膿血한 데엔 桃花湯으로 치료하라

解：少陰病으로 下利하는 데엔 四逆湯으로 치료하고, 脈微細 腹痛 下利不止하지만 便이 膿血한 데는 桃花湯으로 치료하나, 便膿血의 원인을 잘 알지 못하여 자신하기 어려운바 여러분의 해설을 기대한다.

譯：少陰病이 2, 3일에서 4, 5일이 되어 腹痛하고 小便이 不利하며 下利가 不止하면서 便膿血한 데엔 桃花湯으로 치료하라.

解：便이 膿血한데 열을 끼고 下痢하면 白頭翁湯으로 치료하고, 裏寒하면서 便이 滑脫하면 桃花湯으로 치료한다. 전해 내려온 말로 下利 膿血의 원인은 하나는 協熱이며, 하나는 陰寒이나 대체로 10의 8~9할이 熱에 속하고 1~2할이 寒에 속하니 한가지 예로 취해서는 안된다.

159-少陰病에 **吐利 手足逆冷**하며 **煩躁欲死者**는 **吳茱萸湯**으로 **主之**하라.

解 : 煩躁者는 非唯三陽病有之오 而三陰病亦有之로대

特書欲死者는 以其劇症也일세라

手足逆冷하고 煩躁者 間或 胸中有熱이 鬱滯抑塞하야 因不得外越也니

然則 必察其症하고 而知其所來한 然後 可免狼狽라

大凡吐利 手足逆冷 煩躁者는 乾薑附子湯 四逆湯主之나

四逆湯은 腹軟 心下無沮塞하니 以吐利厥冷爲主로대

反面 吳茱萸湯은 心下痞塞有物하야 恰似胸脇苦滿이나

以嘔吐逆氣爲主니 於是乎 其寒水之爲痞塞者를 可知也라

160-少陰病에 **下利咽痛**하고 **胸滿心煩者**는 **猪膚湯**으로 **主之**하라.

解 : 自古 用此方者가 無之하야 罕辯焉이어늘 何敢添言가

譯：少陰病에 吐利하고 手足이 逆冷하며 煩躁하면서 죽을 지경이라면 吳茱萸湯으로 치료하라.

解：煩躁는 三陽病에만 나타나지 않고 三陰病에서도 또한 나타나지만, "欲死"라고 특별히 기술한 것은 劇症이기 때문이다. 手足逆冷하고 煩躁한 것도 간혹 胸中의 有熱이 鬱滯抑塞하여 이로 해서 外越하지 못한 경우도 있으므로 반드시 증상을 살펴 그 병증이 유래한 원인을 이해해야 낭패를 피할 수 있다. 대체로 吐利, 手足逆冷, 煩躁할 때는 乾薑附子湯이나 四逆湯으로 치료한다. 四逆湯은 腹軟하고 心下에 沮塞이 없고 吐利厥冷을 위주로 하는 반면에 吳茱萸湯은 心下痞塞하여 무엇인가 막혀 있는 것이 胸脇苦滿과 흡사하지만 嘔吐逆氣를 위주로 한 것을 보면 寒水가 痞塞된 것을 일 수 있다.

譯：少陰病에 下利하고 咽痛하며 胸滿하고 心煩한 데엔 猪膚湯으로 치료하라.

解：예로부터 이 처방을 사용한 例가 없어 해설이 거의 없는데 어찌 감히 부연하겠는가?

161-少陰病 二三日에 **咽痛者**는 **可與甘草湯**이오 **不差**어든 **與桔梗湯**이라.

解 : 治咽痛者는 隨其病位病性病毒하야

而葛根湯 承氣湯 甘草湯 桔梗湯主之하니

其症雖同이라도 其病源이 或不同하니

仲景治法은 隨時處宜하니 何常之有리오

162-少陰病에 **咽中傷生瘡**하여 **不能語言**하고 **聲不出者**는 **半夏苦酒湯**으로 **主之**하라.

解 : 咽中傷生瘡者는 病症也오 不能語言 聲不出者는 病情也니

參之以白苔,口渴有無 及音聲濁淸하야 而料其濕痰,燥痰하면

則庶可以得其方意리니 未必限於桔梗湯,半夏苦酒湯,半夏散及湯이라

方 : 半夏苦酒湯(半夏 14枚, 鷄子 1枚 去黃, 內上苦酒)

譯：少陰病으로 2, 3일이 지나 咽痛한 데엔 甘草湯을 주고, 차도가 없으면 桔梗湯을 준다.

解：咽痛을 치료하는데 그 병위, 병성, 병독의 특성에 따라 葛根湯, 承氣湯, 甘草湯, 桔梗湯으로 치료한다. 그 병증이 비록 같지만 그 병원은 간혹 다르므로 仲景의 治法은 상황에 따라 합당하게 처리하니 어찌 한 가지만으로 처리하였겠는가?

譯：少陰病으로 咽中이 瘡傷으로 말하기 어렵고 소리가 나오기 어려울 때는 半夏苦酒湯으로 치료하라.

解：咽中傷生瘡이 病症이라면 不能語言하고 聲不出은 病情이니, 白苔와 口渴의 유무와 音聲의 濁淸을 참고하여 濕痰인지 燥痰인지 헤아리면 그 합당한 方意를 구성할 수 있으므로 반드시 桔梗湯, 半夏苦酒湯, 半夏散及湯에 제한될 필요가 없다.

163-少陰病에 **咽中痛**하면 **半夏散及湯**으로 **主之**하라.

解 : 但見病症하고 而不見病情하니 雖不知其病症之所來나

據方藥而考之하면 咽中痛者는 其爲痰飮之上衝을 可知也라

方 : 半夏散及湯(半夏・桂枝・甘草)

164-少陰病에 **下利**하면 **白通湯**으로 **主之**하라.

解 : 少陰病 下利者는 眞武湯, 四逆湯, 吳茱萸湯, 白通湯 皆主之나

然白通湯의 特徵未備라

吾聞之하니 蔥白主治가 發汗解肌하야 以通上下之氣할세

故一切暴卒病과 脫陽證者에 白通湯이 可以適用이라하니

彼四方者의 治亡陽下利는 雖相似나

據君藥 按主症하고 而判之라야 始知其差하야 可免誤治라

方 : 白通湯(蔥白・乾薑・附子)

譯 : 少陰病으로 咽中痛이 있을 때는 半夏散及湯으로 치료하라.

解 : 다만 病症만 보이고 그 病情이 보이지 않기 때문에 비록 병증의 유래를 알 수 없지만, 方藥을 근거로 보면 咽中痛은 痰飮이 上衝한 것을 알 수 있다.

譯 : 少陰病으로 下利할 때는 白通湯으로 치료하라.

解 : 少陰病의 下利는 眞武湯, 四逆湯, 吳茱萸湯, 白通湯으로 모두 치료히나 白通湯의 특징을 갖추고 있지 않다. 蔥白의 주치가 發汗解肌하면서 상하의 氣를 서로 통하게 하므로 일체의 暴卒病과 脫陽證인 데에 白通湯으로 적용할 수 있다고 들었다. 저 네 가지 처방이 亡陽과 下利를 치료하는 것은 비록 서로 비슷하지만 君藥을 근거로 主症을 살펴서 판단해야 비로소 그 차이점을 알게 되고 誤治를 피할 수 있다.

165-少陰病에 下利脈微者는 與白通湯이오 利不止 厥逆하고 無脈 乾嘔煩者는 白通加猪膽汁湯으로 主之하라. 服湯 脈暴出者는 死하나 微續者는 生하니라.

解 : 白通湯과 與四逆湯은 其證難別하고 其方相似하니
四逆湯主之라도 非未可나
吾聞之하니 據蔥白甘草之有無하면 則白通湯證이
雖無急迫乎四逆湯證이나 然夏月癨亂하야
心下之膨滿 煩躁에 此方이 十倍于蔘附理中之效라호라
白通加猪膽汁湯證은 吐瀉後 心下痞塞에 可以適用이나
服湯 脈暴出,微續에 死生分焉하니 不可不察이라
一說曰 下利脈微者는 下焦虛寒하야 不能制水故也니
與白通湯한대 仍利不止하고 厥逆 無脈 乾嘔煩者는
以上焦格拒之熱也일세 故童便,膽汁의 鹹苦寒物을
和於白通湯熱藥하면 可以解之라하니 參考之하라

譯：少陰病으로 下利하고 脈微할 때는 白通湯을 주어보고, 利不止하고 厥逆 無脈 乾嘔煩한 데는 白通加猪膽汁湯으로 치료하라. 湯藥을 복용하고 맥이 갑자기 뛰면 죽지만 微細하게 이어지면 生한다.

解：白通湯과 四逆湯은 그 증상은 구별하기 어렵지만 그 처방은 비슷하니 四逆湯으로 치료하더라도 잘못은 아니다. 내가 듣기로는 蔥白과 甘草의 유무를 근거로 하면 白通湯證이 비록 四逆湯證보다 급박하지 않지만 여름철 霍亂으로 心下의 膨滿과 煩躁에는 이 처방이 蔘附理中보다 효과가 10배는 좋다고 한다. 白通加猪膽汁湯證은 吐瀉 후에 心下痞塞에 적용할 수 있지만 약을 복용하고 나서 맥이 갑자기 심하게 뛰면 죽게 되고 微細가 계속 이어지면 회복된다고 하니 반드시 살펴야 한다.

일설에 下利脈微는 下焦가 虛寒해서 水를 제어하지 못한 연유이니 白通湯을 주었는데도 오히려 利不止 厥逆 無脈하면서 乾嘔, 煩한 것은 上焦에서 열을 막고 있다고 보아 어린아이의 소변과 담즙의 짜고, 쓰면서 차가운 약성을 白通湯의 熱藥에 섞으면 해소할 수 있다고 하니 참고할 만하다.

166-少陰病 二三日不已하야 至四五日히 腹痛 小便不利하고 四肢沈重疼痛이라가 自下利者는 此爲有水氣니 其人或咳 或小便利 或下利或嘔者는 眞武湯으로 主之하라.

解 : "此爲有水氣"는 是雖竄入이나 其豈偶然出現哉리오

當時所謂病因者는 在其水氣오 不在亡陽하니

於是乎 附子의 主亡陽은 後人之案을 可知也라

四肢沈重疼痛者는 水氣 侵襲表位也며

腹痛下利者는 水氣 蓄積裏位也며

欬喘而不能臥者는 水氣 停蓄胸中(上焦)也며

嘔吐而或下利者는 水氣 停蓄胃中(中焦)也며

小便不利者는 水氣 停蓄小腹(下焦)也니

大凡水氣之症이 因亡陽而作焉이나

然其治法은 但因水氣所在하야 而遂逐之할세

故皮下成汗엔 麻黃湯主之하고 水逆엔 五苓散主之하며

心下有水氣엔 小靑龍湯主之하고 伏飮엔 眞武湯主之하니

其逐水之方이 雖殊나 不待回陽이라도 而陽自復하니

回陽之法이 何定之有리오 以此考之컨대

亡陽而蓄水者는 病理也오 逐水而復陽者는 治法也라

譯：少陰病으로 2, 3일이 지나도 낫지 않고, 4, 5일에 이르러 腹痛, 小便不利, 四肢가 沈重하면서 疼痛하고 스스로 下利하거나 그 사람이 或咳, 或小便利, 或下利, 或嘔할 때는 眞武湯으로 치료하라.

解："此爲有水氣"는 비록 후인이 竄入한 것이나 그것이 어찌 우연히 출현한 것이겠는가? 당시에 인식한 병인은 水氣에 있었고 亡陽에 있지 않았으니 附子가 亡陽을 주치한다는 개념은 후인들의 의안임을 알 수 있다. 四肢沈重疼痛은 水氣가 表位로 侵襲한 것이며, 腹痛下利는 水氣가 裏位에 蓄積한 것이며, 欬喘而不能臥는 水氣가 胸中(上焦)에 停蓄한 것이며, 嘔吐而或下利는 水氣가 胃中(中焦)에 停蓄한 것이며, 小便不利는 水氣가 小腹(下焦)에 停蓄한 것이다. 대체로 水氣의 병증은 亡陽으로 발생한 것이지만, 治法은 단지 水氣所在에 따라 驅逐하기 때문에 皮下의 成汗에는 麻黃湯으로, 水逆에는 五苓散으로, 心下有水氣에는 小青龍湯으로, 伏飮에는 眞武湯으로 치료한다. 逐水하는 처방이 비록 다르나 回陽을 기약하지 않아도 陽은 저절로 회복되니 回陽의 법이 어찌 정해졌겠는가? 이 사실로 보면 亡陽으로 인하여 蓄水가 발생한 것이 病理 개념이라면 逐水하여 復陽은 治法의 개념이다.

167-少陰病에 **下利清穀**하고 **裏寒外熱**하며 **手足厥冷**하고 **脈微欲絶**이나 **身反不惡寒**하고 **其人面赤色**하며 **或腹痛 或乾嘔 或咽痛 或利止 脈不出者**는 **通脈四逆湯**으로 **主之**하라.

校 : 少陰病 下利清穀 手足厥冷 脈微欲絶 身反不惡寒 其人面赤色 或腹痛 或乾嘔 或咽痛 或利止 脈不出者 通脈四逆湯 主之.

解 : 通脈四逆湯者는 四逆加乾薑이니 其適於吐利厥冷之甚者也라

下利清穀 手足厥冷 脈微欲絶하면 則身惡寒이어늘 猶不惡寒 人面赤色할세

故"裏寒外熱"云云하니 此八綱之緖로 所謂假熱,無根之火라

竊謂 或以人面赤色으로 爲裏熱口實일세 故"裏寒外熱"竄入條文하야

欲明方意가 不在人面赤色(外熱)하고 但在下利清穀(裏寒)일세

故云云曰 "裏寒外熱"이라

大凡腹滿은 以手按之而痛하나

然不可近者는 熱性內實也오 可揉而軟者는 寒水內虛也니

須據腹診하고 而察症狀이라야 可以分實熱假熱이라

方 : 通脈四逆湯(乾薑 3兩, 甘草 2兩, 附子 1枚)

譯：少陰病으로 淸穀을 下利하고, 裏寒外熱하며, 手足厥冷하고, 脈微欲絕하지만 몸은 도리어 惡寒하지 않고, 그 사람의 面色이 붉고 혹 腹痛, 혹 乾嘔, 혹 咽痛, 혹 利가 멈추고 脈이 뛰지 않을 때는 通脈四逆湯으로 치료하라.

解：通脈四逆湯은 四逆加乾薑한 것이니 吐利厥冷이 심한 것에 적용한다. 下利淸穀, 手足厥冷, 脈微欲絕하면 身惡寒이 나타나야 하는데, 오히려 不惡寒하고 人面赤色하므로 "裏寒外熱"이라고 말하니 이것은 팔강변증의 단서로 소위 假熱, 또는 無根之火이다. 내 생각에 혹 人面赤色(外熱)으로 裏熱의 口實로 삼을 수 있기 때문에 "裏寒外熱"을 조문에 몰래 삽입하여 方意가 人面赤色(外熱)의 병정에 있지 않고 다만 下利淸穀(裏寒)의 병근에 있음을 밝히려고 "裏寒外熱"이라고 말한 것이다. 대체로 腹滿은 손으로 누르면 통증이 있으나 손으로 누르는 것을 거부하는 것은 熱性에 의한 內實이라면 부드러우면서 연약한 느낌을 주는 것은 寒水에 의한 內虛니 반드시 腹診을 통해 症狀을 살펴야 實熱과 假熱을 구분할 수 있다.

168-少陰病에 **其人或咳 或悸 或小便不利**어나 **或腹中痛 或泄利下重者**는 **四逆散**으로 **主之**하라.

解 : 察其症하면 則可以與眞武湯 四逆湯이나
觀其方하면 則太不類於附子劑라
是以 或曰 此證은 本非少陰病으로 裏熱抑塞하야 正氣가 不順於外하고
而四肢厥冷하니 即所謂熱厥之例로 四逆散主之라하나
症之與方이 相互牴牾하니 據其方하야 而備其症하면
此症外 胸脇苦滿 腹直筋拘攣者에 與四逆散이니
何必囿於少陰病名分하야 以强解之乎아
竊以此條文爲闕文이라 何以知其然가하면
仲景述症에 所謂必然之症과 與其或然之症을 概兼備라
必然之症을 是述하고 而或然之症을 不述者는 猶可也나
反此하면 則未免臆測일세 故未可也라

方 : 四逆散(甘草・枳實・柴胡・芍藥 等分)

譯：少陰病으로 그 사람이 혹 咳, 혹 悸, 혹 小便不利, 혹 腹中痛, 혹 泄利下重할 때는 四逆散으로 치료하라.

解：症狀을 살피면 眞武湯과 四逆湯을 사용할 수 있지만 처방을 보면 附子劑와 사뭇 다르다. 이런 이유로 혹자는 이 증상은 본래 少陰病이 아니고 裏熱이 抑塞하여 正氣가 外로 순행하지 못하고 四肢厥冷한 것이니 소위 熱厥의 사례로 四逆散으로 치료한다고 하였다. 그러나 증상과 처방이 서로 맞지 않기 때문에 처방을 근거로 증상을 고려하면 이 증상외에 胸脇苦滿 腹直筋拘攣한 경우에 四逆散을 사용할 수 있으니 어찌 소음병이라는 명분에 얽매여 억지로 해설할 필요가 있겠는가? 내 생각에 이 조문을 闕文이라고 여긴다. 어떻게 그 사실을 아는가 하면 중경은 병증을 기술할 때 소위 필연석인 증상과 혹 그리할 수 있는 증상을 대체로 겸비한다. 필연적인 증상을 기술하고 혹 그러할 수 있는 증상을 기술하지 않은 것은 그래도 옳지만 이와 반대인 경우면 억측을 면하기 어려우므로 옳지 않다.

169-少陰病 下利六七日에 咳而嘔 渴하고 心煩不得眠者는 豬苓湯으로 主之하라.

校 : 小便不利 淋瀝 乾咳而嘔 渴欲飲水 心煩不得眠者 豬苓湯主之.

解 : 下利六七日 經過하야 咳而嘔 煩渴者는
脫液裏熱之候로 可以淸火生津이어늘
擬諸方藥而考之하면 則利小便 而生津液을 可知라
其裏熱之候者는 與其因亡津液으론 寧因小便不利니
或因裏熱로 而小便不利者는 解熱 則不待利小便이라도 而自利하고
或因小便不利로 而裏熱者는 利小便 則不待解熱이라도 而自解라
夫小便不利者는 概有三焉하니
或因亡陽者는 附子劑主之하고
或因蓄水者는 茯苓劑主之하며
或因鬱熱者는 三黃劑主之하니라

方 : 豬苓湯(豬苓・茯笭・阿膠・澤瀉・滑石 각 1兩)

譯：少陰病으로 下利를 6, 7일하고 咳하면서 嘔, 渴을 느끼며 心煩하여 잠을 못 이룰 때는 豬苓湯으로 치료하라.

解：下利가 6~7일 경과하면서 咳而嘔 煩渴하면 脫液裏熱의 증후이니 淸火生津해야 하는데, 方藥을 헤아려 보면 利小便하면서 生津液한 것을 알 수 있다. 그 裏熱의 증후는 亡津液이라기보다는 小便不利가 원인이니 혹 裏熱로 小便不利한 데에 解熱하면 利小便을 기대하지 않아도 저절로 自利하고, 혹 小便不利로 裏熱한 데에 利小便하면 解熱을 기대하지 않아도 저절로 解熱된다. 小便不利는 대체로 세 종류니 亡陽으로 기인한 경우는 附子劑로 치료하고, 蓄水인 경우는 茯苓劑로 치료하며, 鬱熱로 기인한 경우는 三黃劑(황련, 황금, 황백)로 치료한다.

170-少陰病 得之二三日에 口燥咽乾者는 急下之니 宜大承氣湯이라.

解 : 或曰 "此少陰病은 津液枯渴하야 激症因作하니 大承氣湯 下之"라하니

若夫然則 已津液枯渴한대 又急下之하면 多有誤解之嫌이라

條文所謂下之者는 本爲下燥屎而解潮熱이오 未必爲泄糞便而脫津液이나

不書下之하고 特書急下之者는

以其潮熱發作이오 不以其津液枯渴也일세라

但見病情하고 而不見病根이나 據下條文하면 則其爲心下必痛者를 可知也라

少陰病條文의 豬苓湯證과 及大承氣湯證者는

多謂少陰病未解에 而轉屬陽明病者也라하나

自陽病 而轉變陰病者는 常例也오

自陰病 而轉變陽病者는 變例也라

夫變例之事가 雖不無나 與其囿於名分而强解之론 不若據見症而治之라

大凡熱性爲邪면 則腹滿而咽乾하나

寒水爲邪면 則腹滿而吐利라

譯：少陰病을 얻은 지 2, 3일에 口燥咽乾하여 急히 下해야 할 때는 마땅히 大承氣湯이 좋다.

解：혹자는 이 少陰病은 津液이 枯渴하면서 激症이 발생한 것이니 大承氣湯으로 치료한다고 하였는데, 만약 그렇다면 이미 津液枯渴한데 또 급하게 下하면 매우 誤解의 소지가 있다. 조문에서 下之는 본래 下燥屎하면서 解潮熱하는 것을 의미하고, 정상적인 糞便을 설사시켜 脫津液하는 것이 아니다. 下之라고 쓰지 않고 “急下之”라고 특별히 언급한 것은 (燥屎로 인하여) 潮熱發作 때문이며 津液枯渴 때문이 아니다. 다만 口燥咽乾의 病情만 보이고 病根의 증상은 보이지 않지만 아래 조문에 근거하면 心下痛한 것을 알 수 있다. 少陰病 조문의 豬苓湯證과 大承氣湯證은 대부분 少陰病이 해소되지 않은 상태에서 陽明病으로 전속한 것이라고 하지만, 陽病에서 陰病으로 전변하는 것을 常例라 한다면 陰病에서 陽病으로 전변하는 것은 變例이다. 變例가 없지는 않지만 명분에 얽매어 억지로 해석하는 것이 나타난 증상을 보고 치료하는 것만 못하다. 대체로 熱性의 病邪면 腹滿하고 咽乾하나 寒水의 病邪면 腹滿하면서 吐利한다.

171-少陰病에 **自利清水 色純青**하나 **心下必痛**하고 **口乾燥者**는 **可下之**니 **宜大承氣湯**이라.

解 : 自利清水호대 色純青者는 其若少陰病 四逆湯證이나
已云清水하고 又云色純青者는 以下水無糟粕也니
於是 或曰 燥屎塞腸하야 結糞因不下하고 而但下水라하니
雖未知其與否나 心下必痛 口乾燥者는 宜大承氣湯이라
方意는 不在自利清水하고 在心下必痛 口乾燥하니
若主客顚倒하야 四逆湯主之면 則未免狼狽라

172-少陰病에 **脈沈者**는 **急溫之**니 **宜四逆湯**이라.

解 : 此條文은 與太陽病 脈浮者 可發汗 宜桂枝湯과 同類나
然脈沈에 有麻黃細辛附子湯證과 大承氣湯證하니
脈沈者에 急溫之니 宜四逆湯은 大略之言이라

譯：少陰病으로 물 대변을 보지만 心下에 痛이 있고 口乾燥한 데에는 下할 수 있으니 이럴 때는 大承氣湯이 좋다.

解：自利에 물 대변만 보면 少陰病의 四逆湯證과 같지만 이미 물 대변(淸水)이라고 언급하고 또 色純靑이라고 언급한 것은 下水에 糟粕이 없다는 것이다. 이것에 대해 혹자는 燥屎가 塞腸하여 結糞이 이로 해서 不下하고 다만 下水하는 것이라고 하는데, 비록 그 사실 여부는 알 수 없지만 心下必痛하고 口乾燥는 大承氣湯이 합당하다. 方意는 自利淸水에 있지 않고 心下必痛 口乾燥에 있는데, 만약 주증과 객증이 顚倒되어 四逆湯으로 치료하면 낭패 보게 된다.

譯：少陰病으로 脈沈하면 急히 溫해야 하니 四逆湯이 좋다.

解：이 條文은 太陽病 脈浮者 可發汗 宜桂枝湯과 동류의 글이나 脈沈에도 麻黃細辛附子湯證과 大承氣湯證이 있으므로 脈沈者 急溫之 宜四逆湯은 대략적으로 말한 것이다.

173-少陰病에 飮食入口 則吐하고 心中溫溫欲吐호대 復不能吐라. 始得之에 手足寒하고 脈弦遲者는 此胸中實이니 不可下也오. 當吐之니 若膈上有寒飮하야 乾嘔者는 不可吐也오 急溫之니 宜四逆湯이라.

校 : 少陰病 飮食入口 則吐 心中溫溫欲吐 復不能吐 始得之 手足寒 脈弦遲者 宜瓜蔕散 乾嘔者 宜四逆湯.

解 : 少陰病에 急溫之는 常有로대 當吐之어나 急下之는 不常有라
溫溫者는 欲吐之形容이니 欲吐者는 可以欲吐나 不能吐니
多少 急迫之際에 猶手足寒하고 脈弦遲者는 非熱鬱之厥이면 則食鬱之厥者也라
夫熱厥者는 宜下之하고 食厥者는 當吐之하며
此條文 若膈上有寒飮 乾嘔者는 急溫之라하나
然102條文"此爲胸有寒也 當吐之"라하니
'胸中實'과 '膈上有寒飮'과 及'胸有寒'者는 病因之緖나
若夫以僞托으로 揆其方意하면 則泥於臆測하야 歪曲本意라
大凡胸中之實은 蓄水鬱熱로 宜大陷胸湯下之어늘
不可下 而當吐者는 不以其蓄水鬱熱일세라
唯以此乾嘔로 爲膈上有寒飮之徵하야 急溫之하면 其無乃太簡乎잇가
夫心下滿痛,胸中結實,膈上有寒飮者에
其治法은 或急下之,或下水,或吐之 或急溫之나
然其徵不足하니 據傍例而備之라야 庶乎可也라

譯：少陰病으로 음식이 입에 들어가자마자 吐하고, 心中이 스멀거리면서 吐하고 싶지만 다시 吐할 수 없다. 처음 이 병을 얻을 때 手足이 차고, 脈이 弦遲하다면 이것은 胸中實이니 下해서는 안 되고 마땅히 토해야 한다. 만약 膈上에 寒飮이 있어 乾嘔한다면 吐해서는 안 되고, 급히 溫해야 할 때는 四逆湯이 좋다.

解：少陰病을 急히 溫하게 하는 것은 일반적인 일이지만, 吐하게 하거나 急하게 下하는 것은 항상 있는 것이 아니다. 溫溫은 欲吐의 형용이니 欲吐는 토하고 싶지만 토할 수 없는 것이다. 다소 급박한 상황에서 오히려 手足寒하고 脈弦遲한 것은 熱鬱로 인한 厥이 아니면 食鬱로 인한 厥이다. 대체로 熱厥은 마땅히 下하고 食厥은 마땅히 吐하며, 이 조문에 若膈上有寒飮 乾嘔는 급히 溫해야 한다고 하지만, 102조문에는 "此爲胸有寒也 當吐之"라고 언급되어 있다. '胸中實'과 '膈上有寒飮'과 '胸有寒'은 병인의 단서이지만 만약 이 僞托문자로 그 方意를 규명하면 억측에 빠져 본의를 왜곡하게 된다. 대체로 胸中之實은 蓄水鬱熱한데 大陷胸湯으로 下하는 것이 마땅한데 不可下하고 마땅히 吐해야 한다는 것은 蓄水鬱熱이 아니기 때문이다. 또한 乾嘔 하나의 증상으로 膈上有寒飮의 증거로 삼아 급히 溫해야 한다면 너무 지나치게 간단한 것이 아닌가? 心下滿痛, 胸中結實, 膈上有寒飮이 있는 데에 그 치법은 혹 급하게 下하거나, 혹 下水하며, 혹 吐하거나, 혹 급하게 溫해야 하지만 그 증거들이 부족하므로 傍例를 근거로 증상을 구비해야 그나마 옳다고 할 수 있다.

辨厥陰病脈證幷治

174-厥陰之爲病은 **消渴**하고 **氣上撞心**하야 **心中疼熱**하고 **飢而不欲食**하며 **食則吐蚘**하고 **下之**면 **利不止**니라.

解 : 或問曰 條文中에 口渴은 嘗見之나 消渴은 五苓散證外 未嘗見之어늘

厥陰病提綱에 消渴者何오

答曰 津液消耗之謂消也니

口渴者는 病症也오 消渴者는 後人之病名也라

觀金匱要略 諸病源候論하면 則消渴之爲病名을 可知也라

自古 解厥陰提綱호대 以爲肝陽虛之症이라하니

知者는 寒熱錯雜도 猶以爲未可온 而況肝陽虛乎아

仲景學術이 歸屬於內經者는 以六經辨證之名也니

柯琴曰 “太陰은 主濕土하고 厥陰 主相火하며

又曰太陰主脾하고 厥陰主肝”이라하고

金鑑曰 “太陰 濕土純陰之藏이오

少陰 腎經水火之藏이며 厥陰 陰盡陽生之藏”이라하니

怪哉라 太陰厥陰이 果爲何物이완대 主濕土主相火乎아

借內經하야 以解仲景하니 其說 玄則玄이나

僭妄無徵엔 雖仲景之資로도 無可奈何온 矧茲後醫따녀

譯 : 厥陰이라는 病은 消渴하고 氣가 心을 찌르고 心中에 疼熱하며 굶주려 있으면서 식욕이 없고 먹으면 吐蚘하고 下하면 利가 不止한 증상을 가리킨다.

解 : 어떤 사람이 묻기를, "조문 중에 口渴은 일찍이 보이지만 消渴은 五苓散證 외에는 보이지 않는데, 厥陰病提綱에 消渴이 보이는 것은 어찌된 것인가?"

답하기를, "津液이 消耗되는 것을 消라 하니 口渴이 病症이라면 消渴은 후인이 만든 病名으로 消는 津液이 소모되는 것을 말한다. 『金匱要略』과 『諸病源候論』을 보면 消渴이 病名임을 알 수 있다. 예로부터 厥陰提綱을 肝陽虛의 증상으로 해석해 왔는데 아는 사람은 寒熱錯雜한 증상이라도 오히려 마음에 들지 않는데 하물며 肝陽虛라는 말에 있어서야! 仲景학술이 內經에 귀착되는 것은 六經辨證의 명분 때문이다. 柯琴은 "太陰은 主濕土하고 厥陰은 主相火라" 하고, 또 "太陰主脾하고 厥陰主肝이다"고 하였으며, 『金鑑』에서는 "太陰은 濕土純陰之藏이오, 少陰은 腎經水火之藏이며, 厥陰은 陰盡陽生之藏이다"라고 하는데, 괴이하다! 太陰厥陰이 과연 어떤 물건이라서 主濕土하고 主相火하는가? 內經의 설을 차용하여 중경서를 해석하니 그 해설이 현묘하다면 현묘하지만 僭妄하고 증거가 없는 말에는 비록 仲景의 자질로도 어찌할 수 없는데 하물며 후인들은 어떻겠는가?"

175-凡厥者는 **陰陽氣 不相順接**하야 **便爲厥**이라.

解 : 厥者는 逆也冷也니 寒水之爲病者也나

陰陽氣不相順接者는 或以其熱厥,食厥故也일세니

夫厥冷엔 大凡四逆湯主之나

種種白虎湯,承氣湯,瓜蔕散主之하니 可不愼乎아

176-傷寒에 **脈微而厥**이라가 **至七八日**에 **膚冷**하고 **其人躁無暫安時者**는 **此爲藏厥**이오 **非爲蚘厥**이라. **蚘厥者**는 **其人當吐蚘**하여 **令病者**로 **靜而復時煩**하나 **此爲藏寒**으로 **蚘上入膈故煩**이오 **須臾復止**하며 **得食而嘔**하고 **又煩**하야 **其人當自吐蚘**하니 **蚘厥者**는 **烏梅丸**으로 **主之**하라.

解 : 條文之意는 非他라

其人手足厥冷하고 煩躁者는 藏厥蚘厥 有二焉하니

蚘厥者는 因蛔蟲搖動으로 而或靜或動하고

藏厥者는 躁無暫安時라

夫蚘蟲病이 傳于金匱要略 諸病源侯論하니

譯：대개 厥이란 것은 陰陽의 氣가 서로 순조롭게 접촉하지 않아 바로 厥이 된다.

解：厥은 逆이며 冷이니 寒水로 인하여 병이 된 것을 말하는데, 소위 陰陽의 氣가 서로 순환을 이루지 못하는 이유는 간혹 熱厥과 食厥 때문이다. 厥冷엔 대체로 四逆湯으로 치료하나 종종 白虎湯, 承氣湯, 瓜蔕散으로 치료하니 조심해야 하지 않겠는가?

譯：傷寒으로 脈이 微하고 厥하다가 7, 8일이 지나 피부가 冷하고 그 사람이 躁하여 잠시도 편안할 때가 없는 것은 此爲藏厥이오 蚘 때문에 厥한 것이 아니다. 蚘厥者 其人當吐蚘하고, 病者로 하여금 靜하였다가 다시 때때로 煩하게 한 것은 此爲藏寒 蚘上入膈故煩한 이유이다. 잠시 후에 다시 그치고 음식을 먹으면 吐하고 다시 煩하여 그 사람이 마땅히 스스로 吐蚘하니 蚘로 인하여 厥한 데엔 烏梅丸으로 치료하라.

解：조문의 뜻은 다른 것이 아니라 그 사람이 手足厥冷하고 煩躁한 것은 藏厥과 蚘厥 이 두 가지 경우가 있다는 것이다. 蚘厥은 蛔蟲의 搖動에 따라 혹 靜하거나 혹 요동한 반면, 藏厥은 煩躁로 잠시도 편안할 시간이 없다. 蚘蟲病이 『金匱要略』과 『諸病源侯論』에 전해지니 회충을 토하는 것은 오늘날에도 없지 않으나 괴이한 사건으로 蚘厥을 少陰病 조문에다 게재하지 않고 하필이면 厥陰病에

吐蚘는 當今不無나 怪異之事어늘

蚘厥을 不揭於少陰病하고 何必揭於厥陰病乎아

其意圖는 雖未知나 其牽附는 可知也라

尤烏梅丸 藥性錯雜하고 方意不明이어늘

某中醫曰 厥陰病者는 因肝陽虛하야 而寒熱錯雜之症으로

附子,乾薑,蜀椒,桂枝,細辛 此熱藥은 溫陽而佐肝用하고

人蔘은 補肝氣하며 烏梅,當歸는 補肝體하고

黃連,黃柏은 解相火鬱熱하니 烏梅丸은 主補肝而調寒熱이라하니

設以其僭妄假說로 得效於其所謂肝陽虛하야 自負於天下라도

若此輩者 標榜仲景이나 實亂仲景者也라 謂予不恭인댄 願請自問自答호라

其所謂 肝用 肝氣 肝體 相火者는 果何哉오

其荒唐之名은 可得而聞之나 其虛構之象은 不可得而見之어늘

末流文字가 至于今히 橫行學界하야 自誤而誤人이어늘 莫之能覺하니 寒心也라

方 : 烏梅丸(烏梅 300箇, 黃連 16兩, 乾薑 10兩, 細辛・附子・桂枝・人蔘・黃蘗 각 6兩, 當歸・蜀椒 각 4兩)

烏梅 : 主治 - 反胃噎膈 蚘厥吐利 殺蟲殺菌

蜀椒 : 主治 - 開胃溫中 寒疝痛 心腹刺痛

특히 게재했는가? 그 의도를 비록 잘 알지 못하지만 억지로 끼워 맞춘 것은 알 수 있다. 더욱이 烏梅丸의 藥性은 錯雜하여 그 方意가 불명한데도,

어떤 중의사는 말하기를, "厥陰病은 肝陽虛로 인하여 寒熱錯雜의 증상이니 附子・乾薑・蜀椒・桂枝・細辛의 이 熱藥은 溫陽하면서 佐肝用하고, 人蔘은 補肝氣하며, 烏梅・當歸는 補肝體하고, 黃連・黃柏은 相火의 鬱熱을 해소하므로 烏梅丸은 主補肝하고 調寒熱한다"고 하는데,

설령 이런 僭妄한 가설로 자신이 말하는 肝陽虛에 효과를 얻어 세상에 대해 자부심을 느낄지라도 이와 같은 무리들은 仲景을 표방하지만 실제로는 仲景 학술을 어지럽힌 자들이다. 나더러 공손하지 못한 언사라고 말한다면 청하건대 自問自答해 보라! 그가 말하는 肝用, 肝氣, 肝體, 相火라는 것은 과연 무엇인가? 그 황당무계한 名은 들을 수 있으나 그 허구로 빚은 象은 볼 수 있는 것이 아니다. 이런 末流文字가 오늘날에도 학계에서 횡행하여 자신을 속이고 남도 속이는데도 깨닫지 못하고 있으니 답답할 뿐이다.

烏梅 : 주치로는 反胃噎膈 蚘厥吐利 殺蟲殺菌하는 효과가 있다.

蜀椒 : 주치로는 開胃溫中하여 寒疝痛 心腹刺痛을 치료한다.

177-傷寒에 **脈滑而厥者**는 **裏有熱也**니 **白虎湯**으로 **主之**하라.

校 : 傷寒 脈滑而厥 大渴引飮煩躁者 白虎湯 主之.

解 : 傷寒 脈滑하면 則熱性之候를 可期한대 猶厥冷之症이 可見하니

其症脈所以相反者는 以熱厥也일세라

熱厥者는 卽裏熱이 鬱滯於內하야 以不發越於外일세 故厥冷하니

見其末하고 而不察其本하면 則欲不狼狽나 未可得矣라

且夫熱厥에도 脈微而厥이 種種有之하니

大凡脈狀者는 參之可也나 盡信未可也라

或以厥로 爲亡陽일세 故'裏有熱'三字를 竄入焉이나

須據其症狀 而參之라야 不迷於竄入,僭補,僞托文字也라

夫仲景之筆은 惟述裏有熱之症하고 不述裏有熱之因이나

然察其見症하면 則知其病因이라

是以 其病因을 雖不述이나 知仲景者는 猶以爲嘗述也라호라

譯 : 傷寒으로 脈이 滑하면서 手足이 厥(逆, 冷)한 것은 裏에 熱이 있기 때문이니 白虎湯으로 치료하라.

解 : 傷寒에 脈滑하면 熱性의 증후를 기약하고 있는데 오히려 厥冷의 증상이 나타나니 그 증상과 맥상이 상반된 것은 熱厥 때문이다. 熱厥은 즉 裏熱이 흉부에 울체되어 외부로 발출하지 못하기 때문에 궐랭한 것이니 그 단말적인 증상만 보고 그 근본을 살피지 않으면 낭패를 당하지 않으려 해도 그럴 수 없게 된다. 그러나 熱厥에도 脈微한 厥症이 종종 있으므로 脈을 참고하는 것은 좋지만 지나치게 믿는 것은 옳지 않다. 혹 누군가 厥을 亡陽으로 인식할까 걱정하여'裏有熱' 三字를 竄入한 것이지만 반드시 症狀을 근거로 참고해야 竄入, 僭補, 僞托과 같은 문자에 미혹되지 않는다. 仲景의 필법은 오직 裏有熱로 인하여 나타나는 증상을 기술하고 裏有熱과 같은 병인은 직접 기술하지 않았다. 그러나 그 나타난 증상을 살피면 그 병증의 원인을 알 수 있으므로 그 병인을 비록 기술하지 않았지만 중경을 이해한 사람은 오히려 일찍이 기술했다고 여긴다.

178-手足厥寒하고 脈細欲絶者는 當歸四逆湯으로 主之하고 若其人이 內有久寒者어든 宜當歸四逆加吳茱萸生薑湯이라.

解 : 手足厥寒하고 脈細欲絶者는 宜四逆湯이라

當歸四逆湯이 雖藉四逆湯名이나 實則桂枝加當歸細辛通草湯이라

方藥에 乾薑附子가 若闕하면 則四逆湯名을 不得하니

若要得其名인댄 須加乾薑附子이라

內有久寒者는 是僞托文子로 病因也니 即寒水也라

其候者는 經水不調 腹中攣急 四肢酸痛 胸滿嘔吐 腹痛劇症也라

何以知其然가 考生薑細辛吳茱萸하면 則停痰宿水之爲病症者를 可知也라

方 : 當歸四逆湯(當歸·桂枝·芍藥·細辛 각 3兩, 甘草·通草 각 2兩, 大棗 25枚)

當歸四逆加吳茱萸生薑湯(當歸四逆湯 加 生薑 半斤, 吳茱萸 2兩)

通草 : 主治 - 利水利氣 疏通

譯：手足이 厥寒하고 脈이 細하면서 끊어질 듯한 데엔 當歸四逆湯으로 치료하고, 만약 그 사람이 內에 久寒이 있을 때는 當歸四逆加吳茱萸生薑湯이 좋다.

解：手足厥寒하고 脈細欲絕에는 四逆湯이 합당하다. 當歸四逆湯이 四逆湯의 이름을 비록 빙자하고 있지만 실제로는 桂枝加當歸細辛通草湯으로 보아야 한다. 方藥에 乾薑과 附子가 빠져 있으면 四逆湯名을 얻을 수 없으므로 만약 그 이름을 이루려면 반드시 乾薑과 附子를 배합해야 한다. 內有久寒은 후인이 위탁한 문자로 病因으로서 즉 寒水를 의미하며, 그 증후는 經水不調, 腹中攣急, 四肢酸痛, 胸滿嘔吐, 腹痛劇症이다. 어떻게 그 사실을 아는가? 生薑・細辛・吳茱萸를 고려하면 停痰宿水로 인하여 病症이 나타난 것을 알 수 있다.

通草：主로 利水利氣하여 疏通작용을 한다.

179-大汗出한대 **熱不去**나 **內拘急 四肢疼**이어나 **又下利厥逆 而惡寒者**는 **四逆湯**으로 **主之**하라.

解 : 特書大汗出者는 欲言脫津之緖며 亡陽之由也라

內拘急의 內者는 多謂腹內腹中이나 模糊不明하니 是非正文也라

但大汗出後 或歸屬於亡陽之證하면 急溫之니 四逆湯主之라

180-大汗하고 **若大下**하야 **利**한대 **而厥冷者**는 **四逆湯**으로 **主之**하라.

解 : 或曰 太陽病 大汗하고 陽明病 大下하야

精氣虛脫로 手足厥冷한 厥陰病者는 四逆湯主之라하니

奈何其非少陰病이오 而知其爲厥陰病乎아

此條文이 若揭於少陰病條文이면 則不爲厥陰病이오 實爲少陰病乎아

多囿於名分하야 而解之者也로다 本文之意 非他라

凡病에 若發汗若下에 亡津液 而歸屬亡陽하야

因手足厥冷者는 四逆湯主之라

譯 : 심하게 땀을 냈으나 熱이 내리지 않고 內가 拘急하고 四肢가 疼하며 下利厥逆하면서 惡寒할 때는 四逆湯으로 치료하라.

解 : 大汗出이라고 특별히 기술한 것은 脫津의 단서이며 亡陽의 원인을 말하려는 의도이다. 內拘急의 內는 대부분 腹內腹中이라고 말하지만 모호하고 불분명하니 正文이 아니다. 다만 크게 땀을 낸 후에 혹시라도 亡陽의 증상으로 귀속하면 급히 溫해야 하니 四逆湯으로 치료한다.

譯 : 심하게 땀을 냈거나 혹 심하게 下시켰거나 하여 利하면서 厥冷할 때는 四逆湯으로 치료하라.

解 : 혹자가 말하기를, "太陽病에 大汗하고 陽明病에 大下하여 精氣虛脫하여 手足厥冷한 厥陰病은 四逆湯으로 치료한다"고 하는데, 무슨 근거로 少陰病이 아니라 厥陰病임을 알 수 있는가? 이 조문이 만약 少陰病 조문에 게재되었다면 厥陰病이 아니라 실로 少陰病이 된다는 것인가? 모두 명분에 얽매여 해설한 것이다. 本文의 뜻은 다름이 아니라 일체의 병증에 發汗하고 下하였더니 진액이 소모되면서 亡陽으로 귀속되어 手足厥冷하게 되면 四逆湯으로 치료하라는 것이다.

181-病人 手足厥冷하고 脈乍緊者는 邪結在胸中하니 心下滿而煩하야 飢(饑)不能食者는 病在胸中이라 當須吐之니 宜瓜蔕散이라.

校 : 病人手足厥冷 脈乍緊 心下滿而煩 飢不能食者 當須吐之 宜瓜蔕散.

解 : 邪結在胸中과 及病在胸中者는 同意反復語니

其候者는 心下滿而煩 飢不能食也라

條文未備에 誰人이 以此로 彌縫闕處나 其徵不足일세

於是乎 再次 '當須吐之'를 言及之라

終乃 以此로 爲瓜蔕散口實이나 與其瀉心湯證과 實際難別이라

條文에 飢不能食者는 有二焉하니

彼也엔 胃中空虛 宜梔子豉湯하고

此也엔 心下滿而煩 宜瓜蔕散하니

於是乎 飢不能食者는 或以煩熱하고 或以宿食을 可知也라

此際에 手足厥冷者는 不以熱厥이오 以食厥이니

方意는 在食厥하고 不在手足厥冷일세 宜瓜蔕散이라

譯：病人의 手足이 厥冷하고 脈이 갑자기 緊한 것은 邪氣가 胸中에 結한 것이고, 心下가 滿하고 煩하여 배고픈 상태에서도 음식을 먹을 수 없는 것은 病이 胸中에 있는 것이어서 마땅히 吐해야 하니 瓜蔕散이 적당하다.

解：邪結在胸中과 病在胸中은 동의반복어로 그 증후는 心下滿而煩, 飢不能食이다. 조문이 미비하여 누군가 이 病因으로 추정되는 문자로 그 빠진 부위에 미봉했지만 그 증거가 충분하지 못하므로 재차 '吐시켜야 한다'고 언급한 것이다. 마침내 이것으로 瓜蔕散을 사용할 수 있는 구실로 삼았지만 瀉心湯證과는 실제로 구별하기 어렵다. 조문에 飢不能食이라고 언급한 경우는 두 가지가 있다. 앞 조문에서 胃中空虛에는 梔子豉湯이 합당하고, 이 조문에서는 心下滿而煩에는 瓜蔕散이 합당하니 飢不能食은 혹 煩熱 혹 宿食 때문임을 알 수 있다. 다만 이 상황에서 手足厥冷은 熱厥 때문이 아니라 食厥 때문으로 方意는 食厥에 있고 手足厥冷에 있지 않기 때문에 瓜蔕散이 합당하다.

182-傷寒에 **厥而心下悸**어든 **宜先治水**니 **當服茯笭甘草湯**이어늘 **却治其厥**하고 **不爾**하면 **水漬入胃**하야 **必作利也**니라.

校 : 傷寒 厥而心下悸 當服茯笭甘草湯.

解 : 厥而心下悸에 先治其水하고 後治其厥者는 是非仲景治法者也라

厥因者는 心下水氣오 心下悸者는 水氣振動之症이니

此際에 治水하면 則不待治厥이라도 而自厥解하니 何復待治其厥이리오

夫仲景之於熱厥에 主之以白虎湯,承氣湯하고

之於食厥에 主之以瓜蒂散하며 不復治其厥호라

却之爲言은 逆接之意일세 故"却治其厥"者는

不治其水하고 而猶治其厥者也니

然則 "不爾"者는 不先治水之意也라

古方家"却治其厥 不爾 水漬入胃 必作利也" 此十四字로

以爲註文하니 是也라

但水氣之症 未備일세 不得已 據方藥而考之하면

則茯笭甘草湯(茯苓桂枝生薑甘草)者는 苓桂朮甘湯中

去白朮加生薑者也니 治水氣上衝者 相似나

苓桂朮甘湯은 主動悸하고 茯笭甘草湯은 主鎮嘔하니

以此考之컨대 可知者는 仲景治水에 隨其主症하야 而變之라

譯 : 傷寒으로 厥하면서 心下悸가 있으면 마땅히 먼저 治水해야 하니 이럴 때는 응당 茯笭甘草湯을 복용하고 나서 곧 그 厥을 치료해야 하니, 이렇게 하지 않으면 水分이 胃를 적시면서 들어가 반드시 下利하게 된다.

(기존의 해석은 '却' 자를 順接으로 해석했지만 본래는 逆接의 의미를 나타낼 때 사용한다. 역접의 의미를 살려 해석해 보면, '傷寒으로 厥하면서 心下悸가 있으면 마땅히 먼저 治水해야 하므로 茯笭甘草湯을 복용해야 하는데, 도리어 治厥하고 治水하지 않으면 水分이 胃를 적시면서 들어가 반드시 下利하게 된다'가 된다.)

解 : 厥하면서 心下悸에는 먼저 治其水하고 나서 治其厥하는 것은 仲景의 治法이 아니다. 厥因은 心下水氣요 心下悸는 水氣振動의 症이니 이런 상황에 처해서는 治水하면 治厥하지 않더라도 자연히 厥이 풀리니 어찌 다시 治厥하겠는가? 仲景이 熱厥인 데에는 白虎湯과 承氣湯으로 치료하고, 食厥에는 瓜蔕散으로 치료하고 다시 그 厥을 치료하지 않았다. 却이라는 말은 逆接을 나타내는 의미이기 때문에 "却治其厥"은 治水하지 않고 오히려 治厥했다는 뜻이다. 그러므로 "不爾"는 먼저 治水하지 않으면이라는 뜻이다. 古方家 중에 "却治其厥 不爾 水漬入胃 必作利也" 이 14 글자는 註文이라고 하는데 옳다고 본다. 다만 水氣로 인한 병증이 갖추어지지 않았기 때문에 부득이 方藥을 근거로 보면 茯笭甘草湯(茯苓・桂枝・生薑・甘草)은 苓桂朮甘湯 중에 去白朮 加生薑한 것이다. 水氣上衝을 치료하는 것은 비슷하지만 苓桂朮甘湯은 主動悸하는 반면 茯笭甘草湯은 主鎭嘔한다. 이것으로 보면 仲景이 治水하는데 그 主症에 따라서 처방이 변한 것을 알 수 있다.

183-傷寒에 **本自寒下**어늘 **醫復吐下之**한대 **寒格**하여 **更逆吐下** **若食入口 卽吐**어든 **乾薑黃芩黃連人蔘湯**으로 **主之**하라.

解 : 據凡例하면 但云下利어늘 特云寒下者는 以寒格張本也일세라
條文未備에 竄入"寒下,寒格"하야 以欲明方意나 一種病理니
食入口卽吐는 寒格之候로 與'少陰病 飮食入口則吐'와
'五苓散 水入口則吐者 名曰水逆'과 其文意同類나
然寒格之爲言은 未附乎乾薑黃芩黃連人蔘湯方意하니
據方藥而考之하면 則心煩 心下痞鞕 而吐下者가
未及於半夏瀉心湯證者也니
大凡 病在胸脇하면 則寒熱虛實이 未嘗不錯雜할세
故寒下,寒格 云云者는 不宜方宜오 但只助長偏見也라
轉變之際에 經過瞬息하야 實際臨床엔 捕捉不易하니
據本方호대 而其症이 不踰閑하면 其方出入이라도 可也니
未必固守變方也라

方 : 乾薑黃芩黃連人蔘湯(乾薑・黃芩・黃連・人蔘 각 3兩)

譯：傷寒에는 본래 寒으로 下하는 것을 의사가 다시 吐하고 下하게 하여 이로 해서 寒格(한으로 인하여 막힘)이 되어 다시 吐下의 역치를 하였더니 음식을 먹는 즉시 吐한다면 乾薑黃芩黃連人蔘湯으로 치료하라.

解：凡例를 따르면 다만 下利라고 언급하는데, "寒下"라고 특별히 언급한 것은 寒格의 張本(어떤 문제의 실마리를 앞에서 미리 제기함)이기 때문이다. 조문이 갖추어지지 못했기 때문에 "寒下, 寒格"을 竄入하여서 方意를 밝힌 것이니 일종의 病理 개념이다. "食入口卽吐"는 寒格의 증후로 '少陰病의 飮食入口則吐'와 '五苓散의 水入口則吐者 名曰水逆'과 그 문의는 同類이나 寒格이라는 용어는 乾薑黃芩黃連人蔘湯의 方意에 맞지 않기 때문에 方藥을 근거로 고찰하면 心煩 心下痞鞕 而吐下가 아직 半夏瀉心湯證에 미급한 성노이나. 대체로 病이 胸脇 부위에 있으면 寒熱虛實이 뒤섞이기 마련이니 寒下, 寒格이라는 말은 方宜에 합당하지 않으며 단지 편견을 조장할 뿐이다. 轉變하는 가운데 경과가 빨라 실제 임상에서 이 같은 증상을 포착하기가 쉽지 않으니 本方을 근거로 그 병증이 한계를 넘지 않으면 처방의 약물이 출입해도 문제가 되지 않는다. 반드시 이와 같은 變方을 고수할 필요가 없다.

184-下利清穀하고 **裏寒外熱**하나 **汗出而厥者**는 **通脈四逆湯**으로 **主之**하라.

校 : 吐利汗出 發熱惡寒 四肢厥冷 脈微欲絶 或腹痛 或乾嘔 或咽痛者 通脈四逆湯主之.

解 : 通脈四逆湯者는 四逆加乾薑湯이니 劇於四逆湯證者也라

185-熱利下重者는 **白頭翁湯**으로 **主之**하라.

解 : 裏急後重之爲熱利라면 下利淸穀之爲寒利라

所謂熱利寒利者는 一種病理니 是非仲景之筆也라

方 : 白頭翁湯(黃蘗・黃連・秦皮 각 3兩, 白頭翁 2兩)

白頭翁 : 主治 - 熱痢下重, 下利欲飮水

譯：下利清穀하고 裏寒外熱하나 汗出하고 厥할 때는 通脈四逆湯으로 치료하라.

解：通脈四逆湯은 四逆에 加乾薑한 것이니 四逆湯證보다 극심하다.

譯：熱利로 下重한 데에는 白頭翁湯으로 치료하라.

解：裏急後重이 熱利라면 下利清穀은 寒利이다. 소위 熱利와 寒利는 일종의 病理이니 仲景의 글이 아니다.

白頭翁：主로 熱痢下重, 下利欲飮水를 치료한다.

186-下利腹脹滿하고 身重疼痛者는 先溫其裏하고 乃攻其表니 溫裏엔 宜四逆湯이오 攻表엔 宜桂枝湯이라.

解 : 下利하면 則腹不滿이어늘 猶脹滿하니 其非爲熱實을 可知라

先溫其裏하고 乃攻其表者는 所謂陰病의 治法之序오

先解其表하고 乃攻其裏者는 所謂陽病의 治法之序라

夫桂枝湯藥力이 雖未及於四逆湯下利나 然不考方意하고

過信'攻其表'하면 則以爲亡其陽하니 何以知其然가하면

"反與桂枝湯 欲攻其表 此誤也 … 作甘草乾薑湯 與之以復其陽"

觀此條文하면 則知其爲歪曲之久且甚者也라

桂枝湯 名分이 雖囿於太陽病과 發汗劑나

據藥物하야 而考方意하면 則溫中解肌하고 散飮制逆하거늘

奈何之根據로 而乃攻其表,亡其陽云云乎아 多見其不知量也라

條文之意 非他라 下利腹脹滿 身重疼痛者는 四逆湯主之호대

若身重疼痛 不解者는 宜桂枝湯이나

竊謂 本此證也에 主之以桂枝合四逆湯이라도 何不可之爲리오

譯 : 下利하면서 腹이 脹滿하며 身重하고 疼痛한 데엔 먼저 溫其裏하고 나서 攻其表해야 하니 溫裏엔 四逆湯이 마땅하고 攻表엔 桂枝湯이 좋다.

解 : 下利하면 腹不滿해야 하는데 오히려 脹滿하니 熱實이 아님을 알 수 있다. 먼저 溫其裏하고 나서 攻其表하는 것이 소위 陰病의 治法 순서라면, 먼저 解其表하고 나서 攻其裏하는 것은 소위 陽病의 治法 순서이다. 桂枝湯의 藥力이 비록 四逆湯下利에는 미치지 못하지만 方意를 고려하지 않고 '攻其表'를 과신하면 亡其陽하는 것으로 여기게 된다. 어떻게 그 사실을 아는가 하면 18조문 "反與桂枝湯 欲攻其表 此誤也 … 作甘草乾薑湯 與之 以復其陽"을 보면 그 왜곡된 것이 오래되고 심한 것을 알 수 있다. 桂枝湯의 명분이 비록 太陽病이나 發汗劑에 얽매어 있지만 藥物을 근거로 方意를 고찰하면 溫中解肌하고 散飮制逆한데 도대체 무슨 근거로 攻其表, 亡其陽이라고 말하는가? 다분히 인식의 잘못된 것을 드러낸 것이다. 조문의 뜻은 다른 것이 아니라 下利腹脹滿 身重疼痛에는 四逆湯으로 치료하지만, 만약 身重疼痛이 不解하면 桂枝湯이 합당하다는 것이다. 내 생각에 본래 이 증상에 桂枝湯과 四逆湯을 합방하더라도 어찌 잘못된 것이라고 하겠는가?

187-乾嘔 吐涎沫호대 **頭痛者**는 **吳茱萸湯**으로 **主之**하라.

解 : '喜唾 久不了了者胃上有寒 當以丸藥溫之 宜理中丸'이라하니

乾嘔者는 嘔而無物이니 胃中空虛를 可知오

吐惟涎沫하니 胃寒을 可知라

條文所謂 胃上有寒者는 以留飮而言也니

以此로 可知吳茱萸湯證이 甚於理中湯證者也오

所謂發作性嘔吐頭痛者는 吳茱萸湯 主之라

雖方意는 在胸脇痞塞之寒水하고 不在嘔吐頭痛之病情이나

然而 以其病情之劇未劇으로 判其寒水之塞未塞하니

是以로 據其病根이오도 勿輕病情이나

此條文은 述其病情하고 而不述病根하니

非得已 以其病情으로 謀其病根이라야 庶乎可矣라

譯：乾嘔하고 침, 가래, 胃液 등의 涎沫을 토하면서 頭痛이 있을 때는 吳茱萸湯으로 치료하라.

解：조문에 '喜唾 久不了了者胃上有寒 當以丸藥溫之 宜理中丸'이라고 하였는데 乾嘔는 嘔하되 내용물이 없는 것이니 이것으로 胃中이 비어있는 것을 알 수 있고 吐하되 단지 거품뿐이니 이것으로 胃寒을 알 수 있다. 조문에서 胃上有寒은 대체로 留飮을 가리키는 것이니 이것으로 吳茱萸湯證이 理中湯證보다 심한 것을 알 수 있으니 소위 發作性 嘔吐頭痛에는 吳茱萸湯으로 치료한다. 방의는 胸脇痞塞의 寒水에 있지 嘔吐와 頭痛의 病情에 있는 것이 아니다. 그러나 그 병정의 劇, 未劇으로 그 寒水가 얼마나 否塞되었는지 판단할 수 있으니 그러므로 병근을 근거하면서도 병정을 쉽게 보아서는 안 되나 이 조문은 그 병정의 증상은 기술하고 그 병근에 해당하는 증상을 기술하지 않았으므로 부득이 그 병정으로 그 병근을 도모해야 그나마 옳다.

辨霍亂病脈證并治

188-吐利惡寒하고 **脈微而復利**면 **四逆加人蔘湯**으로 **主之**하라.

解 : 吾聞之하니 "嘔者는 聲物俱有而漸出也오 吐者는 無聲有物而頓出也나
較之輕重하면 則嘔甚於吐矣라 大凡邪在半表半裏면 則多嘔"라호라
傳曰 "凡治嘔吐에 不可缺生薑이니 薑乃嘔家之聖藥"이라호라
東洞 藥徵 乾薑互考 云云曰 "生薑乾薑의 其所主治는 大同小異나
生薑은 主嘔吐하고 乾薑은 主水毒之結滯者也니 不可混矣"라하니
若是之見이 善則善하나 沒解本意하면 未免二分이라
水氣結滯일세 故嘔吐나 乾薑의 逐水之功이 甚於生薑이라
東洞 主張曰 吐利에 其用乾附者는 不以其厥冷이오 卽以其水毒이라하니
是發前人未發之見으로 其繼往啓來之功이 百世不磨라
所謂吐瀉霍亂에 四逆加人蔘湯 主之나
猶四逆湯의 四肢厥逆 身體疼痛 下利淸穀에
而心下痞鞕者어든 四逆加人蔘湯 主之라

方 : 四逆加人蔘湯(甘草 2兩, 乾薑 1.5兩 人蔘 1兩, 附子 1枚)

譯 : 吐利하고 惡寒하며 脈이 微하면서 다시 下利할 때는 四逆加人蔘湯으로 치료하라.

解 : 내가 들으니 "嘔는 토하는 소리와 내용물 모두 있으면서 점차적 으로 배출하는 것이라면 吐는 소리 없이 내용물만 갑자기 배출하는 것이니 이 둘의 경중을 비교하면 嘔가 吐보다 심하다. 대체로 邪氣가 半表半裏에 있으면 嘔가 많다."는 것을 들었다. "嘔吐의 일반적인 치료에 生薑이 빠져서는 안되니 생강은 구토에 가장 뛰어난 약이다"라고 전해져 왔다. 東洞의 藥徵 乾薑互考에서 말하기를 "生薑과 乾薑의 主治는 큰 차이가 없지만 생강은 주로 嘔吐를 치료하고 건강은 주로 水毒의 結滯를 치료하므로 구별하지 않으면 안된다"고 하였다. 이와 같은 견해가 좋다면 좋지만 본의를 잘못 이해하면 이분론에 빠질 수 있다. 水氣가 결체하였기 때문에 嘔吐하는 것이나 건강의 逐水하는 능력이 생강보다 강하다고 보아야 한다. 동동이 吐利에 건강과 부자를 사용한 것은 厥冷 때문이 아니라 바로 水毒의 결체 때문이라 하니 예전 사람이 이해하지 못한 것을 새롭게 개발하여 중경의 정신을 계승하고 후인의 안목을 열어준 공덕은 오랜 세월이 지나도 없어지지 않을 것이다. 소위 吐瀉霍亂에 四逆加人蔘湯으로 치료하지만, 오히려 四逆湯의 四肢厥逆, 身體疼痛, 下利淸穀에 心下痞鞕이 있으면 四逆加人蔘湯으로 치료한다.

189-吐利하고 頭痛發熱하며 身疼痛 熱多欲飮水者는 五苓散으로 主之하고 寒多不用水者는 理中丸으로 主之하라.

校 : 吐利 頭痛發熱 多欲飮水者 五苓散主之 不欲飮水者 理中丸 主之.

解 : 口渴로 欲飮水나 小便不利하고 熱多 蓄水症엔 五苓散主之하고

口不渴 不欲飮水 小便自利하고 寒多 留飮症엔 理中丸主之하니

夫立方意에 以渴不渴, 飮水不欲飮水, 小便利不利하고 不以熱多寒多어늘

若夫熱多,寒多者는 多有病因之嫌하니 實非仲景之筆也라

盡信嫌疑之文하면 則不顚倒於熱多,寒多者가 鮮矣라

據方意 而察吐利하면 則知爲蓄水上衝下迫之候니

欲飮水者는 實以其蓄水오 不以其熱多며

不用水者는 以其心下痞惡心오 不以其寒多라

於是乎 仲景書之變形者를 可知焉호라

方 : 理中丸(人蔘・乾薑・甘草・白朮 각 3兩)

譯：吐利하고 頭痛發熱하며 身疼痛하고 熱이 많아 물을 마시려 할 때는 五苓散으로 치료하고, (반면 嘔吐, 下利하지만) 寒이 많아 물이 당기지 않을 때는 理中丸으로 치료하라.

解：口渴로 飮水하고 싶으나 小便不利하고 熱多한 蓄水症에는 五苓散으로 치료하고, 口不渴하여 飮水하고 싶지 않으나 小便自利하고 寒多한 留飮症에는 理中丸으로 치료한다. 方意를 정할 때 渴不渴과 飮水不欲飮水와 小便利不利로 하고 熱多寒多로 하는 것이 아니다. 熱多,寒多와 같은 용어는 다분히 병인의 혐의가 있으니 실제로 仲景의 문체가 아니다. 이와 같이 혐의가 있는 글을 전적으로 믿게 되면 熱多, 寒多에 전도되지 않는 사람이 적다. 方意를 근거로 吐利를 살펴보면 蓄水가 上衝下迫한 증후임을 알 수 있다. 欲飮水는 실로 蓄水 때문이지 熱多 때문이 아니며 不用水는 (위내정수)心下痞, 惡心 때문이지 寒多 때문이 아니다. 이것을 통해 중경서의 문법이 변형된 것을 알 수 있다.

190-吐利汗出호대 **發熱惡寒**하고 **四肢拘急**하며 **手足厥冷者**는 **四逆湯**으로 **主之**하라.

解 : 或曰 吐利汗出 四肢拘急者는 津液消耗之所來者也라하니
此一片之見也라 吐利汗出後에 雖有津液消耗라도
或發熱惡寒 四肢拘急 手足厥冷者는 脫液亡陽일세 故附子劑主之하고
或口渴 煩燥 譫語 脈洪大者는 熱實亡津일세 故石膏劑主之라

191-旣吐且利한대 **小便復利 而大汗出**하고 **下利淸穀**하야 **內寒外熱 脈微欲絶者**는 **通脈四逆湯**으로 **主之**하라.

解 : "旣吐且利 小便復利 大汗出 下利淸穀"의 其脫津之所來를
歷歷記述者는 脫津彌甚하야 而亡陽彌劇할세
故不書脈微하고 特書脈微欲絶也라
內寒外熱者는 註解文字니 所謂眞寒假熱이라
此際方意는 不在外熱하고 而在內寒이니
內寒之徵者는下利淸穀 脈微欲絶也라

譯 : 吐利하고 汗出하면서 發熱惡寒하고 四肢가 拘急하며 手足이 厥冷한 데엔 四逆湯으로 치료하라.

解 : 혹자는 吐利汗出하고 四肢拘急은 津液이 소모되어 나타나는 증상이라고 말하는데, 이것은 단편적인 견해이다. 吐利汗出 후에 비록 津液消耗가 있더라도 혹 發熱惡寒 四肢拘急 手足厥冷은 脫液亡陽이므로 附子劑로 치료하고, 혹 口渴煩燥 譫語 脈洪大는 熱實亡津이므로 石膏劑로 치료한다.

譯 : 이미 吐하고 또 下利하였는데 小便이 다시 利하면서 크게 땀이 나오고 下利淸穀하여 內寒外熱하지만 脈이 微하고 絕하는 듯한 데엔 通脈四逆湯으로 치료하라.

解 : "旣吐且利 小便復利 大汗出 下利淸穀"의 脫津 원인을 낱낱이 기술한 것은 脫津이 심할수록 亡陽이 더욱 劇하기 때문에 脈微라고 기술하지 않고 특히 脈微欲絕이라고 기술한 것이다. 內寒外熱은 註解文字이니 소위 眞寒假熱과 같은 뜻이지만 이때 方意는 外熱인 병정에 있지 않고 內寒인 병근에 있으니 그 內寒의 증거는 下利淸穀 脈微欲絕이다.

192-吐已下斷호대 **汗出而厥**하야 **四肢拘急不解**하며 **脈微欲絶者**는 **通脈四逆加猪膽汁湯**으로 **主之**하라.

解 : 或曰 以通脈四逆湯爲回陽하고 以猪膽汁爲滋生陰血이라하나

此言無理오

或曰 其人 脫液亡陽之劇하야 命在頃刻하니

加猪膽汁하야 猶抑藥性 而善吸收케라하니 此言有理라

間或 厥冷之劇症者에 急服熱性之極藥하거나

熱病之劇症者에 急服寒性之極藥하면

則反撥其藥하니 加中和劑, 發散劑한 然後可也라

然則 當今에 難求猪膽汁하니 非得已 以此爲代인달 何不可之爲아

方 : 通脈四逆加猪膽汁湯(乾薑 3兩, 甘草 2兩, 附子 1枚, 猪膽汁 半合)

譯：吐가 그치고 下利도 멈추었는데 땀이 나면서 厥하여 四肢가 拘急하여 풀리지 않고 脈이 끊어질 듯한 데엔 通脈四逆加猪膽汁湯으로 치료하라.

解：혹자는 말하기를, 通脈四逆湯으로 回陽하고 猪膽汁으로 滋生陰血이라 하지만 증거로 취하기 어렵고, 이 말은 문제가 있다. 혹자는 그 사람이 脫液亡陽이 극에 달해 생명이 경각에 달려 있는 상황에서 猪膽汁을 가하여 오히려 藥性을 약간 억제하여 잘 흡수하려고 한 것이라고 하는데, 내 생각에 이 말이 합리적인 것 같다. 간혹 厥冷이 劇症한 환자에게 熱性이 강한 약을 급하게 복용하게 하거나 열병의 劇症에 寒性이 강한 약을 급하게 복용하게 하면 도리어 그 약과 충돌하면서 반발하니 중화제나 발산제를 더해야 좋은 경우가 있다. 그러므로 지금 시대에 猪膽汁을 구하기 어려우니 부득이 중화제나 발산제로 대신해도 어찌 잘못된 것이 되겠는가?

辨陰陽易差後勞復病證幷治

193-大病差後에 **勞復者**는 **枳實梔子湯**으로 **主之**하라.

解 : 大病之爲言은 熱病也라 熱病後遺證이 未解하야 餘烈未盡이어늘

復勞役에 心中懊憹하고 胸滿者는 枳實梔子湯主之라

傳曰 勞復者는 非但負重涉遠이오

雖梳頭洗面도 亦傷神也라호라

參考56條文"傷寒下後 心煩腹滿 臥起不安者 梔子厚朴湯主之"하면

則其未至於承氣湯證者를 可知也라

方 : 枳實梔子湯(枳實 3枚, 梔子 14枚, 豉 1升)

梔子厚朴湯(梔子 14箇, 厚朴 4兩, 枳實 4枚)

譯：大病이 다소 차도가 있고 나서 다시 힘든 일을 하여 재발한 데엔 枳實梔子湯으로 치료하라.

解：大病이라는 말은 熱病이다. 熱病의 후유증이 해소되지 않아 餘烈이 다 없어지지 않은 상태에서 다시 勞役을 하여 心中懊憹하고 胸滿하면 枳實梔子湯으로 치료한다. 전해오는 말로는 勞復은 비단 무거운 짐을 지고 멀리 길을 떠나는 것뿐이 아니라 머리를 빗고 세면하는 일상생활로도 정신을 상할 수 있다고 한다. 56조문 "寒下後 心煩腹滿 臥起不安者 梔子厚朴湯主之"를 참고하면 承氣湯證에 이르지 않은 것을 알 수 있다.

194-大病差後에 **從腰以下**로 **有水氣者**는 **牡蠣澤瀉湯**으로 **主之**하라.

解 : 古人所謂大病者는 卽傷寒也라

傷寒差後에 人人 未必浮腫이나 間或有之하니

當此時하야 古人曰 節飮食 戒酒色하야 胃氣强하면 腫自消라호라

雖然이나 嘗竊謂曰 此人 未感傷寒之前에 多少有浮腫이라가

因傷寒하야 而益露出焉이라

熱病差後에 心驚悸而渴하고 從腰以下浮腫者는 牡蠣澤瀉湯 主之라

心驚悸而渴이 雖不備나 據方藥而考之하면

其有水氣上衝之症者를 可待也라

方 : 牡蠣澤瀉湯(牡礪 · 澤瀉 · 蜀漆 · 葶藶子 · 商陸 · 海藻 · 括蔞根)

譯 : 大病이 차도가 있고 나서 腰 이하로 水氣(浮腫)가 있을 때는 牡蠣澤瀉湯으로 치료하라.

解 : 옛 사람이 말한 大病은 바로 傷寒이다. 傷寒으로 인한 병증이 차도가 있고 나서 누구나가 반드시 浮腫이 생기는 것은 아니지만 간혹 있으니 이런 상황에 옛 사람은 음식을 절제하고 주색을 멀리하여 건강이 회복되면 부종은 저절로 소실된다고 하였다. 비록 그렇다고 하지만 이 사람은 상한에 감모되기 전에 이미 어느 정도 부종이 있었는데 상한으로 인하여 그 증상이 더욱 심하게 나타난 것으로 생각한다. 熱病이 어느 정도 진정된 후에 心驚悸而渴하고 腰 이하로 浮腫이 있으면 牡蠣澤瀉湯으로 치료한다. 조문에 心驚悸而渴이라는 증상을 갖추고 있지 않지만 方藥을 근거로 하면 水氣上衝의 증상을 예견할 수 있다.

195-大病差後에 **喜唾**하고 **久不了了者**는 **胃上有寒**하니 **當以丸藥溫之**

宜理中丸이라.

校 : 大病差後 喜唾 久不了了者 宜理中丸.

解 : 一見喜唾는 些少之症이며 習慣之行이어늘 而乃特書者는 必有以也라

喜唾者는 病情也오 胃上有寒者는 病因也나

若要知其病因인댄 須據其病情하니 特書喜唾니

"喜唾"는 與抵當湯'喜忘', 小柴胡湯'喜嘔'者와 同類라

仲景之於病情也에 其一擧手一投足을 述而傳之者는

使其後人으로 遡其情하야 而探其本也라

大凡喜唾는 出於胃寒하나

熱性者는 黏性濃甚하고 唾痰色黃하니 須察焉이라

山田 嘗曰 胃上有寒之寒者는 對熱也며 留飮也며 痰飮也라하니

此言有理라

此條와 小青龍湯條과 四逆湯條 皆以留飮而言也라하니 此言有理라

夫然則 嘈雜,呑酸,噫氣,惡心,心下痞鞭이 或在焉하니 可以參之라

譯：大病이 차도가 있고 나서 자주 침이나 가래를 뱉고 오래되어도 개운하지 않을 때는 마땅이 환약으로 溫해야 하니 理中丸이 마땅하다.

解：일견 喜唾는 사소한 증상이며 습관적인 행동일 수 있지만 특별히 기술한 것은 반드시 이유가 있다. 喜唾가 病情이라면 胃上有寒은 病因이라고 볼 수 있으나, 그 病因을 알려고 한다면 반드시 그 病情을 근거해야 하므로 喜唾를 특별히 언급한 것이다. "喜唾"는 抵當湯의 '喜忘'과 小柴胡湯의 '喜嘔'와 같은 종류의 표기이다. 중경이 병증에 대해서 그 사람의 사소한 동작이나 습관을 기술하여 전한 것은 후인들에게 그 단서를 따라가 그 본원을 탐색하라고 한 것이다. 대체로 喜唾는 胃寒할 때 자주 나타나지만 熱性에는 黏性이 농후하고 내뱉는 痰의 색깔은 黃色이므로 반드시 살펴야 한다. 야마다(山田)가 일찍이 말하기를, "胃上有寒에서 熱과 상대해서 말한 경우가 있고 留飮과 痰飮을 말한 것이라 하고, 이 조문과 小青龍湯조문과 四逆湯조문은 모두 留飮이다"라고 하였는데, 이 말에 일리가 있다. 그렇다면 嘈雜(더부룩함), 呑酸, 噫氣(트림), 惡心, 心下痞鞕이 혹 있을 수 있으므로 참고 할만하다.(嘈雜은 噫氣, 惡心, 心下痞, 鞕을 겸한 것으로 뱃속이 불쾌한 정황이다)

196-傷寒解後에 **虛羸少氣**하고 **氣逆欲吐**어든 **竹葉石膏湯**으로 **主之**하라.

解 : 傷寒解後 一朝一夕에 突然其人이 不爲虛羸오

大病差後에 餘熱持續할세 故虛羸라 何以知其然가하면

條文未備하야 雖不知其所來나 據藥物 而考病症하면

彼虛羸者는 殘熱不解일세 因津液消耗하야 而疲羸憔悴하고

燥痰上衝하야 而少氣失音하고 氣逆欲吐하며 乾咳發作者也라

然則 與其以精氣之奪 而爲脾腎衰弱으론

寧以熱蒸之迫 而爲骨枯肉削이어늘

妄以虛羸로 爲亡陽之候하고 而乃扶陽하면 束手待弊가 將至矣라

方 : 竹葉石膏湯(竹葉・石膏 각 1斤, 麥門冬 1升, 半夏・粳米 각 半升,

人蔘・甘草 각 2兩)

竹葉 : 竹茹 消痰止渴 咳逆喘息 嘔噦吐血 中風失音 小兒驚癎

譯 : 傷寒이 풀렸으나 체력이 약해지고 여윈 상태에서 少氣하며 氣逆(上衝)하여 吐하려 할 때는 竹葉石膏湯으로 치료하라.

解 : 상한이 해소되고 어느날 갑자기 그 사람이 허약해지고 수척해진 것이 아니라 大病(상한에 의한 열병)이 해소되었으나 餘熱이 지속하여 虛羸한 것이다. 어떻게 그 연유를 아는가 하면 조문이 미비하여 비록 그 병증의 유래를 알 수 없으나 처방을 근거로 병증을 고려해 보면 조문에서 말한 虛羸는 殘熱이 해소되지 않아 지속적으로 津液을 소모하여 야위어지면서 초췌하고, 燥痰이 上衝하여 少氣(호흡미약, 말을 잘 하지 못함) 失音(정상적인 소리를 내지 못함)하며 氣逆(잔열에 의한 衝逆) 欲吐하며, 발작적으로 마른기침을 하는 것이다. 그러므로 精氣가 소모되어 脾腎이 쇠약해졌다기 보다는 차라리 熱蒸이 압박하여 뼈가 마르고 근육이 빠진 것으로 보아야 하는데 망녕되게 虛羸을 亡陽의 증후로 인식하여 扶陽하면 돌이킬 수 없는 상황을 바로 초래한다.

竹葉 : 竹茹와 같이 消痰止渴, 咳逆喘息 嘔噦吐血, 中風失音, 小兒驚癎을 치료한다.

맺음말

중학교 졸업을 앞두고 우연한 계기에 漢文에 관심을 두게 되었다. 1978년 경희대 한의과대학 합격을 확인한 다음날 손에 주소를 쥐고 새벽 기차를 탔다.

전남 화순군에 소재한 道南齋 학당에 계신 선생님의 호는 晩翠이고, 존함은 魏啓道다.

세상에서 근대 漢學의 삼대가를 일컬어 爲堂 鄭寅普 선생님, 玄山 李玄圭 선생님, 曉堂 金文玉 선생님이라고 했다.

曉堂 선생님은 조선 말기에 主理論을 계승하신 蘆沙 奇正鎭 선생님의 高弟子였으며, 晩翠 선생님은 曉堂 선생님의 三大 弟子 중 한 분으로 윗분들의 학풍을 이어받았지만 主理니 主氣니 이런 말씀을 하시지 않았다. 그리고 선생님께서는 학파에 따라 누구를 옹호하거나 배척하는 말씀도 하시지 않았다. 그러면서 "우리는 朱子學을 배우는 것이 아니라 孔子學을 배워야 한다"고 하셨다. 나는 완곡하게 말씀하신 이 가르침을 학문의 기준으로 삼았다.

그분은 평생 글로 남을 속이지 않으셨고, 글로 자신을 자랑하지도 않으셨다. 파당에 끼어 남에게 이용당하지 않으셨고, 파당을 지어 남을 이용하지도 않으셨다. 제자를 진정으로 사랑하고 올바르게 가르치려는 모습을 그렇게 6년간 지켜보았고, 나 역시 평생 배우려고 노력했다.

道南齋 서당 앞뜰 감나무 아래서 바람 소리와 매미 소리를 들으며 여름철에는 詩書를, 겨울철에는 經史를 誦讀하며 지냈다. 한의학과 전혀 관계없는 서적들을 왜 그리 읽었는지, 왜 그리 글을 찾아 헤맸는지 당시에는 몰랐다.

학창시절뿐 아니라 한의사가 되어서도 자신이 한의학을 위해 한학을 공부하는 것인지 아니면 한학을 공부하기 위해 한의학을 선택한 것인지 혼돈의 세월을 너무 오래 보냈다. 그러한 정체성의 혼란은 피해갈 수 없었고, 고전에 대한 회의가 깊어지면서 모든 글을 내려놓았다. 그 후 오랫동안의 방황은 정신적 위기로만 끝나지 않았다. IMF 외환위기 때에 결국 경제적 위기로 세상의 경계로 몰리면서 한의원을 접고 대학 동기인 서광진 선생의 한의원에서 부원장 생활을 하던 중 『傷寒論』에 관한 글을 쓸 계기가 생겼다. 그즈음 대학 동기인 권순종 선생이 보내준 몇 권의 책을 읽고 「독약징후기(讀藥徵後記)」와 「독유취방후기(讀類聚方後記)」를 쓰면서 그동안 마음속에 담아 두었던 무수한 생각들이 떠올랐다. 그러면서 앞으로 쓸 글들을 생각하니 어깨는 감당하기 어려운 무게로 짓눌리고 마음에는 이미 두려움이 자리 잡고 있었다.

놓았던 글을 10년 만에 다시 읽기 시작했다. 그런데 써야 할 글의 방향과 윤곽은 어느 정도 정해져 있었지만 글은 그렇게 호락호락 쉽게 문을 열어 주지 않았다. 한 구절에서 다음 구절로 넘어갈 때 단 한 줄의 공간이 필요하지만, 그 한 줄을 얻기까지 수개월 아니 수년의 세월이 걸리기도 했다. 그러나 이 글들을 씀으로써 세월 속의 많은 고통을 견뎌 냈다.

한의학에 대한 깊은 회의와 평생 한의사라는 직업에 적응하지 못한 사람이 한의학에 관한 글을 쓰고 책을 내려 마음을 먹으니 남들의 비판을 받기도 전에 먼저 자괴감이 들었다. 글은 때로 무엇을 위해, 누군가를 위해 쓰기도 하지만 먼저 자신을 위해서 썼다.

오래전 고전을 읽으면서 글을 찾고 있는 자신을 발견했다. 찾고자 하는 글이 무엇인지 잘 알지 못했지만 만나면 바로 알 것만 같았다. 그러나 만나지 못했다. 글을 쓰기 시작하면서 찾아 헤매던 글들이 여기까지 끌고 왔지만 이 글이 그토록 찾아 헤매던 글인지 아닌지 아직도 잘 모른다. 다만 이 한 걸음이 과거의 그늘에서 벗어나기 위한 것임을 알고 있을 뿐이다.

2쇄를 출판함에 앞서 초판에 미비했던 조문해석을 독법과 같이 한문으로 간결하게 표기했다.

이 과정 중에 책의 편제와 교정을 도와준 후배 방철호 원장에게 감사를 표한다.

이한영 삼가 씀

인용 도서

1. 원전자료

柯琴, 傷寒來蘇集, 旋風出版社, 中華民國 62.

江贄, 通鑑節要, 學民文化社, 1989.

管子, 漢文大系, 學古方, 1982.

國語, 學民文化社, 1990.

吉益東洞, 類聚方廣義, 永樂書房, 昭和 37.

吉益東洞, 藥徵, 漢方醫學集成 名著出版, 昭和 54.

金昌協, 農巖集, 韓籍.

難經, 科學總合研究所, 昭和 54.

老子, 漢文大系, 學古方, 1982.

唐宋八家, 漢文大系, 學古方, 1982.

脈經, 出版科學總合研究所, 昭和 54.

司馬遷, 史記, 漢文大系, 學古方, 1982.

四書五經, 漢文大系, 學古方, 1989.

孫思邈, 諸病源候論, 集文書局, 中華民國 66.

荀子, 漢文大系, 學古方, 1982.

神農本草經, 成輔出版社, 1978.

揚雄, 揚子法言, 自由文庫, 1996.

葉橘泉, 康平本, 湖南科學技術出版社, 1986年 5月.

吳謙, 醫宗金鑑, 中國醫學大系, 圖書出版 鼎談, 영인본, 1987.

李梴, 醫學入門, 大成文化社, 1982.

張介賓, 景岳全書, 翰成社, 1978.

莊子, 漢文大系, 學古方, 1982.

張仲景, 成本 傷寒論, 大成文化社, 1993.

朱書百選, 晤晟社, 1985.

朱熹, 近思錄, 掃葉山房, 光緒 15年.

韓非子, 漢文大系, 學古方, 1982.
許浚, 東醫寶鑑, 大成文化社, 1981.
黃帝內經, 中國醫學大系, 여강출판사, 영인본, 1987.
淮南子, 漢文大系, 學古方, 1982.
傷寒全生集 陶節菴先生著 本衛藏版.

2. 단행본

권순종, 醫門贅言, 불이학회출판사, 1994.
김성재, 甲骨에 새겨진 신화와 역사, 동녘, 2000.
김홍경, 老子, 들녘, 2003.
大塚敬節 저, 박종갑 역, 傷寒論解說, 서원당, 1984.
余自漢 저, 김기왕・안창식・신승호 역, 黃帝內經의 기원, 일중사, 2003.
張隱庵・葉天士・陳修園, 本草三家合註, 성보출판사, 1981.
채인식, 傷寒論譯詮, 고문사, 1985.
湯本求眞 저, 周子敍 역, 皇漢醫學, 동양종합통신교육부, 1972.

3. 웹(Google에서 검색)

古書通例. 余嘉錫 : https://books.google.co.kr/books?isbn=986774327X
氣血水論. 吉益南涯 : www.kpubs.org/article/articleDownload.kpubs?downType=pdf&articleANo...
記號學 두산백과 : https://namu.wiki/w/
金元四大家 概要 : https://baike.baidu.com/item
性理大全・觀物內外篇・指物論. 邵康節 : scholar.dkyobobook.co.kr/search Detail.laf?bar code=4010023113498
醫學源流論. 徐大椿 : 中國哲學書電子化計劃 : https://ctext.org/wiki.pl?if
李梴의 의학사상. 경희대 의사학교실 : 戰國策・秦策・一 : https://www.krpia.co.kr/product/main?plctId=PLCT00004891
諸病源候論 : https://ctext.org/wiki.pl?if=gb&res=836980
太極圖說 : www.kpubs.org/article/articleDownload.kpubs?downType=pdf&articleANo..

색인

항목

ㅈ

처방